Das Wissen um den Zusammenhang zwischen Geist und Körper, zwischen Psyche und Soma ist so alt wie die Menschheit. Erst die Neuzeit und die sich entwickelnde moderne Medizin hat diesen Zusammenhang negiert, weil sie sich ausschließlich an dem orientierte, was der Meßlatte wissenschaftlicher Beweisbarkeit standhielt. Da nun aber psychische Energien weder durch Mikroskop, Ultraschall oder Computertomogramm sichtbar gemacht werden können, wurden sie als nicht-existent behandelt.
Aufgrund eigener Erfahrung mit streßbedingter Krankheit und der Wirkungslosigkeit medikamentöser Behandlung begann sich Dr. Borysenko für Meditation zu interessieren. Die hier gemachten positiven Erfahrungen ermutigten sie, den Psyche-Soma-Zusammenhang im Rahmen ihrer universitären Studien zu untersuchen. Ergebnisse ihrer Arbeiten ließen nicht lange auf sich warten, und so wurde Joan Borysenko zur Pionierin der Psychoneuroimmunologie – einer Fachrichtung, die die Wechselwirkung zwischen psychischem Erleben und nerval-hormoneller Körperreaktion hierauf untersucht.
»Gesundheit ist lernbar« stellt die praktisch verwertbaren Resultate der Psychoneuroimmunologie vor, d. h. Übungen, durch die wir unsere Vitalität erhöhen, unser Immunsystem stärken und somit Krankheit vorbeugen oder auch heilen können.

Joan Z. Borysenko schloß 1972 das Medizinstudium an der Harvard Medical School ab. Spezialgebiete: Psychologie, Zellbiologie, Immunologie. Professor Borysenko hat einen Lehrstuhl an der Harvard Medical School und gründete 1983 die an Harvard angeschlossene »Mind/Body Clinic«, wo Patienten lernen, mit der Kraft des Geistes und Entspannungsmethoden ihre Körperbeschwerden zu beeinflussen. Mit einer großen Zahl wissenschaftlicher Arbeiten gilt Prof. Borysenko heute als führende Kapazität auf dem Gebiet der Psychoneuroimmunologie.

Heilen

Herausgegeben von Gerhard Riemann

Vollständige Taschenbuchausgabe Juli 1991
Droemersche Verlagsanstalt Th. Knaur Nachf., München
Lizenzausgabe mit freundlicher Genehmigung des Scherz Verlag,
Bern und München
Titel der Originalausgabe »Minding the Body. Mending the Mind«
Copyright © 1987 by Joan Borysenko Ph. D.
Einzig berechtigte Übersetzung aus dem Amerikanischen von Marion B. Kroh
Gesamtdeutsche Rechte beim Scherz Verlag, Bern und München
Umschlaggestaltung Peter F. Strauss
Gesamtherstellung Ebner Ulm
Printed in Germany
2 4 5 3 1
ISBN 3-426-04259-2

Joan Borysenko

Gesundheit ist lernbar

Hilfe zur Selbsthilfe

Mit zahlreichen Illustrationen

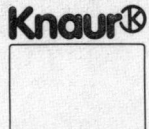

Für meinen Mann Myrin –
Lehrer, Lernender, Geliebter und Freund

Inhalt

Vorwort 7
Einleitung 11

1 Heilkunde – Geist und Körper bilden ein Ganzes 19
2 Meditation – Ein Weg zu Lebens- und Selbstkontrolle 39
3 Richtig atmen – Wie man Angst und
  Schmerz in den Griff bekommt 66
4 Achtsamkeit und Selbsterkenntnis 102
5 Die Fallen des Geistes, und wie man nicht
  in sie hineintappt 126
6 Reframing und kreative Imagination 152
7 Heilung der Gefühle 176
8 Sams Geschichte 201

Anhang 221
Zwölf Punkte, die Sie nicht vergessen sollten 221
Selbstbewertung 229
Dank 241
Literaturhinweise 245
Personen- und Sachregister 249

Vorwort

Ich begegnete Joan Borysenko im Sommer des Jahres 1968 im physiologischen Forschungslabor der Harvard University, wo sie als wissenschaftliche Assistentin arbeitete. Ich selbst gehörte zu dieser Zeit der medizinischen Fakultät von Harvard an. Gemeinsam untersuchten wir die Auswirkungen von Streß auf den Blutdruck einer Gruppe von Testaffen. Unserem Team war ein doppelter Erfolg beschieden: Es gelang uns nämlich nicht nur, zu demonstrieren, daß sich durch die Anwendung von Biofeedback-Konditionierungstechniken der Blutdruck dieser Tiere manipulieren ließ, sondern auch, die Tiere regelrecht zu trainieren, das heißt, sowohl einen erhöhten Blutdruck herbeizuführen als auch, ihn wieder absinken zu lassen. Am Ende des Sommers trennten sich unsere Wege.

Joan Borysenko begann mit ihrer Doktorarbeit auf dem Gebiet der Zellularbiologie, ich wollte die physiologischen Auswirkungen transzendentaler Meditation auf den menschlichen Organismus untersuchen.

Die beobachteten physiologischen Veränderungen, hervorgerufen durch die Praxis der Meditation, führten nach fast zehnjähriger Forschungsarbeit zur Postulierung dessen, was wir die Entspannungsreaktion nannten, sowie zur Feststellung ihres Werts bei der Behandlung von Bluthochdruck und anderen streßbedingten Störungen.

In der Zwischenzeit hatte Dr. Borysenko einen Ausflug in die experimentelle Pathologie unternommen und sich der Krebsforschung gewidmet. Sie arbeitete am Institut für Anatomie und Zellularbiologie der Tufts Medical School, lehrte und praktizierte jedoch außerdem Meditation und Yoga auf der Grundlage unserer Erkenntnisse über die Entspannungsreaktion.

Eines Tages rief Dr. Borysenko mich an und bekundete ihr Interesse an einer Mitarbeit in unserem Labor, das damals im Beth Israel Hospital in Boston untergebracht war. Sie hatte den Wunsch, ihre Forschungen auf dem Gebiet der Entspannungsreaktion und anderer Techniken, die auf den Wechselwirkungen zwischen Körper und Geist beruhen, zu vertiefen. Zu diesem Zeitpunkt erhielt unsere Forschungsgruppe für Verhaltensmedizin erstmals ein Stipendium des National Institute of Health, und Joan Borysenko wurde unsere erste «Auszubildende». Seitdem gehört sie zu unserem Stamm von bewährten Mitarbeitern.

Im September 1981 gründeten Dr. Borysenko und Dr. Ilan Kutz die Geist/Körper-Klinik mit dem erklärten Ziel, ihre Patienten in der Anwendung der Entspannungsreaktion zu schulen. Zusätzlich integrierten sie weitere, nichtmedikamentöse Behandlungsformen in das Programm, wie Ernährung, Gymnastik oder auch den bewußten Umgang mit Streßfaktoren.

Bald darauf übernahm Dr. Borysenko die Leitung der Klinik, die schon bald in dem Ruf stand, mit großem Erfolg traditionelle Heilmethoden in Kombination mit den Errungenschaften der modernen Medizin anzuwenden. Die Geist/Körper-Klinik zieht seither nicht nur Patienten aus aller Welt an, sondern auch medizinisches Fachpersonal aus allen Bereichen. Sie ist zu einer der tragenden Säulen auf dem Gebiet der Verhaltensmedizin geworden.

In diesem Buch beschreibt Joan Borysenko nun die in der Klinik angewendeten Behandlungsmethoden in einer auch für den Laien gut verständlichen Sprache.

Die zahlreichen Fallbeispiele tragen dazu bei, die Grundsätze der Arbeit in der Klinik zu verdeutlichen. Darüber hinaus ist das Buch eine breitgefächerte, integrative Studie, die auf der Entspannungsreaktion und anderen Ergebnissen unserer Forschungen basiert.

Ich bin sicher, daß es für viele Leser zu einer Quelle der Inspiration wird.

Herbert Benson, M. D
Boston, Januar 1987

Einleitung

Im Alter von vierundzwanzig Jahren arbeitete ich am medizinischen Institut der Harvard University an meiner Doktorarbeit über die Haftfähigkeit der Zellen. Ich lebte von Kaffee und Zigaretten, war mit meinen Kräften ziemlich am Ende und zusätzlich gestreßt durch eine Ehekrise sowie einen andauernden finanziellen Engpaß. Für meinen einjährigen Sohn hatte ich so gut wie nie Zeit. Dennoch war ich eine Perfektionistin – alles, was ich anpackte, mußte ich mit Bravour zu Ende führen.

Zeit meines Lebens wurde ich von heftigen Migräneanfällen heimgesucht, ein Übel, das allein schon mein Studium erschwerte. Doch bedingt durch den andauernden akademischen Wettbewerbsstreß stellten sich im Laufe der Zeit weitere psychosomatische Störungen ein: So litt ich zunehmend unter nervösen Magenbeschwerden mit Erbrechen, wurde anfällig für Erkältungen und hatte innerhalb von nur zwei Jahren viermal eine hartnäckige Bronchitis. Meine Examina legte ich mit hohem Fieber ab, und um das Maß vollzumachen, stellte sich auch noch familiär bedingter Bluthochdruck ein.

Meine Ehe ging in die Brüche. Da stand ich nun, allein, mit einem Kind und meinen psychosomatischen Störungen. Meine Magenbeschwerden wurden unerträglich. Ich ließ mich untersuchen und wartete gespannt auf die Diagnose. Sie lautete, wenig ermutigend: Reizkolon, eine «neuromuskuläre Störung des Verdauungstrakts», wie es in den Fachbüchern heißt. Ich schluckte die verordneten Antispasmodika, Schmerzmittel und Beruhigungspillen, ohne daß eine Besserung eintrat. Schließlich kam noch eine Virusinfektion mit akuter Atemnot hinzu, und ich wurde auf kürzestem Weg in das nächstgelegene Krankenhaus eingeliefert.

Damals gab es noch keine Geist/Körper-Klinik, wo ich Hilfe hätte suchen können. Aber ich hatte einen Kollegen, der begeistert über sein neuestes Interessengebiet sprach, über Meditation. Er verglich die Praxis der Meditation mit einem Kurzurlaub, in dem er seine Geschäfte und Sorgen vorübergehend hinter sich lasse und aus dem er gestärkt und von neuem Tatendrang beseelt zurückkehre. Mein erstes Assoziationsbild hierzu war das eines dürren, in einer Berghöhle hausenden Asketen. Ich war jedoch eine nüchtern denkende Wissenschaftlerin und hatte wahrlich genug damit zu tun, mich im Labyrinth der Spielregeln des medizinischen Establishments zurechtzufinden!

Dennoch, ich wollte es versuchen. So verzweifelt war ich über meinen jammervollen Zustand, daß ich sogar täglich übte. Schon wenige Wochen später hatte ich Gelegenheit zu einem praktischen Test. Ich arbeitete gerade an einem Elektronenmikroskop, als ich den vertrauten stechenden Schmerz hinter meinem rechten Auge spürte, der, begleitet von einem seltsamen Gefühl der Leichtigkeit und zugleich Übelkeit, in der Regel einen Migräneanfall ankündigt. Eine günstige Gelegenheit also für ein Experiment in Sachen Meditation.

Ich zog mich in mein kleines Büro zurück, verschloß die Tür und verdunkelte das Zimmer. Dann machte ich es mir in einem Sessel so bequem wie möglich und begann, meine Muskeln von Kopf bis Fuß zu entspannen und nach und nach zur Zwerchfellatmung überzugehen. Ich konzentrierte mich ganz auf die Atmung. Der Schmerz ließ nach. Als ich meine Übung beendet hatte, fühlte ich mich erfrischt wie ausgedörrte Erde nach einem Regenschauer. Überglücklich verkündete ich jedem im Labor, daß ich soeben das wichtigste Experiment meines Lebens erfolgreich durchgeführt hätte. Es markierte den Beginn einer einschneidenden Veränderung in meinem Leben.

In den folgenden Kapiteln lade ich Sie nun ein, mich auf einer

Reise zu begleiten, die nicht nur für mich, sondern auch für die über zweitausend Patienten der Geist/Körper-Klinik zu einer Reise in ein neues, gesünderes Leben wurde. (Die Namen der Patienten wurden selbstverständlich geändert, um die Intimsphäre des einzelnen zu wahren. Manchmal wurden auch die Erfahrungen mehrerer Patienten zu einem «Fall» zusammengefaßt, um bestimmte Zusammenhänge zu verdeutlichen.)

Das Alter unserer Patienten liegt zwischen siebzehn und dreiundneunzig Jahren, und sie kommen aus allen Bevölkerungsschichten. In gewisser Hinsicht war jeder von ihnen mit seinem ganz persönlichen Kampf gegen die Krankheit mein Lehrer und eine Quelle der Inspiration, die mich dazu ermunterte, meine engen Wissens- und Verständnisgrenzen ständig weiter zu stecken. Unsere Patienten sind alle stark motiviert, am Heilungsprozeß mitzuwirken, stehen unbewiesenen Behauptungen jedoch mehr als skeptisch gegenüber. Es sind Studenten darunter, leitende Angestellte, Hausfrauen, Ärzte, Arbeiter, Wissenschaftler und Ingenieure. Sie werden von Migräne geplagt, von Schlaflosigkeit, Ausschlägen, Geschwüren, Allergien, chronischen Schmerzen oder leiden an so schweren Krankheiten wie Krebs oder AIDS. Wir sind ihre letzte Anlaufstelle; oft werden sie nach jahrelangem Leiden von ihren Ärzten an uns verwiesen, weil ihnen nicht geholfen werden konnte. In der Regel versagten alle Therapien, die sich ausschließlich mit den physischen Symptomen ihrer jeweiligen Erkrankung auseinandersetzten, nicht aber mit den ihr zugrundeliegenden Ursachen.

Die Problematik eines unter Erfolgsstreß stehenden Geschäftsmannes mag sich von der einer jungen, an Multipler Sklerose leidenden Mutter oder der eines alten Mannes mit Krebs im Endstadium zwar sehr unterscheiden, eines aber ist allen gemeinsam: Sie durchleben schreckliche, existentielle Krisen, deren Ursache teils in einer unbefriedigenden Auseinandersetzung mit der Frage nach dem Sinn des Lebens liegt, teils im falsch konditionierten Umgang mit der Fähigkeit des Geistes, auf den Körper einzuwirken.

Kürzlich angestellte Untersuchungen haben ergeben, daß etwa fünfundsiebzig Prozent aller Arztbesuche aufgrund von Beschwerden erfolgen, die sich entweder von selbst wieder bessern oder aber durch Ängste und Dauerstreß ausgelöst wurden. In solchen Fällen verschwinden die Symptome, und Schmerzen werden gelindert, wenn das körpereigene Heilungspotential wieder ins Gleichgewicht gebracht wird. Bei chronischen oder als unheilbar geltenden Krankheiten bessert sich das Krankheitsbild, wenn auch letztendlich der Tod seinen Tribut fordert. Immerhin ist der Tod ein natürlicher Bestandteil unseres Daseins. Wir sollten uns diese Tatsache öfter einmal vor Augen führen, dann wären wir vielleicht eher bemüht, unserem Leben eine positive Ausrichtung zu geben, mehr Zufriedenheit, Schaffensfreude und Mitgefühl für alle lebenden Wesen zu entwickeln. Eine solche Ausrichtung ist heilsamer Natur, das heißt, sie bewirkt Heilung in jeder Hinsicht. Es ist dieser ausgeprägte Wunsch nach Heilung, nach Ganzheit, den unsere Patienten miteinander teilen, ungeachtet der Krankheit, die sie zu uns führt.

Sie werden in diesem Buch von Menschen hören, in denen Sie sich vielleicht selbst wiedererkennen, und von anderen, mit deren Problemen Sie wenig anzufangen wissen. Was unsere Patienten stets aufs neue in Staunen versetzt, ist die Erkenntnis, daß wir alle trotz erheblicher Unterschiede doch irgendwie aus demselben Holz geschnitzt sind. Unter dem Mantel unserer Persönlichkeit verbirgt sich ein mitfühlender Kern, der sich in entsprechenden Gedanken und Taten ausdrückt, manchmal bis hin zu bedingungsloser Liebe. Wenn wir uns mit diesem Kern unseres Wesens identifizieren und noch einen Schritt weitergehen können, nämlich auch unsere Mitmenschen als Wesen mit derselben Anlage zu respektieren und zu behandeln, dann erfahren wir Gesundung, eine völlig neue, alles durchdringende Gesundheit.

Unsere Patienten nehmen an einem zehnwöchigen Kursprogramm teil, in dem sie einfach zu erlernende Techniken üben. Im vorliegenden Buch will ich versuchen, Ihnen diese Techniken nahezubringen, in der Hoffnung, daß Sie ebenfalls positive Ergebnisse damit erzielen werden. Und daß solche Erfolge von bleibender Natur sind, beweist die Tatsache, daß selbst bei Personen, die nur an einer sechswöchigen Kurzversion des Programms teilgenommen hatten, bei der Nachuntersuchung sechs Monate später eine beachtliche Reduzierung der krankhaften Symptome festzustellen war, verbunden mit einem Nachlassen von Angst, Depressionen, Wutanfällen, Ermüdung und Erregbarkeit.

Die Geist/Körper-Therapie ist nun mitnichten eine schnelle, notdürftige Reparatur, noch sollte man sie als ein Wundermittel auffassen. Ganz im Gegenteil, denn wer sich vornimmt, eingefahrene Ansichten und Gewohnheiten zu ändern, beschreitet damit oft einen langen, mühseligen Pfad. Auch wenn die verschiedenen Übungen einfach anmuten, sollte man sie keineswegs unterschätzen, denn die Mechanismen, auf die sie einwirken, gehören zu den subtilsten und komplexesten, die wir kennen. Um unseren Patienten die bestmögliche Behandlung angedeihen zu lassen, schließt unsere Arbeit auch herkömmliche medizinische Behandlungsmethoden nicht aus, wodurch das Vertrauen insgesamt gestärkt wird. Und eben dieses Vertrauen ist ein machtvolles Instrument, denn es motiviert den einzelnen, die für eine Heilung notwendigen Veränderungen durchzuhalten.

Die Botschaft dieses Buches ist im Grunde genommen einfach zu begreifen. Sie lautet, daß wir von Natur aus vollkommene Wesen sind. Die Aufgabe des Therapeuten besteht darin, sanft die Blockaden zu entfernen, die durch Ängste und negative Konditionierung einen dicken Mantel um unseren Wesenskern gelegt haben und auf diese Weise verhindern, daß wir uns unserer wahren Natur bewußt werden, zu der Mitgefühl für alle lebenden Wesen ebenso gehört wie das Bewußtsein, gesund und ganz zu sein. Man fragte einmal einen Künstler, der aus einem Stein ein wahres Meisterwerk von einem Elefanten herausgemeißelt hatte, nach dem Geheimnis seiner Kunst. Er antwortete, daß er nichts weiter getan habe, als den Teil des Steins wegzuhauen, der nicht der Elefant gewesen sei. Ähnlich verhält es sich wohl mit dem Geheimnis unserer Geist/Körper-Arbeit. Wir hauen die Zweifel und

Ängste weg, die nicht *wir* sind, und dringen so zu unserem innersten Wesen vor, wo wir Frieden, Gesundheit und Liebe vorfinden. Diese Erkenntnis versetzt uns in die Lage, trotz der Grenzen, die uns durch unseren Körper gesetzt sind, aus dem vollen zu schöpfen.

Es war eine große Herausforderung für mich, die Techniken unseres Geist/Körper-Programms zusammenzufassen, um sie Menschen in Buchform nahezubringen, anstatt sie in wochenlangem, persönlichem Kontakt zu vermitteln. Jeder Leser bringt andere Voraussetzungen mit, wie auch jeder unserer Patienten. Der Schlüssel jeglichen Lernens liegt einfach darin, die Einzigartigkeit jedes einzelnen zu honorieren. Wenn Sie sich also mit diesem Buch beschäftigen, tun Sie es getrost in Ihrem eigenen Tempo, folgen Sie Ihren Neigungen. Vielleicht ziehen Sie es vor, die Seiten zunächst zu überfliegen und erst dann mit den Übungen zu beginnen. Genausogut können Sie sich aber auch acht bis zehn Wochen Zeit lassen und Schritt für Schritt anhand des Buches üben, als nähmen Sie tatsächlich an einer Geist/Körper-Gruppe teil. Oder Sie finden Gefallen daran, sich einmal pro Woche etwa zwei Stunden Zeit zu nehmen, um die Techniken anzuwenden, die Sie während der Woche erlernt haben, bevor Sie das nächste Kapitel beginnen.

Die Anordnung der Kapitel entspricht unserem Vorgehen beim Geist/Körper-Training. Am Anfang steht eine Einführung in die Natur der Wechselwirkungen zwischen Geist und Körper, ergänzt durch Literaturhinweise. Ich empfehle unseren Patienten oft, zu ihrem eigenen Nutzen auch wissenschaftliches Material über ihre Krankheit zu studieren, denn es gibt immer wieder Wissensdurstige, die sich über das Gesagte hinaus informieren möchten und um Erläuterungen bitten. Andere wiederum ziehen wenig Nutzen aus weiterführender Lektüre und lassen sie entweder ganz oder beschäftigen sich nur am Rande damit. Im ersten Kapitel erläutere ich den wissenschaftlichen Hintergrund unseres Programms jedenfalls so kurz und präzise wie möglich. Wenn Sie sich dennoch überfordert fühlen, überspringen Sie es einstweilen. Sie können ja jederzeit wieder zurückblättern. Wenn Ihnen die Informationen allerdings nicht ausführlich genug sind, sollten Sie mit Hilfe der im Anhang gegebenen Literaturhinweise Ihre Kenntnisse erweitern und vertiefen.

Die Kapitel 2 und 3 entsprechen den ersten vier Wochen des Geist/Körper-Trainings, die jene Grundlage bilden, auf der aufbauend ein neues Geist/Körper-Bewußtsein erlernt wird. Sie üben sich in der Fähigkeit, bewußt auf Ihren Körper zu achten. Sie lernen, wie man die Entspannungsreaktion durch Meditation, Atmung und Dehnübungen auslöst bzw. einleitet. Mit Hilfe dieser Übungen wird es Ihnen erstens möglich, Ihre Körperfunktionen zu steuern, denn Sie beginnen, Kontrolle über die Streßauslöser zu erlangen. Sie erweitern sodann diese Kontrolle auf das autonome (= vegetative) Nervensystem und lernen schließlich, auch die Skelettmuskulatur zu entspannen. Diese Übungen bringen Sie dem zweiten Ziel näher – der Beobachung Ihres Geistes.

Kapitel 4 verbindet die Körperachtsamkeitsübungen mit einer Schulung in der Fähigkeit, den Geist zu beherrschen. Es beschäftigt sich mit einem Thema, das alle unsere Patienten gleichermaßen bewegt, nämlich, wie man *jetzt* lebt, anstatt in der Vergangenheit oder einer ungewissen Zukunft. Die Fähigkeit zur Aufmerksamkeit gründet sich auf die Atem- und Konzentrationsübungen der vorangegangenen Kapitel.

Kapitel 5 und 6 vertiefen die Fähigkeit, den Geist zu beobachten. Allmählich werden Konditionierungen aus der Vergangenheit aufgedeckt und beseitigt. Der vorläufige Höhepunkt des Trainings besteht im Entwickeln eines gegenwartsbezogenen Bewußtseins, das sich im täglichen Leben mit all seinen kleinen und großen Nöten bewähren soll. Wie das geschieht, wird in Kapitel 7 geschildert.

Abschließend werden in Kapitel 8 noch einmal alle Grundsätze anhand einer sehr persönlichen Krankheitsgeschichte behandelt. Sams Kampf gegen die Immunschwäche AIDS wurde zu einer wunderbaren Heilungserfahrung für mich und alle, die ihn kannten.

Bevor Sie nun mit dem Training beginnen, empfehle ich Ihnen, den Selbstbeurteilungsbogen im Anhang auszufüllen, der Ihnen ein recht genaues Bild Ihrer augenblicklichen körperlichen und geistigen Verfassung vermittelt. Wenn Sie dann das Buch durchgearbeitet und ein besseres Verständnis der Methoden erworben haben, ist es sicherlich von Nutzen, Ihren Gesundheits- und Gemütszustand ein zweites Mal unter die Lupe zu nehmen. Die beiden Fragebögen im Anhang basieren auf den Bögen, die unsere Patienten in der Klinik ausfüllen. Es dauert nicht lange, sie auszufüllen, aber es wird für Ihr Selbstverständnis von großem Nutzen sein.

In der Regel kommen unsere Patienten durch Überweisung ihres Hausarztes zu uns. So ist sichergestellt, daß sie, wenn nötig, auch die richtige medikamentöse Behandlung erhalten und daß Beschwerden, die der ärztlichen Fürsorge oder eines Eingriffs bedürfen, nicht vernachlässigt werden. Wenn Sie also den Selbstbeurteilungsbogen ausfüllen, fragen Sie sich, ob Sie zusätzlich eine medikamentöse oder psychotherapeutische Behandlung brauchen. Ein Buch wie dieses kann manchmal schon ausreichen, um ein heilsames Umdenken zu bewirken, aber es schadet nie, gegebenenfalls die Hilfe eines Spezialisten in Anspruch zu nehmen.

Meine ersten Erfahrungen mit der Selbstheilung machte ich vor zwanzig Jahren, und ich lerne immer noch dazu. Ich hoffe, daß meine eigenen und die Erfahrungen meiner Patienten Ihnen auf Ihrem Weg zu Gesundheit und innerer Ruhe weiterhelfen können. Ich wünsche Ihnen dabei viel Erfolg.

1 Heilkunde – Geist und Körper bilden ein Ganzes

Vor einigen Jahren sah ich am medizinischen Institut der Tufts University einen Lehrfilm über Akupunkturanästhesie. Während die Assistenten mit unglaublichem Geschick die Nadeln plazierten, öffnete der Chirurg die Brust des Patienten, führte eine Refrakturierung der Rippen durch und entfernte einen der Lungenflügel. Der Patient, dessen Kopf hinter einem weißen Tuch verborgen war, unterhielt sich derweil mit einer Schwester und nippte an einer Tasse Tee. Mein Mann, Dr. Myrin Borysenko, ein Immunologe, und ich waren von der Demonstration gleichermaßen verblüfft. Myrin fragte anschließend einen unserer Kollegen nach seiner Meinung. Der zuckte nur mit den Schultern und murmelte etwas von «Ach, ist wohl auch so was wie Hypnose».

Bis vor wenigen Jahren noch mußten Ärzte und Wissenschaftler so manche Beobachtung ad acta legen oder gar abstreiten, weil niemand die ihr zugrundeliegenden Mechanismen verstand oder diese nicht in die bestehende Lehrmeinung paßten. Nun ist aber Wissenschaft nichts anderes als eine Suche nach Erklärungen, und die einzelnen Forschungsbereiche bilden ein komplexes System, das auf meßbaren Einheiten aufbaut. Doch draußen, in der alltäglichen Welt, ereignen sich immer wieder Dinge, die nicht in die Kategorien und Definitionen der etablierten Wissenschaft passen.

Da gibt es Menschen mit einer gespaltenen Persönlichkeit. Eine dieser Persönlichkeiten leidet an Diabetes, die andere nicht. Da kommt es vor, daß ein Hypnotiseur eine unter Hypnose stehende

Frau mit einem Bleistift berührt, ihr jedoch sagt, es sei ein glühendes Eisen, woraufhin sich auf ihrer Haut eine Brandblase bildet. In einer Klinik wird bei einer Testreihe beobachtet, daß einem Drittel der Frauen, die anstelle von Chemotherapie mit Placebos behandelt wurden, trotzdem die Haare ausfielen. Wie ist so etwas möglich?

Die Macht von Glauben und Hoffnung

Eine Frau, die an einer starken Gebärmutterblutung litt, suchte Hilfe bei Jesus von Nazareth. Sie löste sich aus der Menge, berührte sein Gewand und ward gesund. Jesus erklärte ihr, daß sie kraft ihres Glaubens geheilt wurde.

In den folgenden Jahrhunderten suchte die Wissenschaft nach rationalen Erklärungen für die Erscheinungen der physikalischen Welt. Heute dürfen Wissenschaftler auch die Wahrheit der Erklärung des Nazareners wieder in Betracht ziehen. Wir sind dabei, unser wissenschaftliches Verständnis von Mechanismen zu erweitern, die, ausgelöst durch Imagination, Hoffnung und nicht zuletzt Zuversicht, das Geheimnis des Heilungsprozesses lüften werden.

In den späten fünfziger Jahren behandelte Dr. Bruno Klopfer einen Patienten, der an einem bösartigen Lymphom im fortgeschrittenen Stadium litt, einer geschwulstartigen Wucherung von Lymphozyten nebst Bindegewebe. Damals wurde ein neuartiges Medikament namens Krebiozen, das mittlerweile wieder vom Markt genommen worden ist, als Wundermittel gegen Krebs propagiert. Schon nach einer einmaligen Anwendung des Mittels, so berichtete Dr. Klopfer, «schmolzen die wuchernden Krebszellen des Patienten wie Schnee in der Sonne». Er wurde als geheilt entlassen. Einige Monate darauf geriet das Präparat in den Medien in Verruf, und der Patient erlitt einen Rückschlag. Erneut wurde er mit Krebs eingeliefert. Klopfer, der erkannte, daß in diesem speziellen Fall der entscheidende Faktor für die Heilung im Glauben des Patienten begründet lag, versprach dem Mann, daß er ihm eine verbesserte, hochdosierte Form des Medikaments verabreichen würde. Tatsächlich injizierte er ihm jedoch destilliertes Wasser. Wieder verschwanden die tumorösen Zellen. Einige Monate später berichteten die Zeitungen, daß Krebiozen nach gründlichen Untersuchungen nunmehr endgültig als völlig wertlos für die Behandlung von Krebs eingestuft worden sei. Der Patient verlor daraufhin jede Hoffnung, erkrankte erneut und starb innerhalb kürzester Zeit.

Welche Erfahrungen ein Krebspatient mit seiner Krankheit macht, hängt hauptsächlich von ihm selbst ab. Auch Patienten mit demselben Krebstyp reagieren ganz unterschiedlich, selbst wenn sie dieselbe Therapie erhalten, gleichen Alters, gleichen Geschlechts und sogar in der gleichen körperlichen Verfassung sind. Zwar kann man von einer ungefähren, durchschnittlichen Lebenserwartung bzw. Überlebenschance ausgehen, dennoch sterben die einen schneller als erwartet, während andere sehr viel länger leben. Anhand vieler Einzelbeispiele konnte nachgewiesen werden, daß die persönliche Einstellung des Patienten ausschlaggebend für den Verlauf einer Krankheit sein kann – dies gilt auch für einige Arten von Krebs.

Dr. Steven Greer und seine Mitarbeiter untersuchten am King's College Hospital in Cambridge siebenundfünfzig Frauen, denen die Brust amputiert werden mußte. Zehn Jahre später waren von den Frauen, die sie als «Kämpfernaturen» eingestuft hatten, noch fünfundfünfzig Prozent am Leben und erfreuten sich guter Gesundheit. Anders bei den Frauen, die sich in einer hoffnungslosen Lage wähnten und sich widerstandslos in ihr trauriges Schicksal ergaben. Von ihnen waren nur noch zweiundzwanzig Prozent am Leben.

Eine Studie des Japaners Dr. Yujiro und seiner Mitarbeiter in Kyoto beschäftigte sich mit einer kleinen Gruppe von Personen, die an einem als unheilbar geltenden Krebs litten und genasen. Alle fünf Patienten erzählten in etwa dieselbe Geschichte. Auf die todbringende Diagnose reagierten sie mit großer Dankbarkeit für die ihnen noch verbleibende Zeitspanne. Sie begannen, das Glas nicht als halb leer, sondern als halb voll zu betrachten. In jedem der fünf Fälle war der Krebs zur Zeit einer schweren persönlichen Krise aufgetreten. Nun betrachteten sie die ihnen noch geschenkte Zeit als Chance, Unerledigtes zu erledigen und mit den Mißständen aufzuräumen, die die Krise heraufbeschworen hatten. Sie fühlten sich herausgefordert, erkannten und akzeptierten ihre eigene Verantwortung für ihre Lage und hörten auf, gegen sich selbst anzukämpfen.

Auch in den wenigen dokumentierten Fällen von Spontanheilungen spielen Glaube und Zuversicht eine Schlüsselrolle. Am medizinischen Institut der University of Minnesota beobachteten Dr. B. J. Kennedy und seine Mitarbeiter zweiundzwanzig Patienten, die von diversen als unheilbar geltenden Krebserkrankungen genasen und ihre durchschnittliche Lebenserwartung um mindestens fünf Jahre übertrafen. Allen war eine bestimmte Grundeinstellung zu eigen. Nach dem anfänglichen Schock siegte ihr Überlebenswille. Sie waren entschlossen, ihre Krankheit nicht einfach hinzunehmen, sondern zu kämpfen und sie zu besiegen. Sie glaubten unerschütterlich an die Möglichkeit einer Heilung. Überlebensberichte von Patienten mit demselben Krankheitsbild motivierten sie ungeheuer. Wenn es anderen gelungen war, warum nicht auch ihnen? Andere fühlten sich durch die Zuversicht ihres behandelnden Arztes gestärkt, vertrauten den Möglichkeiten der modernen Medizin oder auf Gott. Jeder von ihnen glaubte also an irgend etwas, das ihn ermutigte, ihm Hoffnung machte. Es gibt unzählige Beispiele, die, wie die eben genannten, belegen, welche Macht der Geist bewußt oder unbewußt über den Körper hat. Wir erkennen langsam, aber sicher, daß Zuversicht und das Gefühl, einer Krankheit nicht hilflos ausgeliefert zu sein, starke Verbündete in unserem Bemühen um Heilung sind.

Geist und Immunität

Laboruntersuchungen sind ein wichtiger Bestandteil unserer Arbeit, denn die Auswirkungen des Geistes auf die Immunität sind für meinen Mann und mich von besonderem Interesse. Das Immunsystem ist sozusagen die vorderste Verteidigungslinie im Kampf gegen einbrechende Krankheiten. Wie auch das kardiovaskuläre System, das Gehirn und das Nervensystem, wurde das Immunsystem zunächst isoliert erforscht. Seit einigen Jahren arbeiten jedoch Neurologen, Psychologen und Immunologen zusammen an der Erforschung der feinen und feinsten Nerven- und Kommunikationsbahnen des Körpers und ihrer Wechselwirkungen. Eine neue Disziplin entstand, die den zungenbrecherischen Namen Psychoneuroimmunologie erhielt, kurz PNI genannt.

Ein Großteil der PNI-Forschungsarbeit beschäftigt sich mit einer Gruppe von Botenstoffen, den *Neuropeptiden*, die vom Gehirn, vom Immunsystem und von den Nervenzellen verschiedener anderer Körperorgane ausgeschüttet werden. Wissenschaftler haben herausgefunden, daß die Gehirnareale, die eine Kontrolle über die Emotionen ausüben, über eine größere Anzahl von Rezeptoren für diese Hormonmoleküle verfügen als andere. Außerdem finden sich im Gehirn weitere «Anlegestellen» für die dem Immunsystem eigenen Moleküle, die Lymphokinen und die Interleukinen. Wir haben es also mit einem ausgeklügelten Zweiweg-Kommunikationsnetz zu tun, das Geist, Immunsystem und wahrscheinlich auch alle anderen Systeme miteinander verbindet. Über diese Verbindungsbahnen können unsere Gefühle, unsere Ängste, aber auch unsere Hoffnungen Einfluß auf die Verteidigungsbereitschaft unseres Körpers nehmen.

Der Schweizer Physiologe und Nobelpreisträger Walter Hesse fand in den vierziger Jahren in einer Reihe von Experimenten, die er mit einer Katze durchführte, heraus, daß er in dem Tier diametral entgegengesetzte Zustände hervorrufen konnte, je nachdem, welche Bereiche des Hypothalamus er stimulierte. Entweder wurde das Tier hyperaktiv, oder es verfiel in einen passiven, entspannten Zustand, in dem es sehr wenig Energie verbrauchte.

In neuerer Zeit haben Dr. R. Keith Wallace und mein Kollege Dr. Herbert Benson einen ähnlich tiefen Entspannungszustand bei meditierenden Personen dokumentiert. Bensons Nachfolgeuntersuchungen ergaben, daß dieser Zustand durch verschiedene Formen geistiger Konzentration ausgelöst werden kann, die unruhige Gedanken vorübergehend ausschalten. Er nannte diesen Mechanismus die *Entspannungsreaktion*.

Wenn die Entspannungsreaktion eintritt, sinkt der Blutdruck, der Herzschlag verlangsamt sich, Atmung und Sauerstoffverbrauch nehmen ab, es wird weniger Energie verbraucht bzw. benötigt. Auch der Gehirnwellenrhythmus verändert sich. Im entspannten Zustand treten Alphawellen auf, während für den normalen Wachzustand die schnelleren Betawellen charakteristisch sind. (Alphawellen = normale Wellenform der im Elektroenzephalogramm aufgezeichneten Hirnströme, Frequenz 8–13 Hz pro Sekunde, Frequenz der Betawellen pro Sekunde 14–30 Hz.) Das Blut zirkuliert verstärkt durch Haut und Gehirn, wodurch ein Gefühl der Wärme entsteht. Der Geist ist ruhig und wachsam zugleich. Als ich gelernt hatte, die Entspannungsreaktion hervorzurufen, war es mir möglich, die krankhaften Symptome, die mich zuvor so oft heimgesucht hatten, am Auftreten zu hindern.

Doch wie kommt es überhaupt zu diesen durch Streß hervorgerufenen Symptomen? Man nimmt an, daß sich die Entspannungsreaktion vor Jahrmillionen als Schutzmechanismus entwickelt hat, um sicherzustellen, daß der Organismus sich nach einer notwendig gewordenen Kampf-Flucht-Reaktion wieder «normalisieren» kann. Wir kennen alle die Kampf-Flucht-Reaktion aus eigener Erfahrung. Wer hat nicht schon vor Angst geschlottert, weil er sicher war, im Dunkeln etwas Unheimliches bemerkt zu haben, oder weil das Flugzeug plötzlich durchsackte? Ohne unser Dazutun beschleunigt sich in solchen Fällen die Atmung, die Hände schwitzen, der Mund wird trocken. Tritt die Kampf-Flucht-Reaktion ein, signalisiert der Körper automatisch Verteidigungsbereitschaft: Herzfrequenz und Blutdruck erhöhen sich, die Muskeln sind bis zum Äußersten angespannt, die Pupillen erweitert, die Außentemperatur der Haut sinkt, man kriegt eine Gänsehaut.

Dieser Mechanismus funktioniert, wie wir gesehen haben, auch in unserer hochtechnisierten Welt, wo die Gefahren der Frühzeit kaum mehr eine Rolle spielen. Unsere Existenzängste sind anderer Natur – Angst um den Arbeitsplatz oder Angst vor dem Alter zum Beispiel. Zwar sind die Alternativen Kampf oder Flucht als Reaktionen auf solche Gefahrensituationen unzulänglich, doch nach wie vor wird auf bestimmten Informationskanälen ein Notstand signalisiert, und der Blutdruck erhöht sich; nach wie vor bewirkt Streß, daß die Muskeln in äußerster Alarmbereitschaft angespannt sind – eine der Hauptursachen für zahlreiche Schmerzen und Störungen. Doch die Angst macht uns noch in anderer Hinsicht anfällig für Krankheiten. Akuter und chronischer Streß führen zur Ausschüttung einer ganzen Reihe von Hormonen, die uns mit einem Extraschub an Energie versorgen sollen. Zwei dieser Streßhormone, nämlich Adrenalin und Kortisol, hemmen die Aktivität des Immunsystems.

Während seiner Tätigkeit an der Tufts Medical School wollte Myrin einen bestimmten Typ von Antikörpern isolieren, eines der Proteine also, die der Körper produziert, um Eindringlingen, wie zum Beispiel Mikroben, entgegenzuwirken. In der Regel werden zu diesem Zweck Ratten mit dem entsprechenden fremden Protein – dem Antigen – «geimpft», für das man den Antikörper sucht. Monatelang untersuchte Myrin unermüdlich die Blutproben seiner Ratten, aber nach dem erhofften Antikörper hielt er vergeblich Ausschau. Es war ihm ein Rätsel. Um wirklich allen Möglichkeiten nachzugehen, überprüfte er auch den Raum, in dem die Käfige mit den Tieren untergebracht waren. Dabei fiel ihm eine Heizregelvorrichtung auf, die in einminütigen Intervallen laut klickte. Die Ratten schreckten jedesmal auf. Myrin schloß daraus, daß die Tiere unter dauerndem «Gefahrenstreß» standen und somit ihr Immunsystem gehemmt war.

Unter diesem Gesichtspunkt erarbeiteten Dr. Bruce Crary, Dr. Herbert Benson, Myrin und ich eine andere Studie. Wir injizierten unseren Testpersonen eine winzige Menge Adrenalin, gerade soviel, wie man selbst produziert, wenn jemand einen mit einem lauten «Buh!» erschreckt, und fanden heraus, daß die Anzahl der Lymphozyten, jener Helferzellen, die das Immunsystem unterstützen, sofort sank.

Warum sollte Streß nun aber die Krankheitsabwehr schwächen? Ein Teil der Erklärung ist wohl in jener frühen Zeit unserer Entwicklungsgeschichte zu suchen, als die größte Gefahr für den urzeitlichen Menschen, aber auch für kleinere Tiere, in einem meist tödlich endenden Angriff eines großen Raubtiers bestand. Wissenschaftler, die dieser Erklärung zuneigen, nehmen an, daß zum Beispiel eine Gewebeverletzung vom Immunsystem als «Angriff» fremder Eindringlinge verstanden werden könnte, was zu einer massiven Reaktion führt, einem Gegenangriff des Immunsystems, der jedoch gegen sich selbst gerichtet ist. In Erwartung einer lebensgefährlichen Verletzung fällt das gestreßte Immunsystem also gewissermaßen über Bord.

Myrin und ich machten in einer anderen Studie, die wir zusammen mit Dr. John Jemmott, Dr. David McClelland und anderen durchführten, eine interessante Entdeckung. Wir arbeiteten mit einer Reihe von Studenten der Zahnmedizin und fanden heraus, daß, bedingt durch den Streß während der Examina, ein bestimmter Antikörper, der im Speichel vorkommt und einer der wichtigsten für die Abwehr von Erkältungen ist, nicht mehr ausreichend gebildet wurde. Bekanntermaßen gehört die Zeit der Abschlußprüfungen ja zu den Zeiten, in denen Schüler und Studenten sich unweigerlich erkälten, aber das war nicht das eigentlich Interessante an unserer Entdeckung. Viel aufschlußreicher schien uns, daß wir ausgerechnet bei den ehrgeizigsten Studenden auch die größte Abnahme der Antikörper feststellten! Sie empfanden die Examina viel mehr als eine Belastung oder Bedrohung als ihre Kommilitonen, die weniger ambitioniert waren und das Leben leichter nahmen.

Eine Untersuchung von Dr. Janice Kiecolt-Glaser und ihrem Mann, Dr. Ronald Glaser, von der Ohio State Medical School, ergab, daß Examensstreß die Funktion der sogenannten Killerzellen hemmt, deren Aufgabe das Aufspüren und die Vernichtung von entarteten Zellen – Krebszellen zum Beispiel – ist. Außerdem führt Examensstreß zu einem jähen Abfall der Interferonproduktion, einem Molekül, welches die Aktivität der Killerzellen und anderer Zellen des Immunsystems unterstützt.

Nun ist eine Krankheit fast nie das Ergebnis einer einzelnen Ursache. Zwar können Streß und das Gefühl der Hoffnungslosigkeit die Funktionen des Immunsystems behindern, aber wir werden ja durchaus nicht jedesmal, wenn wir gestreßt sind, auch gleich krank. Streß ist vielmehr einer von vielen Faktoren, die unsere Gesundheit aus dem Gleichgewicht bringen.

Die Mechanismen, von denen bisher die Rede war – Botenstoffe, die Informationen zwischen Gehirn und Immunsystem hin- und hertransportieren, die Kampf-Flucht-Reaktion, Störungen des Immunsystems und die Entspannungsreaktion –, sie alle funktionieren in Zusammenhang mit drei anderen wesentlichen Faktoren: Erbanlage, Lebensbedingungen/Umwelteinflüsse und eigenes Verhalten.

Manche Menschen sind von Natur aus begünstigt, ihre Gene auf Gesundheit und Langlebigkeit hin programmiert. Andere bringen als Teil ihres Erbguts bereits die Veranlagung für Bluthochdruck, Diabetes oder Multiple Sklerose (MS) mit auf die Welt. Dennoch erkranken bei weitem nicht alle Menschen mit einer solchen «Erblast». In meinem Fall half mir ein bestimmtes Verhalten, nämlich die Entspannungsreaktion, die genetische Prädisposition zu Bluthochdruck und Migräne gleichsam abzufangen. In anderen Fällen hilft eine Diät, die Anlage zu Migräne oder Hypertonie zu kurieren oder die Immunreaktion günstig zu beeinflussen.

Ein Faktor, der viel zu oft unterbewertet wird, ist natürlich unser eigenes Verhalten. Wir selbst entscheiden über unsere heilsamen oder weniger heilsamen Gewohnheiten – ob wir unseren Körper trainieren, was wir essen, ob wir rauchen oder trinken, was wir denken. Doch scheinbar ist uns nicht klar, daß unser Geist ein machtvolles Instrument ist, mit der Fähigkeit, unablässig innere, geistige Bilder zu produzieren, die für den Körper Realität sind. Sie veranlassen ihn, Hormone auszuschütten und Neuropeptide zu produzieren, die dem Körper sozusagen mitteilen, was er als nächstes zu tun hat. Dieser Vorgang findet immer statt, bewußt und unbewußt, meistens sind wir jedoch nicht einmal in der Lage, die negativen Bilder zu kontrollieren, deren wir uns bewußt sind, geschweige denn, Einfluß auf die inneren Abläufe und unbewußten Bereiche unseres Geistes zu nehmen. Die folgenden Kapitel sollen Sie daher mit der Natur des Geistes ein wenig vertraut machen. Außerdem werden Sie lernen, ihn «in den Griff» zu bekommen und sich seiner zugunsten Ihrer Gesundheit zu bedienen.

Körper/Geist-Programmierung

Jedesmal, wenn wir die Autobahnausfahrt verpassen, weil wir wieder einmal «taggeträumt» haben, demonstrieren wir damit die Macht des Unbewußten. Wenn eine Sache erst einmal gelernt ist, brauchen wir uns nicht mehr darauf zu konzentrieren, um sie auszuführen. Sobald wir das Programm starten, laufen die dazugehörigen Vorgänge automatisch ab – in diesem Fall das Autofahren. Wir starten den Motor und denken an ganz andere Dinge, denn das Fahren ist uns zur zweiten Natur geworden. Wir haben unser Nervensystem entsprechend konditioniert, das heißt, wir haben ihm das Fahrmuster eingeprägt.

Diese Fähigkeit zur Konditionierung läßt uns aber auch zu «Gewohnheitstätern» werden. So sind wir in der Regel vor jeder Prüfung aufgeregt, nur weil wir es uns irgendwann einmal angewöhnt haben. Wir haben eine Neuralverbindung hergestellt, und jedesmal, wenn eine entsprechende Situation auftaucht, reaktivieren wir sozusagen das konditionierte Verhaltensmuster.

Die physiologische Konditionierung befähigt uns also, schnell zu lernen und in außergewöhnlichen Situationen schnell zu handeln. Wir kennen alle das klassische Beispiel für die Funktionsweise des Konditionierungsmechanismus, Pawlows berühmtes Hundeexperiment. Ein Hund erhält ein Stück Fleisch, und seine Verdauungssäfte beginnen, verstärkt zu fließen. Jedesmal, wenn er das Fleisch erhält, läutet ein Glöckchen. Schließlich fließen seine Verdauungssäfte bereits beim Klang des Glöckchens. Derselbe Mechanismus läuft auch in uns ab, wenn wir beispielsweise über einer Arbeit sitzen, auf die Uhr schauen, feststellen, daß schon Mittag ist – und plötzlich Hunger verspüren.

Wie stark der Geist den Körper mittels Konditionierung tatsächlich zu manipulieren vermag, erlebte ich überdeutlich am Beispiel meines Onkels Dick. Er konnte keinen Käse essen, ja, er haßte ihn geradezu. Eines Tages, ich war gerade sechs oder sieben Jahre alt, besuchte er uns wieder einmal, und Mutter lud ihn zum Mittagessen ein. Zum Nachtisch gab es einen leckeren, saftigen Käsekuchen, der mit einer dicken Schicht süßer, reifer Erdbeeren überzogen war. Onkel Dick verdrückte gleich zwei Stücke, so gut schmeckte es ihm. Später gab meine Mutter ihrer Überraschung darüber Ausdruck, da ihr ja bekannt war, wie sehr er Käse jeglicher Art haßte. Schon beim Klang des Wortes *Käse* wurde Dick kreidebleich, hielt sich die Hand vor den Mund und stürzte ins Bad. Obwohl ich noch ein Kind war, verstand ich sofort, daß nicht der Käse an sich Onkel Dicks Problem war, sondern eine Art geistiger Konditionierung in Zusammenhang mit Käse, die eine derart heftige Reaktion bei ihm auslöste.

Die Chemotherapie löst bei vielen Patienten ähnliche Reaktionen aus. Erbrechen in der Nacht vor der Behandlung oder bei der Einlieferung ins Hospital sind keine Seltenheit. Manchmal genügt sogar schon der Anblick des behandelnden Arztes oder der Krankenschwester, um Übelkeit hervorzurufen. Solche Patienten haben irgendwann einmal «gelernt», sich im Zusammenhang mit der Chemotherapie krank zu fühlen, wobei Gedanken, Gerüche oder Vorstellungsbilder als Auslöser fungieren.

Pawlows berühmter Versuch hat uns gelehrt, daß Konditionierung möglich ist, im weiteren Sinn also auch die Konditionierung des Immunsystems. Dr. Robert Ader und Dr. Nicholas Cohen von der Universtity of Rochester injizierten Ratten eine das Immunsystem hemmende Droge, das Zyklophosphamid, und gaben außerdem dem Trinkwasser der Ratten einen neuen Geschmack durch Hinzufügen von Saccharin. Das Saccharin wirkte wie Pawlows Glöckchen. Schon bald begannen die Ratten, ihr Immunsystem von selbst zu hemmen, wenn ihrem Trinkwasser Saccharin zugesetzt wurde.

Dr. G. Richard Smith und Sandra McDaniel erarbeiteten eine faszinierende Studie über die Hemmung der Immunreaktion bei Menschen. Fünf Monate lang testeten sie einmal pro Monat eine Gruppe von Freiwilligen, die eine positive Tuberkulinreaktion aufgewiesen hatten. Sie wurden jedesmal von derselben Krankenschwester in dasselbe Zimmer geführt, in dem nie etwas verändert wurde. Jedesmal standen eine rote und eine grüne Phiole auf dem Schreibtisch, und jedesmal wurde der Inhalt der roten Phiole, das Tuberkulin, in den einen Arm injiziert, der Inhalt der grünen, eine Kochsalzlösung, in den anderen.

Monat für Monat erschienen die Probanden und zeigten dieselbe Reaktion: eine rote Quaddel an dem «Tuberkulin-Arm». Auf die Kochsalzlösung, die in den anderen Arm injiziert wurde, reagierten sie nicht.

Beim sechsten Versuch wurde der Inhalt der beiden Phiolen ohne Wissen der Probanden vertauscht, und diesmal reagierten sie erstaunlicherweise nicht auf das Tuberkulin. Anscheinend genügte die Erfahrung, daß der Inhalt der grünen Phiole keine Reaktion auslöst, um die Immunreaktion gleichsam zu «überlisten».

Der Konditionierungsmechanismus stellt eine wirksame Verbindung zwischen Geist und Körper dar und ist einer der Hauptschwerpunkte unserer Arbeit. Der Körper unterscheidet nämlich nicht zwischen tatsächlichen Geschehnissen oder Bedrohungen und eingebildeten, das heißt solchen, die nur in Form von Gedanken vorhanden sind. Der Geist beschäftigt sich andauernd mit phantastischen Katastrophen, die hätten eintreten können oder die vielleicht noch eintreten könnten. Dabei neigt er stark dazu, die Vorstellungen zu übertreiben und bis zur schlimmsten Nuance auszufeilen, und jedes dieser Horrorbilder – die Tochter ist nach Mitternacht noch immer nicht zu Hause, da könnte doch ... – aktiviert unsere verschiedenen Gefühlsebenen, die wiederum unsere sämtlichen Körperfunktionen beeinflussen. Ein derart einseitig belastetes System kippt schließlich um und erkrankt, es sei denn, man kann die Balance wiederherstellen.

Wie weit wir unserem Geist die Zügel schießen lassen, hängt vom Grad unserer Präkonditionierung ab. Darunter verstehen wir die Verhaltensmuster unserer Eltern und andere entscheidende Einflüsse, die unsere Einstellung zum Leben geprägt haben. Der erste Schritt zum «Entlernen» von Verhaltensmustern und Einstellungen, die uns heute nichts mehr nützen, besteht deshalb darin, sich seiner Präkonditionierungen bewußt zu werden, ein Prozeß, der uns in die Lage versetzt, *bewußt* zu handeln, nicht aufgrund von althergebrachten Konditionierungen. Sie werden sich diese Fähigkeit aneignen, wenn Sie die Techniken anwenden, die in den folgenden Kapiteln aufgeführt sind.

Die Gefahr der Hoffnungslosigkeit

Die akuten Streßsituationen des Lebens führen zu vorübergehenden physiologischen Reaktionen, von denen wir uns relativ schnell wieder erholen. Die wirkliche Gefahr für unsere Gesundheit liegt im chronischen Streß, der häufig ein Ergebnis von konditionierten negativen Einstellungen und einem Gefühl der eigenen Unzulänglichkeit ist. Wer sich ein Leben lang hilflos fühlt, stört das Gleichgewicht des endokrinen Systems und produziert vermehrt das Streßhormon Kortisol; außerdem beraubt er sein Gehirn des lebenswichtigen Neurotransmitters Norepinephrin, der verantwortlich ist für die Erzeugung von Glücksgefühlen. Tatsächlich ist sogar das Gefühl, eine Streßsituation nicht kontrollieren zu können, schädlicher als der Streß selbst.

Jeder kennt das Gefühl der Ohnmacht, hat irgendwann schon einmal das Gefühl gehabt, ihm entglitte eine Situation völlig, wenn nicht gar die Kontrolle über sein ganzes Leben. Und letztlich kommt man zu dem Schluß, daß es tatsächlich Dinge gibt, die außerhalb unserer Kontrolle liegen. Was nun aber über unsere Gesundheit, ja über die Qualität unseres Lebens entscheidet, ist, wie wir diese Erkenntnis verarbeiten. Wir können uns davon einerseits existentiell bedroht fühlen oder aber versuchen, das Beste daraus zu machen.

Wir sind mit der Fähigkeit ausgestattet, unsere Lebensbedingungen selbst zu gestalten, unsere Hoffnungen, Träume, Vorstellungen und Ziele zu verwirklichen, aber sie hängt davon ab, inwieweit wir Ereignisse, die wir hervorrufen, und auch solche, die scheinbar ungebeten auftauchen – Streßsituationen, Hindernisse, Enttäuschungen und Krankheiten –, meistern können. Ohne diese Möglichkeit der Kontrolle wären wir wie Blätter im Wind.

In den frühen siebziger Jahren setzte der Psychologe Jay Weiss zwei Ratten derselben Streßsituation aus. Beide Ratten erhielten einen milden Stromstoß über das Schwanzende – mit einem Unterschied: Eine der beiden Ratten konnte den Stromstoß kontrollieren, die andere nicht. Ein drittes Tier fungierte als Kontrolltier, es erhielt keinen Stromstoß. Die erste Ratte lernte, daß sie nur auf ein Rad springen und es zu bewegen brauchte, um den Stromstoß für beide zu verhindern, die zweite hatte diese Möglichkeit nicht. Der Versuch wurde mit mehreren Tieren durchgeführt, und in jedem Fall entwickelten die hilflosen Ratten doppelt so große Krebsgeschwüre wie die Ratten, die eine Kontrolle ausüben konnten.

Unvorhersehbarkeit ist eine nahe Verwandte der Hilflosigkeit. Wenn den Ratten vor dem Elektroschock ein zehn Sekunden andauerndes Tonsignal gegeben wurde, entwickelten sie weniger bösartige Krebsgeschwüre, da sie nun auf den Schock vorbereitet waren. Während der streßfreien Perioden entspannten sie sich, wodurch sie den Teufelskreis chronischer Angst durchbrachen, der tatsächlich nichts anderes ist als die chronische Anspannung in der Kampf-Flucht-Reaktion.

Menschen, die das Gefühl haben, daß ihr Schicksal in ihrer Hand liegt, werden mit den Widrigkeiten des Lebens besser fertig, ja sie scheinen geradezu gestärkt aus ihnen hervorzugehen. Menschen, die sich als Versager fühlen, als hilflos den Stürmen des Lebens ausgesetzt, kapitulieren. Wir alle kennen solche Menschen.

Die wohl gelungenste Verkörperung des unverwüstlichen Typs dürfte James Bond sein. Für ihn gibt es Streß überhaupt nicht. Gelassen springt er mit dem Fallschirm im Bombenhagel der Verfolger mitten ins Nest des Bösewichts. Er landet in dem teuflischen Atomreaktor, kämmt sich cool die Haare und schnippt ein paar Fussel von seiner marineblauen Jacke.

Ganz anders die männlichen Protagonisten in Woody Allens Filmen: emotional gestörte, unsicher wirkende Übersensibelchen, die stets mit dem Schlimmsten rechnen und es sich schon lange, bevor es wirklich eintrifft, bis ins schrecklichste Detail ausmalen. Allens Charaktere kriegen schon Magengeschwüre, wenn sie im Restaurant einen Nachtisch bestellen sollen. In *Manhattan* spielt Allen einen typischen Vertreter seines Lieblingscharakters. Als seine Freundin Mary ihm eines Tages mitteilt, daß sie ihn verlassen wird, ausgerechnet mit seinem besten Freund, nimmt Woody Allen alias Isaac «Ike» Davis die Neuigkeit scheinbar gelassen hin. Warum er sich nicht aufrege, will Mary irritiert wissen. Ike seufzt nur und antwortet: «Tja, siehst du, ich rege mich eben nicht gern auf, okay? Ich meine, ich neige eben dazu, alles innerlich zu verarbeiten. Ich kann Ärger nicht ausdrücken. Es ist ein richtiges Problem, verstehst du. Ich... ich kriege statt dessen ein Magengeschwür.»

Der Psychologe Martin Seligman von der University of Pennsylvania stellt fest, daß wir schon in frühester Kindheit von unserer Fähigkeit, Kontrolle auszuüben, regen Gebrauch machen, nämlich dann, wenn wir merken, daß unsere gute Mutter auf unsere

Signale reagiert. Freut sich das Baby, freut sich die Mutter. Baby gurrt zufrieden, Mutter gurrt zufrieden. Baby schreit, weil es Hunger hat, Mutter eilt davon, um die Milch zu holen. Auf diese Weise wird in dem Kind das Bewußtsein gestärkt, daß es etwas bewirken kann.

Kindern, die in Heimen heranwachsen, fehlt diese Art von früher Bestätigung. Sie werden zu bestimmten Zeiten gefüttert, angezogen, ausgezogen und haben selten eine engere persönliche Beziehung zu ihren Pflegern. Fröhlich veranlagte Kinder werden quengelig, nach ein paar Monaten geben sie es auf, zu schreien und zu weinen, sie kapseln sich ab und starren die Wand an. Sie ignorieren Menschen, die sich ihnen nähern wollen, oder wimmern. Sie nehmen ab, entwickeln Schlafstörungen und werden anfällig für Infektionen. Viele sterben noch während der ersten drei Lebensjahre.

Wenn Einflußnahme, sprich Kontrolle, nicht möglich ist, fühlt man sich hilflos. Wenn die eigenen Anstrengungen und Reaktionen nichts bewirken, wozu sich dann anstrengen? Ein Mensch, der schon einmal in einer entscheidenden Situation das Gefühl der Hilflosigkeit erfahren hat, neigt dazu, es auf andere schwierige Situationen zu übertragen. Er oder sie hat sich konditioniert.

Seligman vertritt die Meinung, daß wir uns nicht von Haus aus hilflos fühlen, sondern diese Verhaltensweise lernen. Das daraus resultierende Lebensgefühl ist geprägt von einer deprimierten Grundstimmung, die sich selbst erhält. Das Gefühl der Hilflosigkeit äußert sich in der Unlust, die Probleme, die sich im Leben stellen, anzugehen, oder, wenn man tatsächlich einmal eine Situation geändert hat, dann auch anzuerkennen, daß man richtig gehandelt hat.

Wie man das Gefühl der Hilflosigkeit besiegt

Das Leben ist voller Überraschungen. Die Fähigkeit, mit ihnen umzugehen, entscheidet darüber, ob wir an ihnen wachsen oder verzweifeln. Dr. Suzanne Kobasa und ihre Kollegen haben diese beiden Extremfälle untersucht. Sie machten eine Anzahl von Tests mit Geschäftsleuten und Anwälten und fanden heraus, daß eine Reihe von ihnen dem Streß ihrer Tätigkeit gegenüber relativ unempfindlich und selten krank war. Es waren vor allem drei Eigenschaften, die eine Art Streßresistenz zu bewirken schienen:

Interesse und Offenheit führen zu einer konstruktiven Auseinandersetzung mit Geschehnissen, in die man involviert ist. Die gegenteilige Einstellung führt zur Entfremdung, zur totalen Isolation, wie im Fall von Kindern, die in Heimen aufwachsen und sich von ihrer Umwelt abkapseln.

Selbstbewußtsein ist, wie wir wissen, das genaue Gegenteil von Hilflosigkeit oder dem Gefühl, den Wechselfällen des Lebens ausgeliefert zu sein. Wer selbstbewußt ist, glaubt daran, daß er sein Schicksal selbst bestimmt. Er glaubt, daß er Einfluß auf den Lauf der Dinge nehmen kann, und handelt entsprechend. Er fühlt sich nicht als Opfer, sondern als Täter.

Kampfgeist schließlich, der dritte «Streßkiller», bedeutet nichts anderes als die Gewißheit, daß die Herausforderungen des Lebens dem persönlichen Wachstum dienen und keine Bedrohung sind.

Alle drei Eigenschaften oder Einstellungen tragen dazu bei, daß ein Mensch die Probleme des Lebens besser bewältigt. Kobasa nennt sie die «transformierende Geisteshaltung». Interessierte Menschen, die davon überzeugt sind, daß sie Kontrolle ausüben können und sich in schwierigen Situationen herausgefordert fühlen, erhöhen unter Streß ihren Einsatz, anstatt den Schwierigkeiten auszuweichen, und versuchen, aus allem zu lernen. Diese Einstellung entschärft die Situation, transformiert sie, relativiert sie und macht sie zu einer wertvollen Erfahrung.

Menschen mit geringerer Widerstandskraft, solche, die sich hilflos fühlen, reagieren «regressiv», wie Kobasa es nennt. Sie versuchen, Streß zu vermeiden oder ihm aus dem Weg zu gehen, und brüten über ihre Schwäche nach. Ihre Geisteshaltung ist die des Unterlegenen, nicht die des Kämpfers. Sie meiden Aktivitäten, fühlen sich fehl am Platz, zu schwach, um etwas zu verändern, und daher jederzeit bedroht. Sie erkranken in Streßsituationen schneller, weil ihnen die Widerstandskraft fehlt.

Dr. George Vaillant, Psychiater an der Harvard University, berichtet in seinem Buch *Adaptation to Life* über eine bemerkenswerte Studie, die aufzeigt, daß geistiges Wohlbefinden die wichtigste Voraussetzung für Gesundheit ist. Dreißig Jahre lang sammelte er Daten über ehemalige Mitglieder der Universität, über ihr Leben und ihren Gesundheitszustand. Seine Analyse ergab, daß Männer vom regressiven Typ, die ein unreifes Verhalten an den Tag legten, viermal so häufig erkrankten wie Männer vom widerstandsfähigen Typ.

Wir beginnen erst langsam, die Mechanismen zu verstehen, die einer zerrütteten Gesundheit zugrunde liegen. Der Schleier beginnt sich zu lüften, der lange Zeit über den komplizierten Wechselwirkungen zwischen chronischem Streß und Hormonen, Neuropeptiden und dem zentralen Nervensystem lag, die ihrerseits wiederum auf sämtliche andere Systeme des Körpers einwirken, angefangen vom Immunsystem bis hin zum kardiovaskulären System. Trotzdem muß niemand die krank machenden Nebenwirkungen von Streß einfach hinnehmen. Wir können lernen, mit Streß umzugehen, sogar ihn abzufangen.

Ein weiterer wichtiger Faktor im Umgang mit Streß ist die verständnisvolle Unterstützung und Liebe anderer Menschen. Vaillant fand heraus, daß alleinstehende Männer in den Fünfzigern anfälliger für chronische Erkrankungen sind als solche mit einer Partnerin. Unsere zwischenmenschlichen Beziehungen helfen uns in ganz entscheidendem Maße bei der Entwicklung der transformierenden Geisteshaltung. Durch sie stärken wir unsere Widerstandskraft und den Glauben in unsere eigenen Fähigkeiten. Einem Heimkind fällt es ungleich schwerer, diese heilsame Geisteshaltung zu entwickeln, und ein alleinstehender Erwachsener wird es unter Umständen schwierig finden, sie aufrechtzuerhalten.

Vor einigen Jahren geriet das kleine Städtchen Roseto in Pennsylvania ins Blickfeld wissenschaftlichen Interesses. Es wurde bekannt, daß dort kaum jemand an Herzkranzgefäßerkrankungen starb. Epidemiologen, die die Bewohner von Roseto untersuchten, nahmen zunächst an, daß aus irgendeinem Grund die Risikofaktoren, die zu Herzkranzgefäßerkrankungen führen, nicht vorhanden wären, wie starkes Rauchen, fettreiche Kost, sitzende Tätigkeiten und Korpulenz. Aber sie irrten sich gewaltig. Die Bewohner von Roseto hatten sogar der Gesundheit höchst abträgliche Lebensgewohnheiten. Das Geheimnis ihrer Immunität gegen Herzinfarkt und andere Herzkrankheiten lag vielmehr in einem engen sozialen Netz begründet. Die Bewohner bildeten eine feste, fast familiäre Gemeinschaft. Kaum einer zog aus Roseto fort, und jeder kannte jeden. Freud und Leid wurden miteinander geteilt, und wenn mal einer in Schwierigkeiten geriet, gab es genügend mitfühlende Zuhörer und tatkräftige Hilfe. Die Statistiken zeigten, daß bei den Personen, die aus Roseto fortzogen, die Herzinfarktrate sprunghaft anstieg. Die starken sozialen Bindungen erwiesen sich als stärker bei der Abwehr von Herzinfarkt als eine gesunde Lebensführung.

Es gibt Menschen, die im wahrsten Sinn des Wortes an gebrochenem Herzen oder an zerplatzten Träumen sterben. Unser intuitives Wissen um solche Zusammenhänge läßt sich in Laboruntersuchungen nachweisen. Die Frage ist daher, wie man die verlorene Freude, Hoffnung und Liebe zurückgewinnen kann, um sie für die Gesundheit sowohl des Körpers als auch des Geistes zu nutzen.

Wie lassen sich negative Konditionierungen rückgängig machen, die uns oft vor Furcht erstarren lassen, wo wir uns zuversichtlich öffnen sollten? In den folgenden drei Kapiteln beschäftigen wir uns mit drei Techniken, die das Kernstück unseres Programms bilden: mit Meditation, Atemkontrolle und Achtsamkeit. Mit Hilfe entsprechender Übungen stellen wir unser inneres

Gleichgewicht wieder her und beruhigen den Geist. In diesem Zustand innerer Ruhe geht der Körper in die Entspannungsreaktion über. Negativen Konditionierungen wird der Nährboden entzogen, und der Geist ist zugänglicher für die Konditionierung konstruktiver Gewohnheiten.

Sie werden also lernen, die krank machenden Mechanismen Ihres Geistes und deren Auswirkungen auf Ihre Gesundheit, ja Ihr ganzes Leben, aufzuspüren und jene automatischen, konditionierten Reaktionen zu verhindern, die zu Streß und krankhaften Störungen führen, und zwar indem Sie den Geist an neue, heilsame Gedankenabläufe gewöhnen, die das dem Körper eigene Heilungspotential aktivieren. Sie programmieren sich gewissermaßen um. Sie werden ganz bewußt die Geisteshaltung erlernen, die Sie zu einem widerstandsfähigen Typ macht, der den Herausforderungen des Lebens furchtlos begegnet. Das ist der Schlüssel zur Erlangung der Kontrolle über Geist und Körper, das Ende der Hilflosigkeit.

Gleichsam ein Nebenprodukt dieses Geist/Körper-Trainings ist die Wiederentdeckung einiger positiver Eigenschaften, die für die Qualität unseres Daseins ausschlaggebend und in unserer modernen Gesellschaft weitgehend zur Mangelware geworden sind, wie Offenheit und Respekt füreinander, der Wille, sich selbst und anderen zu verzeihen, und vor allem ein friedvoller, ruhiger Geist. Ohne ihn ist unser Leben nur ein schwacher Abglanz dessen, was es sein könnte. Das schönste Erlebnis nützt wenig, wenn Sorgen den Geist trüben. Erst wenn wieder Ruhe und Frieden in unser Inneres eingekehrt sind, erhält unser Leben Sinn und Wert.

2 Meditation – Ein Weg zu Lebens- und Selbstkontrolle

Eigentlich ist es paradox: Je angestrengter wir versuchen, unser Leben zu kontrollieren, um so weniger gelingt uns dieses Vorhaben. Vor einigen Sommern beobachtete ich am Strand einen kleinen Jungen, der eine Sandburg gebaut und sogar einen Burggraben drumherum angelegt hatte. Dann setzte die Flut ein, und immer öfter schwappten auslaufende Wellen in den Burggraben und füllten ihn mit Wasser. Der Junge war entzückt, denn seine Schutzvorrichtung funktionierte. Dann stieg die Flut an und drohte, die Sandburg zu zerstören. Der Junge begann nun, in fieberhafter Eile einen Damm aus Sand vor der Burg aufzuschütten, in der Hoffnung, so die Flut zurückzuhalten. Bald war er in einen aussichtslosen Wettlauf mit den heranrollenden Wellen verstrickt.

Ein paar hundert Meter weiter kämpfte ein Mädchen denselben sinnlosen Kampf. Doch nicht lange, dann erkannte es, daß die stärker werdende Flut ihre Sandburg unweigerlich zerstören würde. So begann die Kleine mit einem neuen Spiel, grub Löcher in den Sand und sah zu, wie die Wellen sie füllten, auswuschen und wieder zurückplätscherten. Der Junge war schon bald frustriert und wütend. Trotz seiner gewaltigen Anstrengungen hatten die Wellen seine Burg zerstört. Das Mädchen hatte statt dessen ein neues Spiel entdeckt und sich damit genauso gut amüsiert wie zuvor mit seiner Burg. Es hatte gelernt loszulassen, im eigentlichen wie im übertragenen Sinn.

Uns ergeht es oft ebenso. Wir wissen einfach nicht, wann es

besser ist, etwas loszulassen, und investieren unsere ganze Energie in die Aufrechterhaltung von Sandburgen. Tatsächlich liegt hierin eine der häufigsten Ursachen für Streß und den Verlust an Vitalität. Im ersten Kapitel haben wir gesehen, daß die Überzeugung, etwas auszurichten bzw. ändern zu können, die wichtigste Grundvoraussetzung für die Erhaltung unserer Gesundheit ist. Andererseits ist es verkehrt, zwanghaft alles festzuhalten, was uns nichts weiter als Verdruß einbringt – wie die verbissenen Bemühungen des kleinen Jungen am Strand. Wie aber läßt sich dieser scheinbare Widerspruch dann auflösen? Die Antwort lautet: durch Unterscheidungsvermögen, durch die Fähigkeit zu erkennen, ob es besser ist, an einer Sache festzuhalten oder aber sie loszulassen. Das erfordert einen gewissen Grad an Flexibilität und Selbsterkenntnis. Die Japaner vergleichen diese Fähigkeit mit der des Bambus, sich in alle Richtungen zu biegen, so daß ein Sturm ihm nichts anhaben kann. Der starre, unflexible Baum aber, der sich dem Wind entgegenstemmt, wird entwurzelt.

Streß ist eine Chance

Wir wissen erst, wie es wirklich um uns steht, wenn wir mit einer Streßsituation konfrontiert werden. Bei Shakespeare heißt es: «Solange die See ruhig bleibt, ist jeder ein guter Kapitän.» Die Stürme des Lebens, all die kleinen und großen Tragödien und Kämpfe, die wir durchzustehen haben, geben uns Gelegenheit, unsere Kräfte unter Beweis zu stellen. Schon immer wurden sie als wertvolle, wenn auch unerwünschte Erfahrungen betrachtet, die uns menschlich weiterbringen. Während wir damit beschäftigt sind, uns in einer Krise zurechtzufinden, werden wir manchmal gezwungen, uns anders zu verhalten, als wir es üblicherweise tun würden. Wir können uns dadurch neue Horizonte erschließen und neue Verhaltensweisen aneignen, die sich als sehr viel befriedigender herausstellen als die alten.

Jede Religion, alle großen Weisheitslehren und Mythen, ja

selbst die einfachsten Fabeln lehren, daß Wachstum und Reife nur durch Tod und Wiedergeburt möglich sind. Unser Osterfest, das jüdische Passahfest, steht symbolisch für Tod und Neuanfang und ist zugleich eine Metapher für das Ablegen alter Konditionierungen und eingefahrener Gewohnheiten, für einen neuen Anfang. Auch der Phönix, der sich aus der Asche erhebt; die Saat, die stirbt, um in der Erde zu keimen und eine wunderschöne Blume hervorzubringen, all diese Bilder sind Variationen desselben Themas – das Leben ist ein unablässiges Werden und Vergehen. Der Apostel Paulus sagte einmal: «Ich sterbe täglich» (1. Kor. 15,31).

Warum hängen wir also an unseren alten Konditionierungen? Was hält uns davon ab, loszulassen? Die Antwort ist einfach. Es ist die Angst, die uns hindert, der Mangel an Vertrauen in uns selbst und unsere Fähigkeiten. Wenn ich mich aus einer unglücklichen Beziehung befreie, so denken viele Zauderer, vielleicht kommt dann ja nichts Besseres nach. Oder wenn ich mich nach einem anderen Job umsehe, gerate ich ja vielleicht vom Regen in die Traufe. Oder wenn ich mich dazu durchringe, offen und ehrlich zu sein, wird man mich bestimmt ausnützen, und wenn ich mein Mißtrauen ablege, werde ich bestimmt enttäuscht. Furchtsamkeit hindert uns daran, aus dem vollen zu schöpfen.

Wir Amerikaner beschäftigen uns überhaupt nicht gern mit dem Tod oder mit Leiden. Wir verdrängen sie aus unserem Leben, sogar aus unserer Sprache, und sehen uns viel lieber als ein Volk von Optimisten, das unerschütterlich an eine rosige Zukunft glaubt. Für gewöhnlich ignorieren wir jede Art von Schmerz so lange, bis es einfach nicht mehr geht. Der Buddhismus hingegen lehrt, daß Leiden unvermeidbar ist. In der ersten der Vier Edlen Wahrheiten heißt es, daß alles Leben Leiden *ist*. (Es können drei Arten von leidvoller Erfahrung unterschieden werden: körperliches Leid/Schmerz, geistiges Leid und das Leid, der Vergänglichkeit unterworfen zu sein.) Die anderen drei Wahrheiten erläutern, daß jegliches Leid erst durch unsere Geisteshaltung entsteht und wie wir negative Einstellungen ändern können.

Jeder, der lernen will, Veränderungen, die scheinbar von außen auf ihn einstürmen, als eine Gelegenheit für persönliches Wachstum zu betrachten, anstatt sich durch sie existentiell bedroht zu fühlen, kann diese Aufgabe meistern.

Erster Schritt: Die Bereitschaft zur Achtsamkeit

Meine Mutter versicherte mir einmal, daß Ignoranz geradezu ein Segen sei. Was ich nicht weiß, macht mich nicht heiß! Diese Anschauung ist in der Tat weit verbreitet und ein gutes – oder besser schlechtes – Beispiel für die regressive Geisteshaltung. Streß wird dadurch nämlich keineswegs bewältigt, und zu heilsamen Veränderungen führt sie auch nicht.

Jeder versucht, sein Leben so angenehm wie möglich zu gestalten. Kein vernünftiger Mensch käme auf den Gedanken, wissentlich Leiden zu verursachen. Es scheint gar keine schlechte Idee zu sein, sich gegen die Wahrnehmung von Leid ein möglichst dickes Fell zuzulegen. Wir übersehen dabei nur, daß wir so auch zu Gefangenen unserer eigenen, verzerrten Wahrnehmung werden. Kinder fürchten sich in der Dunkelheit, weil sie harmlose Schatten für schreckliche Monster halten. Einige Wagemutige trauen sich, das Licht anzuknipsen, um sich zu vergewissern, daß ihnen keine Gefahr droht. Andere schreien und befreien sich so von der furchterregenden Illusion. Alle anderen aber, die sich mit vor Angst pochendem Herzen unter der Bettdecke verkriechen und den Atem anhalten, werden zu Gefangenen ihrer Einbildungskraft.

Wenn wir älter sind, ziehen wir uns zwar nicht mehr die Bettdecke über den Kopf, aber wir verschließen die Augen vor allem, was uns bedrohlich erscheint, inklusive unserer eigenen erschreckenden Gedanken und Gefühle. Das ist sogar ganz leicht. Wir brauchen uns nur abzulenken und zu lernen, unsere unguten Gefühle zu ignorieren, indem wir an etwas anderes denken. Manche bringen es in dieser Kunst zu wahrer Meisterschaft – schließlich können sie sich nicht einmal mehr an solche Gefühle erinnern. Diese Art von perfekter Verdrängung ist aber in Wirklichkeit die

Wiege, in der Ängste heranwachsen. Wer sich ängstigt, steht unter dauernder Anspannung. Unser Geist reagiert darauf und produziert konditionierte Assoziationsbilder im Zusammenhang mit dem Gefühl dieser Anspannung. Treten ähnliche Zustände wieder auf, «spuckt» er die gespeicherten Ängste und die damit verknüpften Sorgen wieder aus.

Eine meiner Patientinnen, eine Frau namens Nancy, fühlte sich in ihrer Ehe sehr unglücklich, wollte sich das aber nicht eingestehen. Ihr Mann war ein Alkoholiker, oft unansprechbar und mürrisch, der auch in nüchternem Zustand selten seine Gefühle für sie oder die Kinder zeigte. Nancy hatte es aufgegeben, mit ihm über das Trinken zu reden, denn sobald sie die Sprache darauf brachte, beschimpfte er sie als Nörglerin und warf ihr vor, daß nicht er, sondern sie ein Problem habe.

Trotzdem waren sie sich nicht gleichgültig. Nancy fühlte sich nur extrem hilflos und versuchte daher, die Situation zu rationalisieren. Ihre wahren Gefühle verdrängte sie. Als wir uns über ihren Mann unterhielten, erklärte sie anfangs, daß er sooo viel gar nicht tränke. Er sei eigentlich auch ein relativ guter Vater, erfolgreich in seinem Beruf und im Grunde seines Herzens ein lieber Kerl. Zwanzig Jahre waren sie bereits verheiratet, sehr viel länger als die meisten ihrer Freunde, und sie hatte ihre Ängste unter großem Energieaufwand ziemlich tief vergraben. Der Preis, den sie dafür bezahlte, war hoch, denn sie lebte seither in einem Zustand dauernder Anspannung, der sich auf zweierlei Art und Weise äußerte: zum einen körperlich, in Kopfschmerzen, Übelkeit und Schlafstörungen, zum anderen psychisch in Form von zwanghaftem Verhalten.

Nancy war weit vor ihrer Zeit gealtert. Sie lebte auch in ständiger Sorge um ihre heranwachsenden Kinder, zwei wirklich nette Teenager. Trotzdem wurde sie der vielen «Was wäre, wenn...» nicht Herr, die wie eine Horde wilder Affen durch ihre Gedanken tobten. Wenn sie nun einen Unfall hätten oder süchtig würden? Was, wenn sie entführt, überfallen, vergewaltigt, enttäuscht, krank würden? Über jeden ihrer Schritte wollte sie genau Bescheid wissen. Sogar nachts lag sie wach und konnte ihre Ängste einfach nicht zügeln. Nur, weil sie sich körperlich am Ende fühlte, kam sie in die Klinik. Dort öffnete sie sich langsam der Einsicht, daß ihre regressive Geisteshaltung ihrer Gesundheit und ihrem Seelenfrieden schadete, und begann, sich für ihre Ehe verantwortlich zu fühlen.

Sorgen manifestieren sich immer physisch und psychisch. Ob bewußt oder verdrängt, wie in Nancys Fall, immer führen sie zu Anspannung und Verkrampfung. Physische Anspannung verdunkelt unseren geistigen Horizont, und wir machen uns noch mehr Sorgen – ein Teufelskreis entsteht. Der «fortgeschrittene» Ängstliche sorgt sich kaum noch um wirklich auftauchende Probleme. Er bedient sich aus dem reichhaltigen Angebot der Phantasien, die sich sein Geist über das, was sein könnte, einfallen läßt, oder auch über das, was hätte sein können. Manche erliegen dem Aberglauben, daß sie ein Übel abwenden können, indem sie es gedanklich vorwegnehmen. Es ist eine äußerst anstrengende Aufgabe, dauernd auf Gefahren zu lauern, die unser Geist quasi aus dem Nichts mühelos hervorbringt. Es ist also erforderlich, sich seiner Ängste bewußt zu werden, sie klar zu sehen, um den Bannkreis von Sorgen und krankhafter, überängstlicher Kontrolle zu durchbrechen. Der zweite Schritt besteht dann darin, das Repertoire unseres Geistes abzuändern, zu dem auch die konditionierte Furcht gehört.

Zweiter Schritt: Wir sind unser eigener Arzt

Alles Leben in der Natur ist auf gesundes Wachstum hin angelegt. So kommt es, daß wir selbst zwischen den Steinplatten auf unseren Gehsteigen Gräser und Moose wachsen sehen. Wenn wir unsere Energien jedoch für unnütze Sorgen oder für die Aufrechterhaltung der Kampf-Flucht-Reaktion verschwenden, widersetzen wir uns dem natürlichen Bestreben nach gesunder Weiterentwicklung. Hier ist die Entspannungsreaktion von Nutzen.

Sie wirkt beruhigend auf das sympathische Nervensystem ein

und mindert so die durch Streß hervorgerufenen oder verschlimmerten Symptome. Ihre Wirkung entfaltet sich also direkt im Körper, wie ein Medikament. Die durch die Entspannungsreaktion geübte Achtsamkeit hat ebenfalls segensreiche Folgen, denn sie versetzt uns in die Lage, unsere Konditionierungen aufzuheben.

Mit Hilfe der Meditation lernen wir, die Entspannungsreaktion auszulösen, unseren Geist zu beobachten und zugleich zu verfolgen, wie wir selbst durch unsere Denkmuster Streß produzieren. Wir entwickeln unseren geistigen Fähigkeiten gegenüber eine neue Einstellung, die uns streßresistenter macht. Wir scheuen uns nicht länger, unsere Ansichten zu hinterfragen und neue Fragen aufzuwerfen. Sobald wir lernen, uns nicht mehr bedroht zu fühlen, sondern Interesse an allem zu zeigen, entwickeln wir auch ein neues *Selbstvertrauen*. Die Meditation ist zudem ein geeignetes Mittel, um den Geist sowohl an eine größere Achtsamkeit zu gewöhnen wie auch ans Loslassen, wodurch wir uns unserer Eigenverantwortlichkeit bewußt werden, aber auch eine neue, souveräne Art der *Kontrolle* über unsere geistigen Vorgänge erwerben. Und indem wir es zulassen, daß sich neue Einstellungen in uns formen, lernen wir schließlich, die Schwierigkeiten des Lebens als *Herausforderung* zu betrachten, an denen wir persönlich erstarken.

In der Meditation schalten wir unseren lauten, unruhigen Geist ab, der allzuoft die leise Stimme unseres «inneren Arztes» übertönt. Mein Mann erzählte mir einmal eine kleine Begebenheit, die sich zutrug, als er im Alter von sieben Jahren in die USA kam. Kurz nach der Ankunft ihres Schiffes rannte ein kleines Mädchen schnurstracks zu einem Obststand und aß gleich drei oder vier Apfelsinen hintereinander – für ein Kind eine beachtliche Menge. Doch die Entbehrungen der langen Reise hatten zu einem Mangel an Vitamin C geführt, und die Kleine entwickelte instinktiv einen Heißhunger auf ein Vitamin-C-reiches Nahrungsmittel. Wissenschaftler wissen schon lange, daß Kinder, deren natürliches Nahrungsbedürfnis nicht durch Süßigkeiten oder fettreiche Kost verfälscht wurde, instinktiv Appetit auf eine ausgewogene Ernährung haben, ja, sie sich sogar selbst zusammenstellen. Der Körper weiß, was er braucht.

Zu anderen Zeiten braucht er vielleicht Bewegung, Ruhe oder Zuwendung. Wenn wir seine Signale aber permanent ignorieren, so erzielen wir eine ähnliche Wirkung, wie wenn wir unser natürliches Bedürfnis nach einer ausgewogenen Ernährung mit zu vielen Süßigkeiten und zu viel Fett befriedigen – wir hören nicht mehr, was unser innerer Arzt uns verschreibt. Durch die Meditation, die uns langsam zur Kontrolle über unseren Geist führt, wird die Fähigkeit, auf unsere innere Stimme zu hören, wiederhergestellt.

Sobald wir versuchen, unseren Geist abzuschalten, werden wir feststellen, daß in uns unaufhörlich eine wahre Flut von Gedanken unsere Handlungen und Erfahrungen gleichsam kommentiert. Nun kann es passieren, daß wir uns gelegentlich – oder gewohnheitsmäßig – mehr auf diesen inneren Kommentar konzentrieren als auf die Vorgänge selbst. Wir verpassen sozusagen den Augenblick. Statt dessen erleben wir unzählige Variationen früherer Erlebnisse, wie unser Geist sie gesehen und verarbeitet hat. Irgendwann einmal haben wir uns in einer dunklen Seitenstraße gefürchtet. Dieses Bild haben wir «gespeichert», mit dem Resultat, daß wir uns jedesmal, wenn wir wieder durch eine dunkle Straße gehen, fürchten, und zwar grundlos. Sobald unser Geist eine dunkle Straße registriert, ruft er die dazugehörige Empfindung ab. Ungeachtet der Tatsache, daß uns ja gar keine Gefahr droht, sind wir dennoch ängstlich. Und weil unser Geist über eine ausnehmend große Speicherkapazität verfügt, steht unserem inneren Kommentator der gesamte Schatz unserer gesammelten Erfahrungen aus der Vergangenheit zur Verfügung, aus denen er uns eine schlüssig scheinende Beschreibung der Welt liefert.

Können Sie sich manchmal nicht mehr an den Namen der Person erinnern, der Sie eben vorgestellt wurden? Das geht vielen Menschen so, und der Grund dafür ist geradezu lächerlich einfach. Man hat sich nicht die Mühe gemacht zuzuhören, hat nicht aufgepaßt. In Gedanken war man mit wer weiß was beschäftigt – mit der

Formulierung einer möglichst intelligenten Erwiderung etwa oder dem Lieblingsspiel vieler Leute, sich sogleich zu überlegen, ob man einander vielleicht sympathisch oder unsympathisch ist, einen guten oder schlechten Eindruck macht, und hoffentlich merkt niemand, daß man gestern abend Knoblauch gegessen hat. Völlig ohne unser Zutun laufen diese Gedanken ab, und es heißt dann oft, daß man «in Gedanken» oder «gedankenverloren» war. Kurz, man ist überall, nur nicht bei der Sache. Des Augenblicks ist man sich nicht bewußt, den Namen hat man einfach nicht mitbekommen.

Auf diese Weise sind wir schon oft an einer Autobahnausfahrt vorbeigefahren, ohne es zu merken, oder standen vor dem Kühlschrank und hatten vergessen, was wir wollten. Wie Träumer schlafwandeln wir durchs Leben, hören und sehen nur durch die Brille unseres inneren Kommentators. Wir müssen aufwachen, uns der Gedanken, Gefühle und Ansichten bewußt werden, die unseren Geist regelrecht verstopfen und die leise Stimme unseres inneren Ratgebers übertönen.

Um den Zustand innerer Achtsamkeit zu erlangen und aufrechtzuerhalten, bedarf es eines festen Punkts, eines Ankers. Wenn Sie mit einem Boot ein Stück aufs Meer hinausfahren, um von dort aus die Küste zu betrachten, werden Sie sehr schnell weit aufs offene Meer hinausgetrieben, wenn Sie keinen Anker werfen. Ähnlich verhält es sich mit dem Geist. Ohne einen Anker, der ihn festhält, würde er von einer Flut anderer Gedanken und Bilder einfach überrollt werden. Die Praxis der Meditation, die den Körper entspannt und unseren Geist durch den Anker der Achtsamkeit festhält, ist eine sehr wirksame Übung in unserem Bemühen um wahre Gesundheit.

Was ist Meditation?

Jegliche Aktivität, auf die wir unseren Geist in vollkommener Sammlung richten, ist Meditation. Zum Beispiel, wenn wir an etwas denken, das uns wirklich Spaß macht. Im Augenblick sitze ich an meiner Schreibmaschine. Draußen ist es feuchtheiß, ich schwitze. Ich denke an einen See, an dessen Ufer schattenspendende Bäume wachsen, duftende Blumen und saftiges Gras. Eine leichte Brise weht und bringt etwas Kühlung. Langsam wate ich ins Wasser, dann tauche ich meinen Körper hinein. Aaah, das tut gut. Ich genieße das erfrischende Gefühl, und für die Dauer dieses Augenblicks halte ich die Welt an. Nicht Bücher, nicht Rechnungen, nicht dringende Besorgungen noch Beziehungskrisen beschäftigen mich jetzt, sondern nur der Augenblick. Ich gebe mich dem herrlichen Gefühl hin, im Wasser zu schwimmen. Das ist wahrer Genuß, sich einem Vergnügen hingeben zu können, alles Störende loszulassen, um den Augenblick zu genießen.

Eine meiner Patientinnen, Sally, hatte keinerlei Spaß mehr am Sex. Ich fragte sie, was denn in ihr vorginge, wenn sie und ihr Mann zusammen waren. Sie erzählte mir, daß sie den Samstagmorgen für ihr Schäferstündchen reserviert hätten. Nur gingen ihr da immer die noch zu erledigenden Einkäufe fürs Wochenende durch den Kopf und all die anderen Dinge, die nicht vergessen werden durften. Unter der Woche arbeitete Sally, sonntags ging man zur Kirche, anschließend besuchten sie Verwandte. Es blieb also nur der Samstag für Einkäufe, Putzen, Aufräumen und andere Verpflichtungen. Da Sally also am Samstagmorgen im Geist zur Reinigung oder sonstwohin unterwegs war, war niemand zu Hause, um sich am Sex zu erfreuen.

Sally mußte sich der Ursachen ihres Problems bewußt werden, um wieder Spaß an der Sache zu haben: Das waren einmal Tag und Stunde, die sie und ihr Mann dafür reserviert hatten, zum zweiten ihre geistige Konditionierung. Sie packte beides an; sie schlug ihrem Mann einen anderen Zeitpunkt vor und machte sich daran, ihre innere Einstellung zu ändern. In der Meditation lernte sie,

Störendes loszulassen, sich einem Vergnügen ungestört hinzugeben. *Auf diesen beiden Wegen – zu handeln, wenn nötig, und loszulassen, wenn man nichts mehr tun kann – erlangt man eine positive Einstellung zur Bewältigung von Streß.*

Der meditative Zustand ist uns keineswegs unbekannt. Jeder erlebt ihn in Zeiten äußerster Konzentration, wenn wir unsere ganze Aufmerksamkeit auf etwas Bestimmtes lenken. In diesem Zustand nimmt unser Geist eine Art Prioritätenanpassung vor, schiebt das eine in den Vordergrund, anderes in den Hintergrund. Versuchen Sie einmal, sich an das Gefühl zu erinnern, das Sie beim Skifahren oder Schwimmen haben oder beim Lesen eines spannenden Buches oder wenn Sie mit Ihrem Partner zusammen sind oder in Ihrem Garten arbeiten – was immer Ihre Aufmerksamkeit fesselt. Versuchen Sie, es in sich aufsteigen zu lassen. Es ist immer ein ausgeglichenes, friedvolles Gefühl.

Ist Ihnen schon aufgefallen, daß Ihr Geist Ihnen in diesem Zustand einmal nicht aufzählt, was Ihnen zu Ihrem wahren Glück noch alles fehlt? Daß Sie keinen einzigen Gedanken daran verschwenden, was wäre, wenn dieses oder jenes Schreckliche passieren würde? Sie erleben den Augenblick, die Harmonie von Sein und Tun, Sie *sind* einfach. Diese Beschreibung trifft auch auf den meditativen Zustand zu, in dem die Entspannungsreaktion eintritt. Sie sind eins mit sich selbst, voller Frieden. Im vierten Kapitel werden wir ausführlich darüber sprechen, daß dieser friedvolle Zustand, den wir stets herbeisehnen, bereits in uns existiert. Nur können wir uns nicht an ihm erfreuen, weil in unserem Geist eine Horde wild gewordener Gedanken herumtobt.

Das Meditieren ist nicht schwerer zu erlernen als andere Dinge auch. Erstens muß man motiviert sein. Unsere Motivation versorgt uns gewissermaßen mit der Energie, die nötig ist, um unser Vorhaben durchzuhalten. Die meisten Patienten unserer Klinik sind sogar ausgesprochen motiviert, weil Schmerzen, Streß und drückender Kummer sie geradezu zu einer Veränderung ihrer Gewohnheiten zwingen.

Zweitens bedarf es der Ausdauer. Übung macht den Meister, dieser Grundsatz gilt auch für die Meditation. Wer nicht regelmäßig übt, wird keine Fortschritte erzielen. Entspannungsreaktion und Achtsamkeit müssen geübt werden, alle Bücher der Welt wiegen nicht den Nutzen auf, den man aus einer Woche regelmäßigen Übens zieht. Zehn bis zwanzig Minuten pro Tag sind das absolute Minimum, das Sie erübrigen sollten, um ein Gefühl dafür zu entwickeln, worum es in der Meditation geht.

Drittens ist Zielstrebigkeit erforderlich. Für gewöhnlich lassen wir eine Sache fallen, sobald wir irgendwie den Eindruck gewinnen, daß wir doch nichts damit erreichen. Die Meditation bildet da keine Ausnahme. Sobald Sie Ihre Gedanken abschalten wollen, stellen Sie fest, in welchem Aufruhr Sie sich befinden. Wenn Sie nun deswegen zu der Auffassung gelangen, daß Sie eben nicht meditieren können oder es ja sowieso falsch machen, hat Ihr Geist Sie einmal mehr überlistet. Im sechsten Kapitel werden wir auf dieses Problem noch ausführlich zu sprechen kommen.

Ich erinnere mich daran, wie ich joggen lernte. Ich hatte keinerlei Kondition. Zehn Jahre Kettenrauchen forderten ihren Tribut. Erschwerend kam noch hinzu, daß ich aus einer Familie stamme, in der keiner jemals etwas von Sport und körperlicher Fitness gehört hatte. Um unseren Puls zu beschleunigen, tranken wir starken Kaffee und rauchten wie die Schlote. Doch nun wollte ich joggen! Was soll ich sagen, es war eine einzige Quälerei. Jeder Schritt bewies mir, daß ich nicht fürs Joggen gebaut war. Aber ich hatte da einen Bericht über eine ältere Frau gesehen, die das Joggen gelernt hatte und nach einigen Monaten disziplinierten Trainings jede Woche vierzig Meilen lief! Das spornte mich mächtig an. Anfangs joggte diese Frau immer nur durch ihren Garten zum Briefkasten. Nach einiger Zeit wagte sie sich auf die Straße, lief, so weit sie konnte, ging, bis sie sich wieder erholt hatte, dann lief sie wieder, bis sie erneut eine Pause brauchte. Innerhalb eines Monats brachte sie es auf eine Meile, dann steigerte sie sich auf zwei, drei und so fort, bis sie schließlich acht Meilen am Stück laufen konnte.

Selten zuvor war ich derart beeindruckt gewesen. Ich war viel jünger und ein Leichtgewicht noch dazu. Also begann ich zu laufen, doch meine Lungen brannten, die Beinmuskeln schmerzten ob der ungewohnten Bewegung. Schon meldete sich mein innerer Kommentator zu Wort: «Siehst du, Joan, ich hab's dir doch gleich gesagt. Ihr Zakons (das ist mein Mädchenname) könnt einfach nicht laufen, ihr habt viel zu schwache Lungen.» Aber ich ignorierte ihn und setzte meine Geheimwaffe ein. Ich meditierte und beobachtete meine Gedanken, dann ließ ich sie los. Beim Einatmen sagte ich mir immer wieder «Wenn sie es kann», beim Ausatmen «kann ich es auch». Und ich konnte es. Nach einigen Monaten lief Joan, die Stubenhockerin, fünf Meilen.

Wenn Sie also üben, lassen Sie sich bloß nicht entmutigen! Unser Geist hat sich im Laufe seines Lebens ein viele, viele Tricks umfassendes Repertoire zugelegt. Sie müssen ihm und sich selbst bei der Umgewöhnung Zeit lassen, das ist das ganze Geheimnis. *Bewerten Sie Ihre Übung nicht.* Denken Sie nicht, «Prima, ich hab's gekonnt» oder «Das war phantastisch» oder aber «Heute war ich schlecht», sondern einfach nur: «Ich tu's.» Das genügt.

Wir haben festgestellt, daß Meditation eine geistige Übung ist, bei der wir unsere Aufmerksamkeit im Jetzt, in der Gegenwart, verankern. Ich möchte zur Illustration noch einmal das Joggingbeispiel heranziehen, denn während ich lief, tat ich genau das. Anstatt meinen entmutigenden Gedanken nachzugeben, richtete ich meine Aufmerksamkeit auf den Lauf bzw. auf die Atmung. Wir atmen jede Sekunde unseres Lebens, daher eignet das Atmen sich besonders gut als neutraler Fixpunkt. Die traditionellen Meditationsschulen stellen die Atmung in den Mittelpunkt der Übung. Um den Geist noch fester zu verankern, wird oft zusätzlich ein Laut oder ein Satz wiederholt, den man leise, im Atemrhythmus, repetiert. «Wenn sie es kann ... kann ich es auch» ist ein gutes Beispiel für so einen die Konzentration fördernden Satz, der im Buddhismus und im Hinduismus Mantra genannt wird.

Dr. Herbert Benson hat für sein kürzlich erschienenes Buch

Beyond the Relaxation Response: The Faith Factor sowohl säkulare als auch religiöse Literatur auf der Suche nach Meditationshilfen durchforstet. Dabei stieß er auf eine traditionelle japanische Zen-Übung, bei der im Atemrhythmus gezählt wird. Erst wird auf eins ein- und ausgeatmet, dann auf zwei, auf drei usw., bis man bei zehn angelangt ist. Dann zählt man auf dieselbe Weise rückwärts wieder bis eins.

Als er im Labor eine Gruppe von Studenten danach üben ließ, erlebte er eine Überraschung. Die Studenten verzählten sich nämlich immer wieder und waren nach einer Weile so frustriert, daß die Entspannungsreaktion sich gar nicht erst einstellte. Statt dessen konnte Benson den Leistungsstreß, unter dem sie standen, messen. Er unterbrach also den Versuch, ließ sie von vorn anfangen und nur auf eins ein- und ausatmen. Diesmal gab es keinerlei Schwierigkeiten, und Benson konnte die Auswirkungen der Entspannungsreaktion auf die Körperfunktionen messen.

Ähnliches passierte mir mit meinem allerersten Patienten. Alan hatte eine leitende Stellung bei einer Computerfirma inne, war krebskrank und erhielt eine Chemotherapie. Er kam zu uns, um die Entspannungsreaktion zu erlernen, weil er infolge der Behandlung unter Übelkeit und Erbrechen litt. Wir schlossen unsere Augen, und ich wies ihn an, sich zu entspannen. Als Konzentrationshilfe wählte ich das Wort «eins», das er bei jedem Ausatmen still wiederholen sollte. Schon nach kurzer Zeit bemerkte ich jedoch, daß sein Atem schneller ging. Ich öffnete die Augen und sah in sein vor Anstrengung gerötetes Gesicht. Seine Gesichtszüge waren angespannt. Ich unterbrach die Übung und fragte ihn, was los sei. Er antwortete, daß die Eins das Logo seiner Firma sein. Es erinnere ihn daran, daß er am Arbeitsplatz ausfiel, krebskrank war und so weiter. Wir wählten gemeinsam ein anderes Wort, eines, das ihn friedlich stimmte, und hatten fortan keine Schwierigkeiten mehr.

Die Wahl eines Kernworts als Konzentrationshilfe ist also eine durch und durch individuelle Sache. Manche Menschen ziehen ein neutrales, wertfreies Wort wie Eins vor. Die Buchstaben «m» oder «n» kommen in Konzentrationshilfen häufig vor, denn *mmmm* oder *nnn* rufen angenehme Assoziationen hervor. Man fühlt sich losgelöst, leicht, heiter. Andere Menschen ziehen ein bedeutungsvolles Wort wie Liebe, Frieden oder Loslassen vor, andere wiederholen Worte oder Sätze aus Gebeten, die ihnen etwas bedeuten. Es gibt Menschen, die dadurch eine spürbar friedliche oder energiegeladene Atmosphäre schaffen, das heißt, das Wesentliche des von ihnen gewählten Objekts wird spürbar, wird real. So hat die Meditation auch Einzug in den Sport und in kreative Bereiche gehalten, denn ein völlig auf die vor ihm liegende Aufgabe gerichteter Geist ist zu erstaunlichen Leistungen fähig.

Traditionelle östliche Meditationstechniken verwenden sogenannte Kernsilben oder Sätze, die Mantras genannt werden. Einem Mantra ist eine spirituelle Bedeutung eigen. Die Silbe *Om* beispielsweise stammt aus dem Sanskrit und ist gleichbedeutend mit *das Wort* im christlichen Sprachgebrauch. *Om* ist ein Urklang, eine der Schwingungsfrequenzen, aus denen das Universum besteht. Physiker würden eher vom Nachhall des Urknalls sprechen, Neurophysiologen von einem geeigneten Assoziationsklang – *mmm* gilt als Prototyp unter den Klängen, die ein Gefühl des Unbeschwertseins auslösen.

Sollten Sie ein gläubiger Mensch sein, hilft es Ihnen vielleicht, wenn Sie sich ein Wort aus Ihrer eigenen religiösen Tradition wählen. Wenn dies nicht der Fall ist, werden Sie ein anderes Wort wählen, das Ihnen etwas Angenehmes oder Ihnen persönlich Wichtiges vermittelt.

Wenn Ihnen nichts dergleichen einfällt, können Sie versuchen, mit einem sehr alten Sanskritmantra zu üben: *Ham Sah*, ein onomatopoetisches Wort, das das natürliche Ein- und Ausatmen lautmalerisch nachempfindet. Man spricht auch von einem natürlichen Mantra, weil es unaufhörlich in uns klingt. Wir brauchen nichts weiter zu tun, als uns darauf einzustimmen. *Ham* heißt soviel wie «Ich bin», *Sah* bedeutet «es», wobei «es» sich auf jenen Bereich des Geistes bezieht, der unsere Erfahrungen – oder unsere Achtsamkeit – registriert. Im vierten Kapitel werden wir noch mehr darüber hören. Wenn Sie religiös sind, können Sie sich dieses Ihnen innewohnende Bewußtsein als Ihre Verbindung zu Gott vorstellen. Wenn Sie nicht religiös sind, können Sie es sich einfach als einen Bewußtseinszustand vorstellen, in dem Sie fähig sind, Ihre eigenen Fesseln durch die Übung der Achtsamkeit zu durchschneiden.

Die Meditationssitzung

1. *Wählen Sie sich einen ruhigen Ort, an dem Sie nicht gestört werden, auch nicht durch das Telephon.* Dasselbe gilt für Haustiere. Wenn Sie einen Hund oder eine Katze haben, wird sie früher oder später auf Ihrem Schoß sitzen. Das Tier sollte sich also in einem anderen Zimmer aufhalten.

Wir sind normalerweise gewohnt zu springen, sobald man nach uns verlangt. *Doch die Zeit der Meditation gehört nur Ihnen allein!* Meistens sind diese «wichtigen» anderen Dinge gar nicht so wichtig, als daß sie nicht ein wenig warten könnten. Sie selbst und auch Ihre Umwelt werden davon profitieren, wenn Sie die Zeit für die Meditation als etwas ganz Besonderes betrachten.

Bei uns zu Hause gilt der Grundsatz: «Störungen sind nur erlaubt, wenn Blut fließt.» Diese im Vergleich kurze Zeitspanne, in der Sie sich Ihrem Selbst widmen, ist entscheidend für ein neues Verständnis der Wechselbeziehung zwischen Geist, Körper und Seele.

2. *Setzen Sie sich bequem hin.* Der Rücken soll gerade, Beine und Arme ausgestreckt sein, es sei denn, Sie ziehen es vor, mit gekreuzten Beinen auf einem Kissen am Boden zu sitzen.

3. *Schließen Sie Ihre Augen.* Das erleichtert die Konzentration.

4. *Entspannen Sie Ihre Muskulatur vom Kopf abwärts.* Auf diese Weise unterbrechen Sie die Verbindung, die zwischen Streß und

Muskelverspannungen besteht. In diesem Augenblick konzentrieren Sie sich ganz darauf, Verspannungen in jedem Teil Ihres Körpers zu erspüren und bei jedem Ausatmen soviel Anspannung wie möglich aus Ihrem Körper strömen zu lassen. Versuchen Sie es. Atmen Sie tief ein, halten Sie den Atem kurz an, jetzt lassen Sie ihn los. Bemerken Sie, wie Ihr ganzer Körper sich entspannt, wenn Sie den Atem loslassen? Jedesmal, wenn wir nach einer Anspannung erleichtert auf- oder ausatmen, atmen wir richtig. Wir lassen die angestaute Anspannung einfach los. Wenn wir uns keiner Anspannung bewußt sind, gibt es auch kein heilsames Loslassen. Haben Sie jedoch erleichtert ausgeatmet, sind selbst die Schultern völlig entspannt.

Beginnen Sie bei der Stirn. Versuchen Sie, beim Einatmen Verspannungen zu erspüren. Beim Ausatmen lassen Sie sie aus Ihrem Körper fließen. Auf dieselbe Weise wandern Sie nun im Geist durch Ihren ganzen Körper, von der Stirn zu den Augen, zur Kiefer-, Nacken- und Schulterpartie, weiter zu den Armen und Händen, der Brust, dem Schultergürtel, den Lenden, dem Zwerchfell, Bauch, Becken und Po, den Schenkeln, Waden und Füßen. Diese «geistige Reise» durch den Körper braucht nicht länger als ein oder zwei Minuten in Anspruch zu nehmen.

5. *Beobachten Sie Ihre Atmung, aber versuchen Sie nicht, sie zu kontrollieren.* Sie atmen ständig, ob Sie sich dessen nun bewußt sind oder nicht. Eigentlich wäre es richtiger zu sagen, daß «es» automatisch atmet oder daß man geatmet wird. Im folgenden Kapitel werden wir Atemübungen erlernen, mit deren Hilfe wir unsere Atmung regulieren können, um die Entspannungsreaktion schneller auszulösen, doch im Augenblick beschäftigen wir uns mit den Anfängen der Meditation. Wir wollen unseren Atem beobachten, also *lassen wir das Atmen einfach geschehen.* Sie werden feststellen, daß es nach einer Weile langsamer, gleichmäßiger und tiefer wird. Das ist bereits ein erstes Anzeichen für die Entspannungsreaktion, bei der der Körper weniger Sauerstoff verbraucht, weil die Stoffwechselvorgänge sich verlangsamen.

6. *Wiederholen Sie Ihr Konzentrationswort leise, im Atemrhythmus.* Man kann ein Wort oder einen kurzen Satz nur bei der Ausatmung wiederholen oder aber einen Teil bei der Einatmung, den anderen bei der Ausatmung. Haben Sie sich für das Mantra *Ham Sah* entschieden, brauchen Sie nur auf Ihren Atem zu lauschen und sich vorzustellen, daß das Einatmen wie die Silbe *Ham* klingt, das Ausatmen wie die Silbe *Sah*.

7. Kümmern Sie sich nicht darum, ob Sie es gut oder schlecht machen. Sobald Sie beginnen, sich zu fragen, ob Sie richtig oder falsch üben, sind Sie von der Meditation in Ihren Normalzustand übergegangen, in dem Sie sich wieder einmal Sorgen machen, diesmal um Ihre eigene Leistung. Aber das ist kein Grund zum Verzweifeln, denn am Anfang passiert einem das ständig. Vergessen Sie nicht, es ist unserem Geist zur lieben Gewohnheit geworden, alles, was wir tun, in Frage zu stellen und zu kritisieren. Wenn Sie also feststellen, daß es Ihnen auch nicht anders geht, versuchen Sie, den Vorgang zu unterbrechen. Gehen Sie dagegen an, indem Sie ihm ein Erkennungswort zuordnen, «denken, denken» etwa. Dann lassen Sie es los und konzentrieren sich wieder auf die Atmung und Ihr Konzentrationswort, Ihre beiden Anker im unruhigen Meer des Geistes.

Ihr Geist wird sich anfangs nur für Sekunden beruhigen, erwarten Sie also keine Wunder. Aber Sie werden seine Tricks immer besser durchschauen und im Laufe der Zeit einen geschmeidigen Geist entwickeln. Jedesmal, wenn Sie bemerken, daß Sie überlegen, statt zu meditieren, geben Sie dem jeweiligen Gedanken einen Namen, zum Beispiel das bereits erwähnte «denken, denken» oder «Wut, Wut» oder «grübeln, grübeln». Dann lassen Sie ihn los und richten Ihre Aufmerksamkeit erneut auf die Atmung. Sie sind damit bereits mitten im Training, denn Sie sind dabei, den Geist systematisch an Wachsamkeit zu gewöhnen, das Gegenmittel bei geistiger Trägheit. Die so entwickelte Achtsamkeit und Beweglichkeit des Geistes werden nicht nur Ihre Meditation fördern, sondern auch alle andere Lebensbereiche beeinflussen. Sie beginnen, bewußt zu entscheiden, wie Sie reagieren oder was Sie genießen wollen. In der Meditation haben wir zwei Möglichkeiten: Entweder wir werden zum neutralen Beobachter unseres Gedankenstroms, oder wir lassen ihn los und richten unsere Aufmerksamkeit auf die Atmung. Zwangsläufig werden wir beides üben.

Die Klage, die ich im Zusammenhang mit der Meditationspraxis am häufigsten zu hören bekomme, ist: «Ich kann meine Gedanken einfach nicht abschalten.» Das macht nichts. Versuchen Sie es gar nicht erst. Üben Sie sich nur darin, Ihren wandernden Geist immer wieder aufs Atmen zu konzentrieren, sobald Sie bemerken, daß er abschweift. Der heilige Franziskus bemerkte einmal über umherirrende Gedanken: «Wir können nicht verhindern, daß Vögel über uns hinwegfliegen, aber wir können verhindern, daß sie Nester auf unseren Köpfen bauen.» Genau das wollen wir erreichen. Lassen Sie die Gedanken ruhig kommen und gehen, als wären es Vögel, die am strahlendblauen Himmel Ihres Geistes über Sie hinwegfliegen. Sie stören Sie nicht. Der klare, blaue Himmel, den Sie anschauen, wenn Sie ihnen nachblicken, wie sie davonfliegen, während Ihre Gedanken ruhiger werden, das ist Ihr Geist, der seinen Frieden findet.

8. Meditieren Sie täglich mindestens zehn bis zwanzig Minuten. Mit der Meditation ist es wie mit anderen Dingen. Man muß regelmäßig üben, um zu lernen und Ergebnisse zu erzielen. Konkret gesprochen wollen wir zwei Dinge erreichen. Zum einen geht es um die Meditationssitzung selbst. Ihr vornehmliches Ziel ist es, sich hinzusetzen und zu meditieren, auch wenn es zunächst so aussieht, als wären Sie hauptsächlich damit beschäftigt, hinter Ihren übermütigen Gedanken herzujagen, um sie wieder und wieder einzufangen. Trotzdem tritt in den meisten Fällen die Entspannungsreaktion ein. Ich habe an meinen Patienten oft beobachtet, daß eine Besserung der krankhaften Symptome eintrat und sie ausgeglichener wurden, lange bevor sie das Gefühl hatten, «jetzt kann ich's». Und natürlich geht es von Mal zu Mal leichter, die Entspannung wird tiefer, wenn wir regelmäßig üben.

Sollten Sie die Zeit für zwei Sitzungen täglich erübrigen können, um so besser. Üben Sie vorzugsweise am frühen Morgen, nach dem Duschen oder nach ein paar Gymnastikübungen, die Ihren Kreislauf in Schwung bringen, aber auf alle Fälle *vor* dem Frühstück und auch *vor* dem Abendessen. Üben Sie nicht, wenn Sie müde und abgespannt sind, einfach deshalb, weil die Meditation Ihre ganze Aufmerksamkeit erfordert. Wenn Sie müde sind, werden Sie darüber einschlafen, und nach einem schweren Mahl entzieht der Körper dem Geist Energien für die notwendigen Verdauungsvorgänge.

> **LESEN SIE NUN NOCH EINMAL DIE INSTRUKTIONEN, UND MEDITIEREN SIE ZEHN ODER ZWANZIG MINUTEN, BEVOR SIE WEITERLESEN.**

Die Meditationserfahrung

Meditationsanfänger machen in der Regel eine der folgenden Erfahrungen: Sie erleben ein Gefühl der Entspannung, sie schlafen ein oder bekommen Angst. Wir wollen auf jede dieser möglichen Erfahrungen etwas näher eingehen.

Entspannung

Die meisten Meditierenden erleben wenigstens für kurze Zeit ein Gefühl der Entspannung. Sobald nämlich der Geist sich auch nur ein wenig beruhigt und der innere Dialog zurücktritt, rückt das Bewußtsein für den Augenblick, das Jetzt, in den Vordergrund. Selbst wenn wir nur unseren Atem beobachten und vielleicht ein Mantra wiederholen, erleben wir ein Gefühl der Entspannung und Ausgeglichenheit, das unserer wahren Natur entspricht. Sobald unser Geist einmal nicht umherirrt, erfahren wir tiefe Ruhe und tiefen Frieden. Da wir leider nicht oft genug skifahren, schwimmen oder gärtnern können, oder was immer auch unseren Geist beruhigt und uns dieses Gefühl des Friedens verschafft, wird die Meditation zu einer Art Kurzerholung, die wir uns jederzeit leisten können. In den folgenden Kapiteln werden wir sehen, daß die Meditation nicht auf zehn oder zwanzig Minuten täglich beschränkt sein muß. Wir können jederzeit und überall für eine oder mehrere Minuten meditieren, je nach Gegebenheit. Außerdem kann jede Tätigkeit so ausgeführt werden, als wäre sie eine Meditation. *Letztlich ist das Ziel der Meditation permanente geistige Wachsamkeit, damit der Entspannungszustand und damit die innere Gelassenheit zur Regel wird und nicht die Ausnahme bleibt.*

Müdigkeit/Trägheit

Der Lernprozeß basiert auf der Fähigkeit zu assoziieren. Wenn wir unsere Augen schließen, um Verspannungen loszulassen und zu meditieren, reagiert der Körper mit dem konditionierten Verhalten, das zu diesem Vorgang gehört – er wird müde und bereitet sich darauf vor einzuschlafen. Tatsächlich können wir gar nicht einschlafen, solange wir nicht loslassen. Das ist sehr häufig die Ursache für Schlafstörungen, unter denen viele Menschen leiden. Es ist also völlig normal, einzuschlafen oder wenigstens schläfrig zu werden, wenn wir mit der Meditation beginnen. Deshalb sollte man aufrecht sitzen, bequem, aber nicht zu bequem. Wenn Sie körperlich gesund sind, das heißt kein Rückenleiden oder dergleichen Sie behindert, sollten Sie immer im Sitzen meditieren. Wenn Sie sich lang ausstrecken, wird die Müdigkeit Sie noch schneller übermannen. Mit der Zeit allerdings trainieren Sie Ihren Körper, so daß Schlaf nicht mehr als automatische Reaktion auf das Schließen der Augen eintritt.

Wenn Sie allerdings mit dem Einschlafen Probleme haben, dann ist die Meditation im Liegen ein wahres Wundermittel. Sie werden nicht nur leichter einschlafen, sondern überhaupt besser, weil tiefer, schlafen. Die Meditation steigert in jedem Fall die Qualität Ihres Schlafes, selbst wenn Sie zu den Glücklichen gehören, die immer und überall einschlafen können.

Während des Schlafens erleben wir verschiedene Schlafphasen. Jeder ist nach acht Stunden Schlaf schon einmal wie gerädert aufgewacht, anstatt sich erfrischt und fit zu fühlen, was mit eben diesen Schlafphasen zusammenhängt. Während einer dieser Phasen, dem sogenannten REM(*rapid eye movement*)-Schlaf, träumen wir. Wir wissen, daß unser Körper nicht zwischen Wirklichkeit und Traum oder Imagination unterscheiden kann, also reagiert er auf im Traum erlebte Bilder so, wie er auch auf im Wachzustand erlebte Bilder reagieren würde. Sind Ihre Träume bewegt oder gar von Angst und Unruhe erfüllt, fühlen Sie sich am Morgen entsprechend wenig ausgeruht. Viele Menschen sehen vor dem Zubettgehen fern oder hören Radio, meistens das, was gerade so läuft. Nun ist es, wie wir wissen, schon nicht ganz einfach, mit den eigenen Phantasien umzugehen, aber, als wäre das nicht genug, belasten wir uns auf diese Weise noch zusätzlich mit den oft negativen Phantasien anderer – freiwillig wohlgemerkt. Die Schwelle zwischen Bewußtsein und Unterbewußtsein ist kurz vor dem Einschlafen wie auch während der Meditation sehr niedrig (siehe dazu Kapitel 4), und man ist sowohl für störende als auch für heilsame Einflüsse in ganz besonderem Maße empfänglich. Wenn Sie zu den Menschen gehören, die wahllos alles anschauen, was geboten wird, sollten Sie wenigstens vor dem Einschlafen Ihren Geist mit positiven Eindrücken «vorbelasten». Sie tun sich und Ihrer Gesundheit damit einen großen Gefallen.

Wenn Sie nachts aufwachen, versuchen Sie, mit Hilfe der Meditation wieder einzuschlafen. Das berühmte Schäfchenzählen ist, wie Sie sicherlich selbst schon gemerkt haben, auch eine Art von Meditation. Wenigstens die Hälfte unserer Patienten in der Klinik leidet an Schlafstörungen. Sie können entweder nicht einschlafen, haben nur einen leichten Schlaf oder wachen mitten in der Nacht auf und können dann nicht wieder einschlafen. Nach einigen Wochen täglicher Meditationspraxis hören bei vielen die Einschlaf- bzw. Durchschlafstörungen einfach auf.

Wenn Sie selbst ebenfalls unter Insomnie leiden, sollten Sie jedoch außerdem auf ein paar Kleinigkeiten achten:

Meiden Sie koffeinhaltige Getränke. Sie werden überrascht sein, wie sich schon allein durch diese Maßnahme Ihr Schlaf bessert.

Trinken Sie keine alkoholischen Getränke in der Hoffnung, daß der Alkohol Ihnen die nötige Bettschwere verschafft. Schon wenige Stunden nach dem Genuß von Alkohol tritt eine Aufputschwirkung ein. Das gesamte sympathische Nervensystem ist davon betroffen, ähnlich wie bei der Kampf-Flucht-Reaktion. Aus diesem Grund wachen Menschen nach dem Genuß von Alkohol schon früh wieder auf, fühlen sich unruhig und unwohl.

Greifen Sie nicht gleich zu Schlaftabletten, die sollten Sie sich für einen wirklichen Notfall aufheben. Der Körper gewöhnt sich außerordentlich rasch an Schlafmittel und verlangt eine immer höhere Dosis desselben Medikaments, bevor die erwünschte Wirkung eintritt. Dafür werden Sie dann am Morgen auch noch mit einem regelrechten «Kater» belohnt, der unsere Konzentrationsfähigkeit empfindlich stört. Das Ergebnis ist erneuter Streß, neue Anspannungen, die durch die Einnahme der Pillen ja eigentlich hätten abgebaut werden sollen. Wenn Sie ohne Schlafmittel nicht mehr einschlafen können, sollten Sie Ihren Arzt konsultieren und unter seiner Anleitung den Gebrauch der Medikamente langsam einschränken. Ersetzen Sie die Pillen durch eine Meditationssitzung.

Auch wenn Sie nachts aufwachen und nicht innerhalb von fünfzehn Minuten wieder einschlafen können, stehen Sie auf, und meditieren Sie zehn oder zwanzig Minuten. Auf diese Weise nutzen Sie die Zeit, die Sie sonst vergeuden würden, indem Sie wach im Bett liegen und krampfhaft versuchen, wieder einzuschlafen, für eine heilsame Übung, die Ihnen einen um so tieferen Schlaf beschert. In seinen frühen Experimenten wies Dr. Benson anhand des meßbaren Sauerstoffverbrauchs nach, daß der Stoffwechsel während einer Meditationsperiode von nur zwanzig Minuten stärker abfällt als während einer sechs- bis achtstündigen Schlafperiode. Die Entspannung, die Ihr Körper während einer solchen hypometabolischen Phase erfährt, wird Sie teilweise für den verlorengegangenen Schlaf entschädigen, so daß Sie sich am nächsten Morgen auf alle Fälle besser fühlen.

Wenn Sie zwischendurch gern einmal ein Nickerchen machen, probieren Sie es statt dessen einmal mit einer zwanzigminütigen Meditation. Sie werden erleben, daß Sie sich danach erfrischter fühlen als nach einem einstündigen Mittagsschlaf.

Angst

Manche Meditationsneulinge geraten während der Sitzung in Angst- oder Erregungszustände. Der Grund hierfür ist einfach. In der Meditation begegnet jeder sich selbst. Es gibt keine Ablenkungen. Alle Gedanken, Gefühle, Sorgen und natürlich auch Ängste, die wir durch unsere Aktivitäten normalerweise in Schach halten, bekommen mit einem Mal Gelegenheit, sich Gehör zu verschaffen, und buhlen um unsere Aufmerksamkeit. Ich nenne diese Erscheinung die «große Stunde der Ängste». Dazu gehören die «kleineren» Aufregungen wie die plötzliche Erkenntnis all der Dinge, die man noch zu tun hat, und all dessen, was man zu tun versäumt hat, aber auch die tiefer sitzenden Ängste.

Wenn wir den Rat des heiligen Franziskus annehmen und die aufsteigenden, angstvollen Gedanken wie Vögel betrachten, die über uns hinwegfliegen, ohne daß wir ihnen erlauben, sich bei uns einzunisten, werden sie uns immer weniger beunruhigen. Wir konditionieren unseren Geist auf einen gelassenen Zustand, und er wird schon bald die neue Assoziation herstellen, wenn Ängste auftauchen.

Einer der Hauptgründe für das Auftauchen von Erregung während der Meditation ist die Angst, es falsch zu machen, eine Art Leistungsstreß also. Die meisten Übenden entscheiden dann auch prompt, daß sie es falsch machen. Sie regen sich auf, weil ihr Geist umherwandert, dabei ist nichts natürlicher als das und daß man seinen eigenen, inneren Dialog beobachtet. *Das primäre Ziel der Meditation ist die Achtsamkeit, nicht die Entspannung. Mit Hilfe der Achtsamkeit gelingt es uns erst, Kontrolle über unseren Geist auszuüben. Die Entspannung ist lediglich ein Nebenprodukt der Meditation.* Während einer unruhigen Meditationssitzung lernen wir unter Umständen mehr als während einer ruhigen. Je mehr wir uns jedoch um Achtsamkeit bemühen und lernen, loszulassen, um so gefügiger und geschmeidiger wird unser Geist.

Man könnte die Meditation als eine Art geistiger Selbstverteidigung bezeichnen. Es geht nicht darum, den Geist vom Angriff abzuhalten, sondern darum, ihm gegenüber eine sichere Position einzunehmen. Wenn Sie anfangen, sich Vorwürfe zu machen, weil Sie unruhig geworden sind, haben Sie der Einladung Ihres Geistes zum Kampf Folge geleistet. Und diesen Kampf erleben Sie in Form von Anspannung und Angst. Hier können wir von einem Karatekämpfer lernen, der stets die Position der inneren Mitte beibehält. Weichen Sie den auf Sie einstürmenden Gedanken gewandt aus, lassen Sie sie vorbeisausen, ohne sich in eine Auseinandersetzung verwickeln zu lassen. Schon bald wird der Geist ermüden, während Sie ihn unerschütterlich beobachten, fest verankert in Ihrer Mitte, wie ein Karatekämpfer.

Haben Sie schon einmal versucht, Ihr Scheckbuch zu überprüfen, während gleichzeitig der Fernsehapparat lief? Anfangs sind Sie ganz konzentriert bei der Sache. Plötzlich erregt irgend etwas auf dem Bildschirm Ihre Aufmerksamkeit, die Nachrichten oder eine Werbung vielleicht. Nach einer Weile fällt Ihnen ein, daß Sie ja eigentlich Ihre Schecks überprüfen wollten. Sie wenden Ihre Aufmerksamkeit vom Bildschirm ab und widmen sich erneut Ihrer Aufgabe. Dieser Vorgang wiederholt sich wahrscheinlich etliche Male. Mit der Meditation verhält es sich ähnlich. Und wenn Sie schließlich fertig sind, werden Sie sich kaum für einen unfähigen Buchhalter halten, sondern sich im Gegenteil freuen, daß Sie die Arbeit erledigt haben. So auch bei der Meditation.

Da sie eine Übung in Achtsamkeit ist, werden Sie immer mehr und besser über Ihren Geist Bescheid wissen. Manchmal steigen Erinnerungen an längst vergessene Ereignisse auf, die Sie unangenehm berühren. Auch das ist nichts Ungewöhnliches. Nehmen wir an, Sie haben sich einen Holzsplitter eingezogen. Natürlich tut es weh. Wenn der Splitter nun aber zu tief sitzt, um herausgezogen werden zu können, ebbt der Schmerz irgendwann einmal ab und der Körper gewöhnt sich an den Splitter in seinem Fleisch. Genauso geht es uns mit einer schmerzlichen Erfahrung. Wenn wir sie nicht verarbeiten können, rutscht sie tiefer in unser Unterbewußtsein, aber sie ist selbstverständlich noch da. Wir haben sie nur verdrängt. Früher oder später wird der Körper sich jedoch zu einer Reaktion gegen den Eindringling aufraffen. Die Stelle entzündet sich, fängt an zu eitern. Wieder tut es weh, doch im Verlauf der Entzündung fördert unser Körper den Splitter zutage und befreit sich davon. In der Meditation werden die Irritationen des Geistes zutage gefördert, man wird sich ihrer bewußt und kann endlich etwas dagegen unternehmen, sei es, daß man eine konkrete Maßnahme ergreift oder sie einfach nur losläßt. In den folgenden Kapiteln werden wir uns ausführlich damit beschäftigen, wie sich die Fähigkeit zur Achtsamkeit, die wir in der Meditation entwickeln, anwenden läßt.

Anregungen

1. Meditieren Sie täglich mindestens einmal, wenn möglich zweimal, und zwar wenigstens zehn oder zwanzig Minuten lang. Verzichten Sie auf einen lauten Wecker, der Ihnen das Ende der Sitzung anzeigen soll, und probieren Sie es mit der Küchenuhr.

2. Wählen Sie sich einen bestimmten Platz in Ihrer Wohnung zum Meditieren. Dadurch geben Sie Ihrem Geist eine Assoziationshilfe, denn er lernt durch Assoziieren. Wenn Sie sich zum Abendessen an den Tisch setzen, haben Sie im Normalfall Hunger, und auch die Verdauungssäfte fließen als Ergebnis der Konditionierung des Geistes in Zusammenhang mit einer Mahlzeit. Wenn Sie vor dem Fernsehapparat sitzen, ist er ganz auf «Zuschauen» programmiert. Wenn Sie vor dem Kleiderschrank stehen, läuft das innere «Es ist Zeit, sich anzuziehen»-Programm ab, damit Sie sich schnell entscheiden können. Für die Meditation gilt dasselbe. Der

Ort, an dem Sie es sich zur Gewohnheit machen zu meditieren, absorbiert die Energiemuster dieser Aktivität. Viele meiner Patienten berichten mir, daß ihre Meditationsecke etwas Friedvolles ausstrahle, das sie spüren, selbst wenn sie nur daran vorbeigehen, ohne zu meditieren.

Wenn Sie genügend Platz haben, eignet sich ein kleines Zimmer, in dem Sie nichts anderes tun, am besten, aber jede Ecke, die Sie erübrigen können, tut es auch. Gestalten Sie sie harmonisch und einladend. Sie können sie mit Blumen und Pflanzen dekorieren oder auch mit Bildern, die Ihnen etwas bedeuten. Den Stuhl, auf dem Sie meditieren, oder das Kissen, das Sie benutzen, sollten Sie ebenfalls nur zu diesem Zweck hernehmen. Da Sie zwischen zehn und zwanzig Minuten sitzen werden, sollten Sie eine bequeme, aber aufrechte Position einnehmen. Gepolsterte Stühle sind übrigens keineswegs die optimale Lösung, da sie zu sehr nachgeben. Am besten eignet sich ein einfacher, geradlehniger Holzstuhl. Um dem Lendenbereich mehr Halt zu geben, empfiehlt es sich, ein kleines Kissen zwischen Rücken und Lehne zu schieben.

Legen Sie eine warme Jacke oder Decke parat, für den Fall, daß Ihnen kalt wird. Körperliches Unwohlsein würde Sie nur unnötigerweise ablenken. *Machen Sie Ihrer Familie klar, daß Ihnen diese Zeit sehr wichtig ist und Sie nicht gestört werden wollen.*

3. Denken Sie daran, daß Sie Ihre Übung nicht zu bewerten brauchen. Sie müssen gar nichts bewerten. Meditation ist tatsächlich ein Zustand der vorurteilsfreien Achtsamkeit. Lassen Sie den inneren Kommentator eine Weile ausruhen. Es wird Ihnen guttun.

3 Richtig atmen –
Wie man Angst und Schmerz
in den Griff bekommt

Roger war siebenundzwanzig Jahre alt und Abteilungsleiter einer High-Tech-Firma, als er zu uns in die Körper/Geist-Klinik kam. Er litt unter Bluthochdruck und Angst vor öffentlichem Sprechen, zwei Störungen, die eng miteinander verbunden sind. Bezeichnenderweise war sein Bluthochdruck zwei Jahre zuvor aufgetreten, kurz nach seiner Beförderung in die derzeitige Position. Er hatte innerhalb der Firma relativ schnell Karriere gemacht und war zwanghaft bemüht, allen Anforderungen gerecht zu werden.

Für sein erstes Gespräch war er zehn Minuten zu früh da. Ich hatte noch rasch etwas zu erledigen und sah ihn kurz im Wartezimmer, als ich das Büro verließ. Er saß auf dem äußersten Rand des Stuhls, sein rechtes Knie wippte nervös auf und ab, während er hastig einen Bericht über unsere Klinik überflog. In unserem Archiv wurde ich eine Weile aufgehalten, und so verspätete ich mich um etwa fünf Minuten. Roger war außer sich vor Empörung!

Den Bewertungsbogen füllte er in Rekordzeit aus. Zudem war er aggressiv, ja feindselig, und derart nervös, daß er nicht eine Minute stillsitzen konnte. In einem fort wippte er mit dem Fuß, dauernd rutschte er auf dem Stuhl hin und her. Seine körperliche Anspannung war jedoch nur der Spiegel seiner geistigen Anspannung. Roger konnte gleichzeitig an sechs verschiedene Dinge denken, an Telephonate, Einladungen, Besprechungen. Er vermochte auch, sich gleichzeitig um alles zu kümmern, eine Verhaltensweise, die man als «mehrphasisches Verhalten» (*polyphasic behaviour*) bezeichnet.

Roger gehörte zu den Menschen mit einem hyperaktiven sympathischen Nervensystem – auch Persönlichkeitstyp A genannt – im Gegensatz zu Menschen des Typs B. Bei Typ A befindet sich das sympathische Nervensystem in einem Zustand dauernder, erhöhter Aktivierung, einer Art chronisch gewordener Kampf-Flucht-Reaktion, die wiederum zu erhöhten Serumcholesterinwerten führt sowie zu Bluthochdruck und übersteigertem Herzminutenvolumen. Genau dies sind die Risikofaktoren für Gefäßerkrankungen und Herzinfarkt. Es sieht so aus, als fühle Typ A sich jederzeit persönlich angegriffen und sei daher immer bereit, sich zu verteidigen.

Nach den neuesten Erkenntnissen über Typ A steht seine Feindseligkeit in direktem Zusammenhang mit seinen Herzerkrankungen. Roger beschrieb mir ausführlich, wie er gelernt habe, seinen Ärger zu unterdrücken, wenn jemand etwas anders machte, als er es angeordnet hatte. Er unterlag der zwanghaften Überzeugung, alles selbst kontrollieren zu müssen, was seine Person auch nur annähernd betraf. Unterdrückter Ärger schadet dem Körper jedoch, da er zu Bluthochdruck und anderen krankhaften Veränderungen der Herzkranzgefäße führt. Für Roger war es lebenswichtig, den vernünftigen Umgang mit seinen Emotionen zu erlernen (näheres in Kapitel 7), aber auch wie man den Angstmechanismus unterbricht. In diesem Kapitel machen wir uns mit zwei Techniken vertraut, die auch Roger halfen.

Er erklärte mir frei heraus, daß er seinen Bluthochdruck auf nichtmedikamentöse Weise behandeln lassen wollte, weil als Nebenwirkung vieler Präparate Potenzstörungen auftreten könnten. Außerdem hatte er bereits sein eigenes Fitnessprogramm gestartet. Zur Stärkung der kardiovaskulären Tätigkeit joggte er regelmäßig; er verzichtete weitgehend auf Salz und hatte zehn Pfund abgenommen. Nun wollte er sein Verhalten ändern.

Roger, der Erfolgsmensch, steckte voller Selbstzweifel, denen er durch vermehrte Kontrolle seiner Lebensumstände zu begegnen suchte. In der Tat fühlte er sich bedroht; er hatte nämlich Angst, daß sich einmal etwas seiner Kontrolle entziehen könnte.

Hier lag auch die Ursache für seine Phobie, vor Publikum zu sprechen, was jedoch einen wichtigen Bestandteil seiner Tätigkeit ausmachte. Stand eine Präsentation auf dem Terminplan, so begann er schon eine Woche zuvor mit dem Entwurf seiner Rede und stand Ängste aus, daß er vielleicht doch alles verpatzen könnte. Er stellte sich vor, daß er einfach kein Wort mehr herausbrächte oder auf die Fragen nach dem Vortrag keine Antworten wüßte. Oder daß er plötzlich seine Vorstellungen nicht mehr richtig artikulieren könne. Seine größte Sorge war jedoch, als unfähig zu gelten und seinen Job zu verlieren. Er erzählte mir, daß vor jeder Rede, die er zu halten hatte, sein Mund völlig austrocknete, seine Hände schwitzten, sein Herz raste und sich ein flaues Gefühl in der Magengegend einstellte, Signale, auf die er mit noch mehr Erregung reagierte. Als nächstes begannen seine Hände zu zittern, ein Druckgefühl legte sich wie ein eiserner Ring um seine Brust und verursachte ihm solche Beschwerden, daß er sich einem Herzanfall nahe fühlte. Erregung und Symptome schaukelten sich gegenseitig immer weiter auf.

Wenn man erst einmal angefangen hat, den negativen Tendenzen des Geistes nachzugeben, verliert man sehr schnell die Perspektive. Anstatt sich all seiner erfolgreichen Präsentationen zu erinnern, sah Roger eine Katastrophe über sich hereinbrechen. Er würde den Faden verlieren, würde versagen. Seine Gedanken fuhren sich fest. Solch eingleisiges Denken ist symptomatisch für Extremsituationen, in denen man all seine Kraft braucht, um heil davonzukommen. Bei Situationen, in denen es nicht ums nackte Überleben geht, sondern um eingebildete Ängste, erweist sich dieser Schutzmechanismus jedoch als eine Falle. Der aufgewühlte Geist ruft die Kampf-Flucht-Reaktion ab, die Muskeln stehen unter größter Anspannung. Für Roger hieß die alles entscheidende Frage: Wie kann ich diesen Mechanismus unterbrechen?

Wie man den Angstmechanismus unterbricht

Abbildung 1 illustriert, wie erregte Gedanken zu einem *viszeralen Feedback* (Viszera = Sammelbezeichnung für die im Innern der Schädel-, Brust-, Bauch- und Beckenhöhle gelegenen Organe) einerseits und einem *die Skelettmuskulatur betreffenden Feedback* andrerseits führen. Roger erlebte beides. Viszeral führten sie zu einem trockenen Mund, zu feuchten Händen, zu einem galoppierenden Herzschlag und einem flauen Gefühl in der Magengegend, Reaktionen seines autonomen Nervensystems also. Sobald Roger sich dieser Signale bewußt wurde, interpretierte sein Geist sie als bedrohlich, löste die Kampf-Flucht-Reaktion aus und erhöhte so noch den Grad der Erregung. Dieser Teufelskreis kulminiert manchmal in absoluter Hilflosigkeit, dann nämlich, wenn die Erregung sich zur Panik steigert. Paradoxerweise führt jeder Versuch, die Situation unter Kontrolle zu bekommen, genau zum Gegenteil. Sie entgleitet einem völlig.

Rogers entnervter Zustand wurde durch die Reaktion seiner Skelettmuskulatur auf die erschreckenden Visionen seines Geistes noch verstärkt. Er sah, wie seine Hände zitterten, und spürte, wie sich ein eiserner Ring der Beklemmung um seine Brust legte. Auch diese Signale wurden vom Gehirn registriert und sofort in noch heftigere Erregung umgesetzt. Jetzt fühlte er sich gar einem Herzanfall nahe.

Nehmen Sie sich einen Augenblick Zeit, und schließen Sie die Augen. Versuchen Sie, sich an eine Situation zu erinnern, in der es Ihnen ähnlich erging. Versuchen Sie, sie noch einmal in allen Einzelheiten nachzuerleben. Versuchen Sie herauszufinden, ob Sie hauptsächlich mit physischer Anspannung oder automatisch mit Erregung reagieren.

Die beiden nachstehend genannten Unterbrechungsmechanismen werden Ihnen im Umgang mit dem Angst/Erregungsmechanismus helfen.

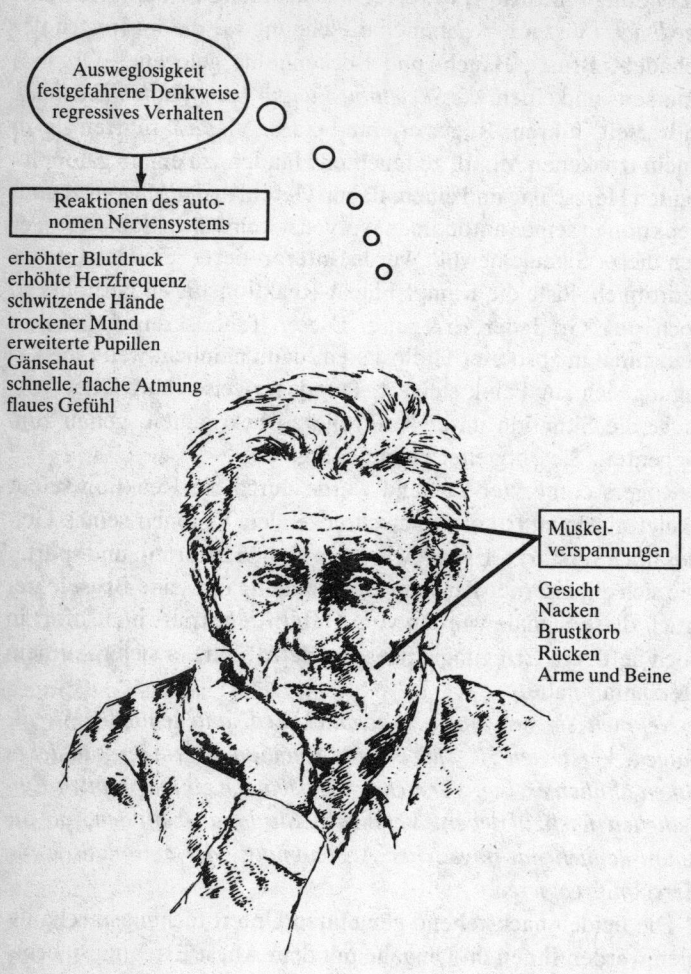

Abbildung 1: Der Angstmechanismus

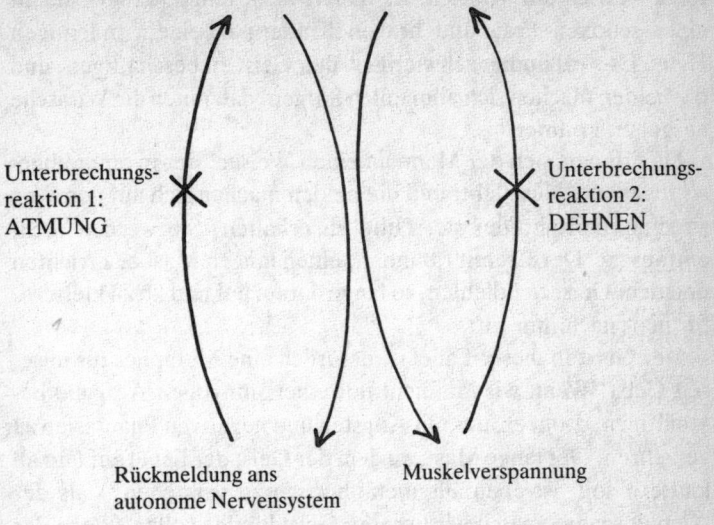

Abbildung 2: Unterbrechungsreaktion

Unterbrechungsreaktion 1: Die Atmung

Ein armer Mann findet eines Tages im Wald eine verstaubte alte Flasche aus blauem Glas. Er hebt sie auf, wischt sie ab und öffnet sie – da entweicht der Flasche ein Geist! Er verspricht dem armen Mann aus Dankbarkeit, ihm alle Wünsche zu erfüllen, unter einer Bedingung allerdings: Wenn ihm kein Wunsch mehr einfällt, darf der Geist sich seiner bemächtigen. Natürlich sagt der Mann sofort ja, denn er kann sich partout nicht vorstellen, daß es je so weit kommen könnte. Als erstes wünscht er sich eine richtige Mahlzeit, und kaum ist der Wunsch ausgesprochen, hat der Geist ihn auch schon erfüllt. Eine reichgedeckte Tafel mit den erlesensten Speisen lädt den armen Mann zum Essen ein. Der starrt ein wenig hilflos auf die Fülle von Speisen und denkt sich, daß ein paar Diener recht wären, um ihm zu servieren. Kaum hat er den Gedanken zu Ende gedacht, als der Wunsch auch schon erfüllt ist. So folgt Wunsch auf Wunsch. Es dauert nicht lange, da lebt er mit einer schönen Frau und braven Kindern in einem prächtigen Haus. Es wird immer schwieriger, den Geist zu beschäftigen, und die beiden machen sich allmählich Sorgen, daß ihnen die Wünsche ausgehen könnten.

Da erinnert sich der Mann an einen Weisen, der in einer abgeschiedenen Klause lebt, und die beiden machen sich auf den Weg zu ihm. Dort hoffen sie, Hilfe zu erhalten. Sie werden nicht enttäuscht. Der Eremit rät ihnen, einen langen Mast zu errichten und dem Geist zu befehlen, so lange darauf auf und ab zu klettern, bis man nach ihm ruft.

Der Geist in dieser Fabel ist natürlich eine Metapher für unseren Geist. Wenn wir ihn nicht mit einer sinnvollen Aufgabe beschäftigen, droht er, uns mit Ängsten und negativen Phantasien zu verzehren. Der lange Mast, an dem der Geist der Fabel auf und ab klettern soll, ist ebenfalls metaphorisch zu verstehen – als der Atemvorgang, an den wir unseren Geist binden sollen. Wenn der Geist sich auf die Atmung konzentriert, hat er keine Gelegenheit, über uns herzufallen. Anstatt seinen Launen ausgeliefert zu sein, können wir uns souverän seiner bedienen und uns auf ihn verlassen wie auf einen treuen Diener. Dies ist die Weisheit alter Fabeln, die auch in unserer modernen Psychologie immer mehr an Bedeutung gewinnt.

Die Atmung ist ein natürlicher, autonomer und seinem Wesen nach automatischer Vorgang, in den wir jedoch jederzeit eingreifen können. Jeder kann seinen Atemrhythmus sowie die Tiefe der Atmung beliebig verändern, was wiederum die Aktivität des sympathischen Nervensystems entweder beschleunigt oder verlangsamt und woraus entweder die Kampf-Flucht-Reaktion oder die Entspannungsreaktion resultiert.

Das Beobachten des eigenen Atemrhythmus und die bewußte Herbeiführung der Entspannungsreaktion gehören zu den wichtigsten und zugleich einfachsten Techniken in der Geist/Körper-Arbeit. Sie unterbrechen die ruhelose Tätigkeit unseres Geistes und damit auch die Kette angstvoller Vorstellungen. (In manchen Fällen ist es allerdings notwendig, die angstvollen Gedanken genauer zu betrachten. Man muß feststellen, wodurch sie verursacht werden, und versuchen herauszufinden, wie man sie transformieren kann. In den Kapiteln 5 und 6 werden wir uns eingehend damit beschäftigen.)

Die zweite Woche unseres zehnwöchigen Seminars ist ganz der Atmung gewidmet, denn ob der einzelne nun nach Abschluß des Programms weitermeditiert oder nicht, so wird er doch auf alle Fälle weiteratmen. Ich bekomme immer wieder Briefe und Karten von ehemaligen Patienten, die uns danken, weil sie bei uns lernten, wieder richtig zu atmen.

Bauchatmung: Entspannter Zustand

Wenn Sie schon einmal einem Baby beim Atmen zugeschaut haben, dann wissen Sie, wie man es richtig macht. Beim Einatmen wölbt sich der Bauch wie ein Ballon nach oben, beim Ausatmen sinkt die Bauchdecke wieder ein. Auch beim Einschlafen und immer, wenn der Körper sich in einem entspannten Zustand befindet, geht er automatisch zur Bauchatmung über.

Das Zwerchfell ist die muskulöse, in der Mitte sehnige, nach oben hin kuppelförmig gewölbte Scheidewand zwischen Brust- und Bauchhöhle (siehe Abbildung 3). Beim Einatmen zieht es sich zusammen und wölbt sich nach unten in eine flache Position. Seine Abwärtsbewegung schafft einen Unterdruck in den Lungen, deren Unterlappen sich daraufhin mit Luft füllen. Bei der Abwärtsbewegung entsteht außerdem ein Druck auf die in der Bauchhöhle gelegenen Organe, und während der Atem einströmt, wölbt sich die Bauchdecke. Das Ausatmen ist nichts anderes als ein völliges Loslassen, bei dem das Zwerchfell wieder in eine entspannte Position zurückschnellt und dabei die Luft aus den Lungen abtransportiert. Die Bauchdecke sinkt wieder ein. Die unteren fünf Rippenpaare, von denen die beiden letzten frei enden, nennt man falsche Rippen oder *costae fluctuantes*, da sie sowohl während der

A. Ausatmen
   Entspanntes Zwerchfell
   Luft wird herausgepreßt
   (Bauchdecke flach)

B. Einatmen
   Zusammengezogenes Zwerchfell
   Luft wird eingesaugt
   (Bauchdecke gewölbt)

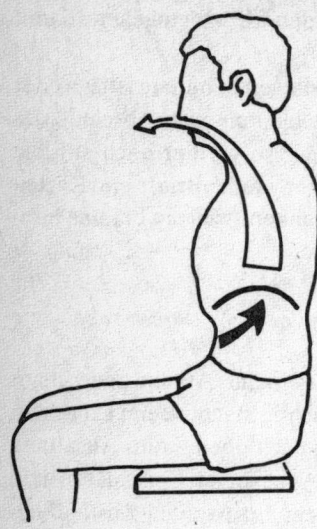 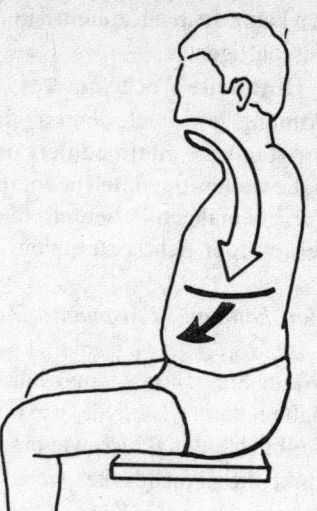

Abbildung 3: Bauchatmung

Bewegung des Zwerchfells als auch während der Bewegung der zwischen den Rippen gelegenen Muskeln expandieren und den mittleren Lungenbereich füllen, nachdem sich die Unterlappen zuvor durch die Zusammenziehung des Zwerchfells gefüllt haben. Schließlich bleibt nur noch der obere Bereich der Lunge zu füllen, der unterhalb des Schlüsselbeins endet. Wird richtig geatmet, kommt es zu einem vollständigen Sauerstoffaustausch in allen Bereichen der Lunge.

Mit zunehmendem Alter leben wir oft mehr in den beängstigenden Phantasien unseres Geistes, der uns ausmalt, was alles sein könnte oder anders hätte laufen sollen, anstatt uns objektiv mit dem, was ist, auseinanderzusetzen. Diese Einstellung verändert auch unseren Atemrhythmus, der unsere emotionale Verfassung widerspiegelt. Die Atmung ist in der Tat der Spiegel unserer Psyche. Versuchen Sie, sich Ihren letzten Wutanfall in Erinnerung zu rufen. Was passierte da mit Ihrer Atmung? Mit ziemlicher Sicherheit haben Sie entweder den Atem vorübergehend angehalten oder aber ganz flach und schnell geatmet.

In Abbildung 1 können Sie noch einmal sehen, welche physiologischen Veränderungen mit Erregung einhergehen, doch die veränderte Atmung beeinträchtigt das gesamte autonome Nervensystem. Wir verschaffen unserem Körper damit eine Art kleiner Entspannungsreaktion, die sich positiv auf das ganze System auswirkt. Das ist mehr als nur vernünftig. Wenn unser Geist ruhig ist und wir ein Gefühl der inneren Ausgeglichenheit erleben, ist unsere Atmung automatisch entspannt. Und damit haben wir endlich einmal einen Feedbackmechanismus, der zu unserem Vorteil arbeitet!

Brustatmung: Angespannter Zustand

Die als «Brust raus, Bauch rein» propagierte Idealhaltung des selbstbewußten Menschen ist leider das genaue Gegenteil von richtiger Atmung. Wer dauernd seinen Bauch einzieht oder eng eingeschnürt herumläuft, tut seinem Zwerchfell keinen Gefallen. Er zwängt es ein und macht die natürliche Bauchatmung damit völlig unmöglich. Der Weg zu einem straffen Bauch führt über eine gesunde, maßvolle Ernährung und entsprechende gymnastische Übungen, nicht über eine flache, behinderte Atmung durch qualvoll eingezogene Bäuche. Ein straffer Bauch wird durch richtiges Atmen sogar begünstigt, da die Bauchmuskulatur entsprechend ihrem Sinn und Zweck eingesetzt wird, anstatt eingeengt zu verkümmern. Solange Sie Ihren Bauch einziehen, kann Atmung nur im oberen Lungenbereich stattfinden. Der typische Brustatmer bewegt schlappe fünfhundert Kubikzentimeter an Luft, ein Bauchatmer jedoch das Acht- bis Zehnfache!

Möglicherweise können Sie nachempfinden, wie ermüdend die

Extraleistung ist, die die Zwischenrippenmuskeln zu erbringen haben, um Sie mit genügend Sauerstoff zu versorgen. Menschen, die schnell ermüden, sind manchmal über ihr neues Wohlbefinden baß erstaunt, wenn sie gelernt haben, richtig zu atmen. Nicht nur beseitigt richtiges Atmen die Notwendigkeit der Brustatmung, es versorgt unser System auch mit mehr Sauerstoff, von dem unser Gehirn am meisten verbraucht. Den Unterschied in der Klarheit des Denkens merkt man schon nach zehn tiefen Atemzügen. Wenn Sie also Ihrem Gehirn einen Gefallen tun und ihm «Gehirnnahrung» zukommen lassen wollen, versorgen Sie es mit dem nötigen Sauerstoff. Der natürliche Weg, dies zu bewerkstelligen, ist die Bauchatmung.

Zwei grundlegende Schritte zur richtigen Atmung

Erster Schritt: Fragen Sie sich, wie Sie atmen.

Die meisten Menschen sind sich ihrer Atmung gar nicht bewußt und haben daher auch nicht die Möglichkeit, gezielt damit umzugehen. Die folgende Übung wird Sie lehren, zwischen Bauch- und Brustatmung zu unterscheiden, damit Sie mit der richtigen Atmung beginnen können.

Setzen Sie sich auf einen Stuhl mit gerader Rückenlehne, dann rutschen Sie ein kleines Stück nach vorn, so daß Sie sich gerade ein wenig zurücklehnen können. Wenn Sie möchten, schieben Sie ein Kissen zwischen Stuhllehne und Becken.

Legen Sie nun eine Handfläche auf den Bauchnabel, die andere plazieren Sie etwas oberhalb des Nabels.

Atmen Sie wie immer, und versuchen Sie, zu spüren, ob sich die Bauchdecke beim Einatmen hebt oder senkt. Am besten schließen Sie dabei die Augen, dann fällt es Ihnen leichter, sich wirklich zu konzentrieren.

Während der nächsten fünf Atemzüge achten Sie auf Ihre Bauchdecke. Wenn sie sich leicht anhebt, dann atmen Sie wenigstens teilweise mit dem Zwerchfell. Wenn sie sich beim Einatmen nicht bewegt oder senkt, gehören Sie zu den Brustatmern.

Zweiter Schritt: Gehen Sie von der Brustatmung zur Bauchatmung über.

Atmen Sie tief ein, dann lassen Sie den Atem langsam und vollständig durch den Mund wieder ausströmen, so als seufzten Sie hörbar erleichtert auf. Achten Sie dabei darauf, wie Ihre Bauchdecke einsinkt. Lassen Sie sie nun noch ein wenig weiter einsinken, damit auch das letzte bißchen Luft ausströmt. Lassen Sie nun den Atem durch die Nase wieder einströmen, es geht wie von selbst. Merken Sie, wie sich Ihre Bauchdecke hebt? Wenn nicht, versuchen sie es noch einmal.

Beim Wechsel von der flachen Brustatmung zur tiefen Bauchatmung liegt das Geheimnis im vollständigen Ausatmen. Wir atmen durch den Mund aus, um die Lungen ganz zu entleeren. Dabei entledigen wir uns der verbrauchten Luft, die sonst in den Lungen zurückbliebe. Das so entstehende Vakuum führt automatisch zu einem tiefen Einatmen über das Zwerchfell. *Sie brauchen nur ein- oder zweimal tief auszuatmen, als seufzten Sie erleichtert auf.* Seufzen und Gähnen sind natürliche Reinigungsfunktionen, bei denen verbrauchte Luft aus den Lungen abtransportiert wird. Zudem befreit sich der Körper auf diese Weise von Streß und Anspannung.

Atmen Sie jetzt durch die Nase weiter. Stellen Sie sich vor, daß die einströmende Luft einen Luftballon in Ihrer Bauchhöhle füllt. Wenn er voll ist, lassen Sie die Luft wieder los und spüren, wie sie aus dem Ballon entweicht. Nur ein paar Minuten konzentrierter Bauchatmung beseitigen bereits ein gerüttelt Maß an Anspannung. Schon zwei oder drei Atemzüge machen sich positiv bemerkbar.

Die Praxis der Bauchatmung

Immer wenn Kummer, Sorgen und Anspannungen überhandnehmen, können Sie durch die Anwendung der Bauchatmung den entstehenden Teufelskreis durchbrechen. Wenn Sie sie oft üben, wird sie Ihnen schließlich zur zweiten Natur werden. Es gibt keinen Ort und keine Situation, in der Sie nicht bauchatmen könnten, sei es in Ihrer Küche, im Aufzug, beim Warten in der Schlange, beim Autofahren. Atmen müssen Sie ja sowieso.

Vor etlichen Jahren besuchten Myrin und ich einmal eine Verkaufsmesse für Biofeedbackgeräte. (Ich möchte an dieser Stelle kurz festhalten, daß die meisten Menschen keine teuren Biofeedbackgerätschaften benötigen, um zu wissen, daß sie sich entspannen.) Einer der Hersteller hatte sich einen besonderen Verkaufsgag einfallen lassen. Es handelte sich um einen Computer, der die Fingertemperatur maß und auf einem Monitor sichtbar machte. Wer sich am schnellsten entspannen konnte, gewann einen Punkt. Was passiert nun, wenn man gewinnt? Man freut sich und gerät in Erregung. Das autonome Nervensystem wird aktiviert, man fühlt sich angespannt, die Hände werden kalt. Myrin und ich wollten es einmal versuchen. Zunächst lagen wir Kopf an Kopf. Jeder gewann einen Punkt, freute sich, regte sich wieder ab usw. Dann erinnerte ich mich an das Geheimnis der Bauchatmung. Ich schob alle Gedanken an das Spiel beiseite und atmete tief aus, dann wechselte ich zur bewußten Bauchatmung über. Ich konzentrierte mich nur auf das Anheben und Senken meiner Bauchdecke, und nach weniger als einer Minute hatte ich bereits gewonnen.

Vergessen Sie also nicht, tief einzuatmen und mit einem Seufzer der Erleichterung auszuatmen. Erleben Sie ganz bewußt die nächsten Atemzüge, wie die Luft einströmt, die Bauchdecke sich beim Einatmen wölbt und beim Ausatmen senkt.

Ihr ganz persönlicher Countdown

Eine ganz ausgezeichnete Atemtechnik verbindet die Bauchatmung mit der Meditation, um eine schnelle, tiefgreifende Veränderung der Physiologie zu bewirken. Atmen Sie ein, dann lassen Sie die Luft wie zuvor beschrieben entweichen, um zur Bauchatmung überzugehen. Atmen Sie noch einmal ein, und stellen Sie sich dabei vor, wie die einströmende Luft Ihre Bauchdecke wölbt.

Atmen Sie jetzt auf *zehn* aus, und verfolgen Sie mit Ihrem geistigen Auge, wie die Anspannung, einer Welle gleich, von Ihrem Scheitel aus immer weiter durch den Körper hinabwandert und ihn über die Fußsohlen verläßt. Versuchen Sie, eben das zu spüren. Beim nächsten Atemzug verfahren Sie genauso, nur daß Sie jetzt auf *neun* ausatmen. Während der folgenden acht Atemzüge zählen Sie zurück bis *eins* – der Countdown läuft. Sollten Sie sich verzählen, macht das auch nichts. Zählen Sie einfach da weiter, wo Sie meinen, daß Sie waren. *Bevor Sie weiterlesen, versuchen Sie es einmal. Es dauert nicht lange.*

Wie fühlen Sie sich? Entspannter, nicht wahr? Möglicherweise atmen Sie nun viel langsamer als vorher – ein erstes Anzeichen der Entspannungsreaktion. Je vertrauter Ihnen diese Technik durch häufiges Üben wird, um so mehr verkürzt sich die Zeitspanne, die das Nervensystem braucht, um darauf anzusprechen. Es hat eine weitere heilsame, konditionierte Reaktion erlernt. Schon einige Atemzüge werden sich positiv auf die Qualität Ihrer Meditation auswirken.

Ratschlag bei Neigung zu Hyperventilation

Es gibt Menschen, die sich derart aufregen, daß sie buchstäblich keine Luft mehr bekommen. In diesem Zustand der Überreizung kommt es zu einer beschleunigten Herztätigkeit mit Rückmeldung an das Gehirn, und schon ist der Erregungsmechanismus in vollem Gange. Die Atmungsfrequenz erhöht sich, man hyperventiliert, wird schwindlig, hat Angst, endgültig die Kontrolle zu verlieren, und fühlt sich schließlich einer Ohnmacht nahe.

Wer das Gefühl hat, keine Luft mehr zu bekommen, atmet natürlich automatisch schneller, um dem vermeintlichen Notstand abzuhelfen. Aber es funktioniert nicht, denn die Lungen sind bereits gefüllt. Um diesen Teufelskreis zu durchbrechen, müssen wir uns aufs Ausatmen konzentrieren. Die entsprechende Technik haben wir ja bereits erlernt. Wir atmen tief und hörbar durch den Mund aus, so als seufzten wir erleichtert auf. Beim darauffolgenden Einatmen stellen wir uns vor, daß die einströmende Luft unsere Bauchdecke anhebt. Dann konzentrieren wir uns auf die Countdown-Übung und zählen rückwärts von zehn bis eins.

Unterbrechungsreaktion 2: Strecken und Dehnen

Zurück zu Roger. Nachdem er einige Wochen lang regelmäßig seine Atemübungen gemacht hatte, konnte er sich mit ihrer Hilfe zu Hause und auch bei der Arbeit jederzeit entspannen. Vor einer Präsentation zog er sich nun für zehn Minuten in sein Büro zurück und übte ungestört Bauchatmung. Auf dem Weg zum Konferenzsaal konzentrierte er sich auf die Bauchatmung. Während er die Dias für seinen Vortrag ordnete, atmete er ganz bewußt. Nach etwa einem Monat berichtete er mir, daß der Angststreß sich dank Meditation und Atemtechnik auf ein erträgliches Maß reduziert habe. Auch sein Blutdruck hatte sich normalisiert. Das Stillsitzen war ihm allerdings noch immer ein Ding der Unmöglichkeit. In streßauslösenden Situationen beruhigte er nun zwar sein autonomes Nervensystem mittels der erlernten Bauchatmung, das Gefühl der Beklemmung, der eiserne Ring, der sich um seine Brust legte, machte ihm jedoch nach wie vor zu schaffen. Als nächstes mußte Roger lernen, die sogenannte Streß-Rückkopplungsschleife (*anxiety feedback loop*) abzubauen, um auch seine Muskeln zu entspannen.

Im Laufe der nächsten Sitzung werde ich Sie mit zwei kurzen Körperentspannungsübungen bekannt machen. Die erste Serie von Übungen nenne ich die «Überall-Übungsreihe». Sie beansprucht nicht mehr als zwei oder drei Minuten und kann auf einem Stuhl sitzend zu Hause, im Büro, im Bus oder wo auch immer Sie sich gerade befinden ausgeführt werden. Die zweite Serie von Übungen dauert etwa zwanzig Minuten. Sie brauchen dazu einen Ort, wo Sie sich auf einem Teppich oder einer Decke am Boden lang ausstrecken können.

Die Überall-Übungsreihe

Sie besteht aus vier Übungen – an die sich der Countdown anschließt –, die darauf angelegt sind, Anspannungen im Bereich des Rückens, des Brustkorbs, der Schultern, des Nackens und der Gesichtsmuskulatur schnell und wirksam abzubauen.

Alle Übungen beruhen auf dem Prinzip, daß *beim Einatmen bestimmte Körperteile angespannt werden, die sich beim Ausatmen wieder ent-spannen.*

Jedes Ausatmen ist daher eine exzellente Gelegenheit, Spannungen loszulassen. Doch bevor wir beginnen, möchte ich Sie bitten, sich für einen Augenblick ganz auf Ihre Atmung zu konzentrieren. Wenn sie im Brustkorb stattfindet, atmen Sie tief und hörbar durch den Mund aus, wie bei einem Seufzer, und achten Sie darauf, daß sich die Bauchdecke beim Wiedereinatmen hebt. Als nächstes achten Sie auf Ihren Rumpf. Sie werden feststellen, daß sich der ganze Oberkörper beim Einatmen anhebt und beim Ausatmen absinkt.

Die Schwerkraft ist unsere Verbündete. Ganz von selbst gehen die Muskeln in ihre entspannte Position zurück, wenn wir sie nicht blockieren. Sie folgen dem Gesetz der Schwerkraft. Wir halten jedoch oft genug Spannungen in Körperteilen aufrecht, die gar nicht benutzt werden, und widersetzen uns so dem Gesetz der Schwerkraft. Damit sind wir für die meisten Spannungen in unserem Körper selbst verantwortlich.

Machen Sie es sich nun auf einem Stuhl bequem. Die Sitzfläche sollte nach Möglichkeit glatt und hart sein, da Sie bei einigen der Übungen auf der Stuhlkante sitzen werden. Am besten lesen Sie alle Übungen zuerst einmal in Ruhe durch. Betrachten Sie auch die Abbildungen, und versuchen Sie, sich vorzustellen, wie jede Übung sich anfühlen könnte. Dann sprechen Sie die Anleitungen auf eine Kassette. Sprechen Sie langsam und mit ruhiger Stimme, die Länge der empfohlenen Pausen liegt ganz in Ihrem Ermessen. Wenn Sie mögen, können Sie auch ruhige Musik zur Untermalung aufnehmen, aber nur leise im Hintergrund.

Sie sollten aufrecht, aber bequem auf dem Stuhl sitzen, die Hände ruhen im Schoß. Ihre Augen sind geschlossen. Atmen Sie jetzt tief und hörbar durch den Mund aus. Pause. Gehen Sie zur Bauchatmung über, und zählen Sie rückwärts von drei bis eins. Pause. Nutzen Sie jedes Einatmen als Gelegenheit, um Verspannungen in Ihrem Körper zu lokalisieren, jedes Ausatmen als Möglichkeit, diese Verspannungen loszulassen. Achten Sie auf Ihre Augenlider. Lassen Sie sie leicht werden, entspannen Sie die Augenmuskeln. Jetzt lassen Sie den Kiefer ganz locker. Als nächstes versuchen Sie, die Verspannungen im Nackenbereich zu erspüren. Beim Ausatmen lassen Sie sie los. Verfahren Sie ebenso mit den Schultern, und lassen Sie sie hängen, so tief es geht. Arme und Hände ruhen schwer im Schoß. Atmen Sie tief ein, lassen Sie die Anspannungen im Brustkorb los, dann im Rücken. Merken Sie, wie entspannt sich die Bauchmuskulatur anfühlt, während die Bauchdecke sich mit jedem Ein- und Ausatmen hebt und senkt?

Die folgenden vier Übungen werden Ihre Entspannung noch vertiefen. Achten Sie auf im Körper verbliebene Verspannungen, damit Sie am Ende den Grad der erreichten Entspannung feststellen können.

1. Übung: Rückenlockerung

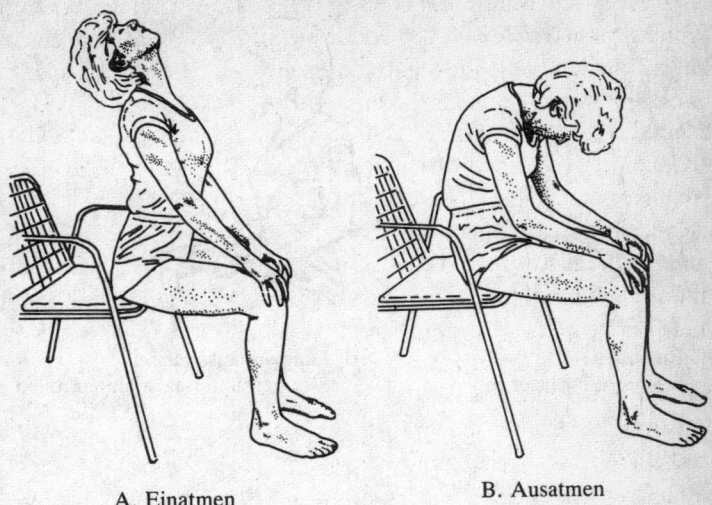

A. Einatmen B. Ausatmen

Rücken Sie zur Stuhlkante vor. Die Augen sind geschlossen, damit Sie sich besser auf innere Empfindungen konzentrieren können. Achten Sie darauf, wie der Rücken sich anfühlt. Beim nächsten Einatmen drücken Sie das Kreuz durch (A) und strecken die Wirbelsäule dabei gerade so weit, wie es Ihnen angenehm ist. Atmen Sie aus, und machen Sie einen runden Buckel (B), wobei die Schultern locker nach vorn fallen. Wiederholen Sie die Übung dreimal, und achten Sie dabei auf die Atmung, auf sanftes Strecken sowie gründliches Lockerlassen. Lange Pause.

2. Übung: Schulterlockerung

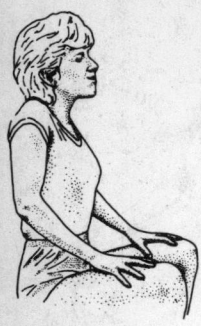

A. Einatmen
   Schultern hochziehen

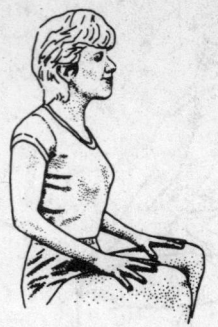

B. Langsam ausatmen
   Schulterblätter nach hinten rollen

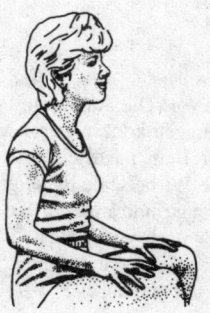

C. Ausatmen
   Schultern fallen lassen

Atmen Sie ein, und ziehen Sie die Schultern hoch (A). Rollen Sie die Schulterblätter rückwärts zur Wirbelsäule hin (B). Atmen Sie aus, und lassen Sie locker (C). Wiederholen Sie die Übung dreimal. Lange Pause. Haben Sie bemerkt, daß Sie beim Zurückrollen der Schulterblätter Ihren Brustkorb wunderbar dehnen?

3. Übung: Kopfrollen

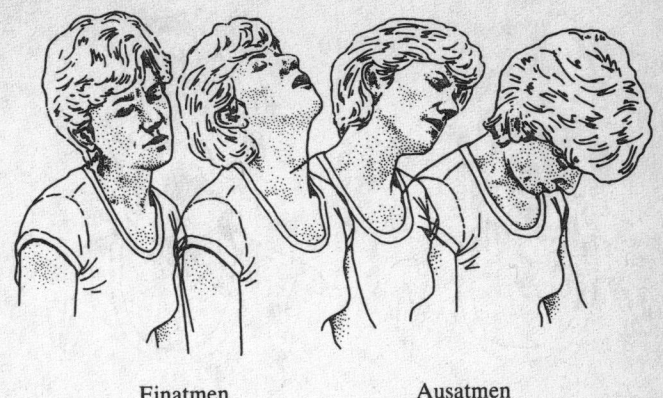

Einatmen　　　　　　　　Ausatmen

Lassen Sie das Kinn nach vorn fallen, und atmen Sie dabei aus. Atmen Sie ein, und rollen Sie den Kopf nach rechts. Sie brauchen nicht nachzuhelfen, es geht wie von selbst, dank der Schwerkraft. Wenn der Kopf nach hinten gebogen ist, beginnen Sie mit dem Ausatmen, während der Kopf nun nach links und wieder nach vorn rollt. Atmen Sie ein, und wiederholen Sie die Übung dreimal, erst nach rechts, dann nach links. Sie werden spüren, wie der ganze Nackenbereich wohltuend gedehnt wird. Hängt der Kopf nach rechts, spüren Sie die Dehnung links; hängt er nach hinten, spüren Sie sie an der Kehle usw. Konzentrieren Sie sich darauf, wo Sie die Dehnung spüren, nicht darauf, wie der Kopf rollt. Lange Pause.

4. Übung: Gesichterschneiden

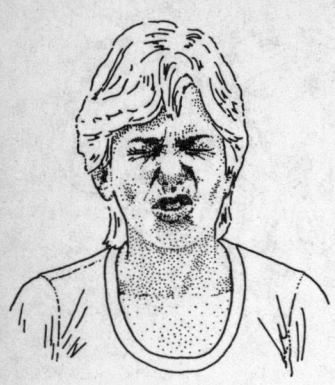
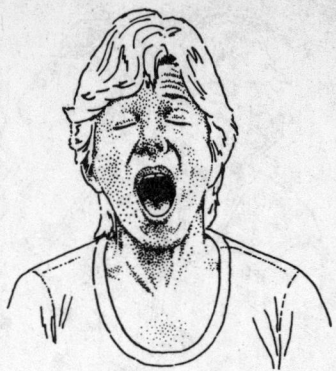

A. *Gesichtsmuskeln zur Mitte hin zusammenziehen*
Einatmen
Luft anhalten
Ausatmen
Lockerlassen

B. *Gähnen*
Einatmen
Ausatmen
Lockerlassen

Die Gesichtsübungen werden folgendermaßen durchgeführt: Zuerst atmen Sie ein, dann machen Sie das zerknittertste Gesicht, das Sie zustande bringen. Dabei ziehen Sie alle Gesichtsmuskeln zur Gesichtsmitte hin zusammen (A). Atmen Sie wieder aus, und lassen Sie locker. Atmen Sie wieder ein, und reißen Sie den Mund auf, so weit Sie können. Gleichzeitig ziehen Sie die Augenbrauen hoch, um das Gesicht richtig zu strecken, wie beim Gähnen (B). Möglicherweise werden Sie beim Ausatmen tatsächlich gähnen.

Ganz-Körper-Entspannungsübungen

Die im folgenden beschriebenen Dehn- und Streckübungen sind darauf angelegt, die Hauptmuskelgruppen wirksam zu entspannen. Beim Üben sollten Sie zwei Dinge beachten:

1. Es handelt sich um sanft auszuführende Dehnübungen. Um einen biegsamen, geschmeidigen Körper zu bekommen, versuchen Sie, mit jeder Übung zu verschmelzen. *Zwingen Sie sich nie über das für Sie erträgliche Maß hinaus.* Heftiges Stoßen und Zerren wirkt dem Zweck unserer Dehn- und Streckübungen entgegen, weil die plötzliche Dehnung der Muskelfasern spezielle Sensoren in den Muskeln aktiviert. Diese Rezeptoren senden ihrerseits wieder Nervensignale aus, welche die Muskeln verkürzen. Wir aber wollen eine sanfte Dehnung erzielen. Außerdem hat sich schon so mancher Übereifrige auf diese Weise unangenehme Muskelzerrungen geholt.
2. Wenn Sie an einem körperlichen Gebrechen leiden, konsultieren Sie Ihren Arzt, bevor Sie die hier vorgestellten Übungen (oder auch andere) durchführen. Sie tragen selbst die Verantwortung dafür, daß Sie nur innerhalb Ihrer ganz persönlichen Grenzen üben. Lesen Sie jede der Übungsanleitungen erst einmal durch, und schauen Sie sich die dazugehörige Abbildung an. Auch hier empfiehlt es sich, die Anleitungen auf eine Kassette zu sprechen und die angegebenen Pausen nach eigenem Ermessen festzulegen.

1. Entspannungsübung: Der Aufhänger

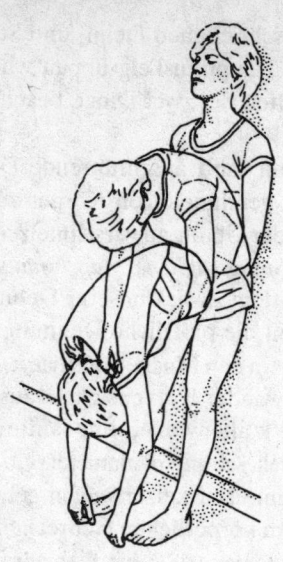

Stellen Sie sich mit dem Rücken zur Wand. Die Füße stehen etwa um Schulterbreite auseinander und etwa um Fußlänge von der Wand entfernt. Pressen Sie das Kreuz gegen die Wand, so daß jeder Wirbel Kontakt hat. Schließen Sie Ihre Augen, atmen Sie tief und hörbar durch den Mund aus, und gehen Sie zur Bauchatmung über. Achten Sie während der Übung darauf, daß Sie gleichmäßig, dem natürlichen Rhythmus folgend, atmen. Jetzt lassen Sie das Kinn auf die Brust sinken, als nächstes die Schultern vornüberfallen, dann lösen Sie das Kreuz Wirbel um Wirbel von der Wand und lassen sich sanft vornüberfallen. Bleiben Sie nun einfach eine Weile vornübergebeugt an der Wand «hängen», lassen Sie Kopf und Schultern ganz locker, und machen Sie drei oder vier tiefe Atemzüge. Lange Pause. Danach kommen Sie ganz langsam, Wirbel für Wirbel, wieder hoch. Lange Pause. Bleiben Sie aufrecht an die Wand gelehnt stehen, entspannen Sie sich mittels der Bauchatmung. Wenn die Übung Sie angestrengt hat, atmen Sie durch den Mund aus und ein, bis Sie sich wieder beruhigen.

Anmerkung: Falls Sie mit Ihrem Rücken Probleme haben, ist es ratsam, leicht in die Knie zu gehen, um eine Überdehnung des unteren Rückenbereichs zu vermeiden. Wenn Sie die Anleitungen auf Kassette sprechen, fügen Sie diese Anweisung gleich nach dem ersten Satz ein.

2. Entspannungsübung: Der Springbrunnen

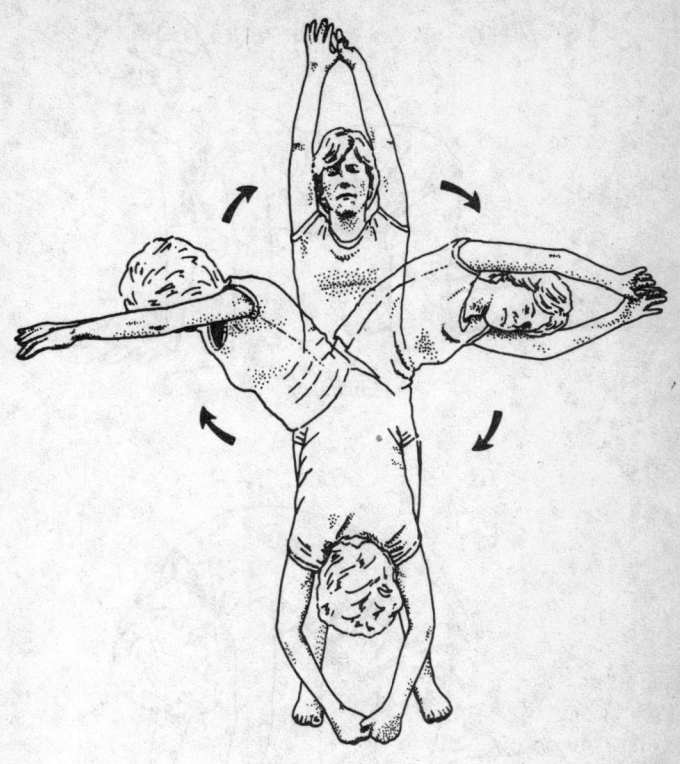

Stellen Sie die Füße etwa in Schulterbreite auseinander. Atmen Sie ein, und heben Sie dabei die Arme über den Kopf. Verhaken Sie die Daumen ineinander, und machen Sie sich das Gefühl der Dehnung in Ihren Seiten bewußt. Beim Ausatmen neigen Sie sich nach rechts, dann vornüber, bis die Hände fast den Boden berühren, und kommen von links unten wieder in die aufrechte Ausgangsposition zurück. Wiederholen Sie diese Drehung dreimal nach rechts, dann dreimal nach links. Und denken Sie daran: Es besteht überhaupt keine Notwendigkeit zu überdehnen. Lange Pause. Auch hier gilt: Wer zu Rückenschmerzen neigt, sollte leicht in die Knie gehen und diese Anweisung gleich nach dem ersten Satz einfügen.

3. Entspannungsübung: Die Katze

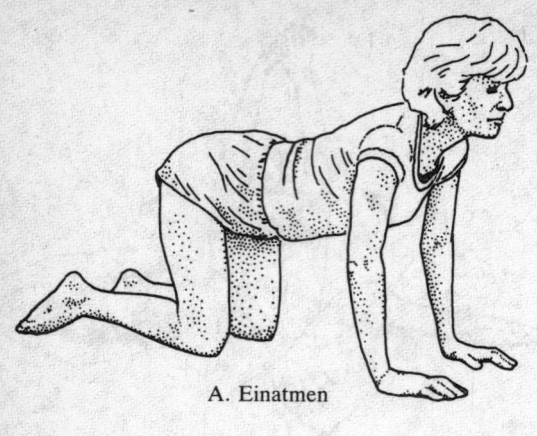

A. Einatmen

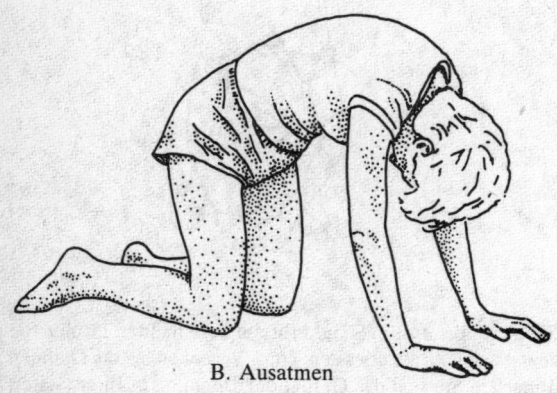

B. Ausatmen

Knien Sie sich hin, Hände vor sich auf dem Boden. Beim Einatmen beugen Sie den Kopf zurück in den Nacken und drücken das Kreuz durch (A). Die Bauchdecke ist nach außen gewölbt. Beim Ausatmen lassen Sie den Kopf nach vorn fallen und machen einen Katzenbuckel. Gleichzeitig ziehen Sie den Bauch ein (B). Wiederholen Sie die Übung drei- bis fünfmal. Lange Pause.

4. Entspannungsübung: Dehnung der Beinmuskulatur

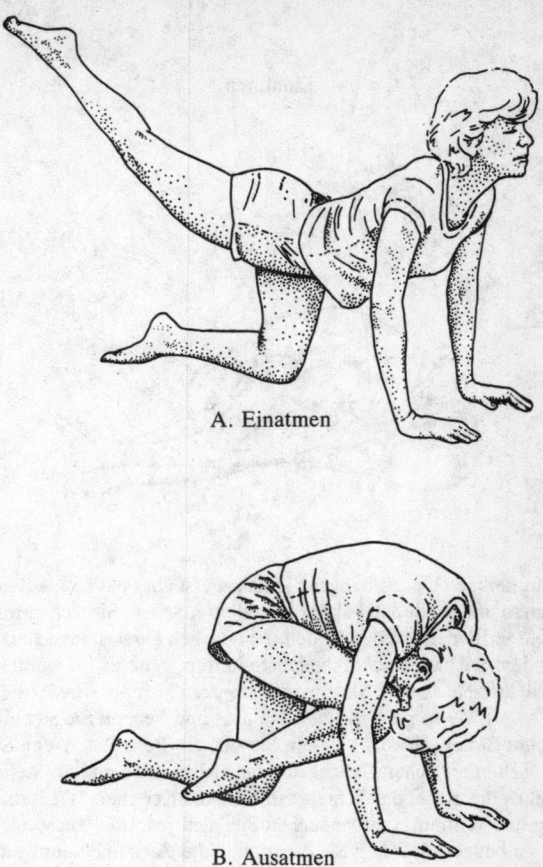

A. Einatmen

B. Ausatmen

Verharren Sie in der knienden Position, atmen Sie ein, heben Sie dabei gleichzeitig den Kopf, und strecken Sie das rechte Bein nach hinten oben (A). Auch der Fuß ist gestreckt. Atmen Sie nun wieder aus, lassen Sie den Kopf nach vorn sinken, beugen Sie das Bein, und ziehen Sie langsam das Knie an die Stirn (B). Wiederholen Sie die Übung dreimal pro Seite.

5. Entspannungsübung: Vornüberstrecken

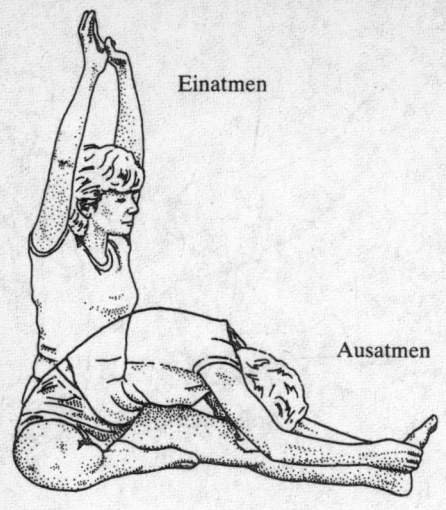

Einatmen

Ausatmen

In dieser dreiteiligen Übung beugen Sie sich zuerst über das rechte Bein, dann über das linke und schließlich über beide Beine. Setzen Sie sich aufrecht mit ausgestreckten Beinen auf den Boden. Nun ziehen Sie das linke Bein an den Körper, indem Sie die Ferse an die Leiste führen, ganz so, als wollten Sie im Schneidersitz sitzen. Atmen Sie ein, und strecken Sie dabei die Arme so weit über den Kopf, wie es geht. Atmen Sie aus, und beugen Sie sich über das ausgestreckte Bein nach vorn. Halten Sie sich am Bein fest. Wenn Sie nicht gleich die Zehen erreichen, macht das gar nichts. Jede andere Stelle tut es ebenso, sei es das Knie, das Schienbein oder die Knöchel. Wiederholen Sie die Übung nun fünfmal, und versuchen Sie, sich jedesmal ein wenig weiter nach vorn zu beugen. Denken Sie daran, daß das Ausatmen eine gute Möglichkeit ist loszulassen, strengen Sie sich also keinesfalls an. Strecken Sie die Arme nur so weit über den Kopf, daß der Rücken gerade ist. Die Kraft für diese Dehnung kommt größtenteils aus der Bauchmuskulatur. Versuchen Sie, diese Kraft auch beim Vorwärtsbeugen einzusetzen. Lange Pause. Diese Übung entlastet die Achillessehne und auch die untere Rückenmuskulatur. Wechseln Sie nun die Beine. Lange Pause. Zum Schluß strecken Sie beide Beine vor sich aus und führen die Dehnübung wenigstens einmal aus. Lange Pause.

6. Entspannungsübung: Der Beckenbogen (Die kleine Brücke)

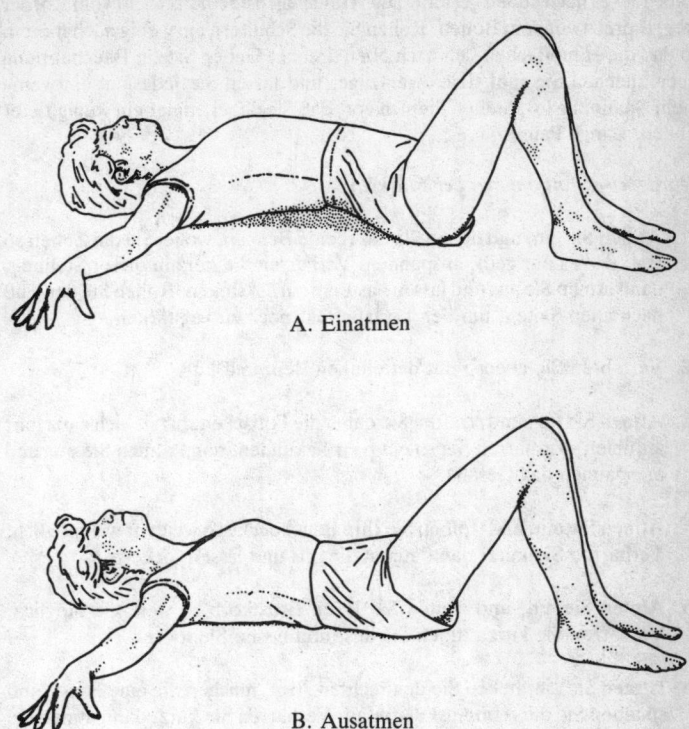

A. Einatmen

B. Ausatmen

Legen Sie sich auf den Rücken, und ziehen Sie die Knie an. Pressen Sie Rücken und Becken auf den Boden. Nun drücken Sie das Becken nach oben, verharren kurz, lassen es wieder absinken. Und nun die Atmung. Atmen Sie ein, und heben Sie dabei das Becken an (A), während sich gleichzeitig die Bauchdecke wölbt. Beim Ausatmen lassen Sie das Becken wieder absinken, die Bauchdecke ebenfalls (B). Mit der Zeit wird es Ihnen immer besser gelingen, sich Wirbel um Wirbel vom Boden wegzudrücken und ebenso wieder absinken zu lassen. Diese Übung wirkt bei einem verspannten Rücken besonders wohltuend. Wiederholen Sie sie zwischen zehn- und zwölfmal. Lange Pause.

7. Entspannungsübung: Schlußentspannung

Legen Sie sich mit dem Rücken auf den Boden, die Beine leicht gespreizt, die Füße locker nach außen gestellt. Die Arme liegen ebenfalls leicht vom Körper weggespreizt auf dem Boden. Rollen Sie die Schultern ein wenig nach hinten, so daß die Handflächen sich nach oben drehen. Gehen Sie zur Bauchatmung über, machen Sie fünf tiefe Atemzüge, und lassen Sie jedesmal ein wenig mehr Spannung los. Stellen Sie sich vor, daß Sie dabei immer ein wenig tiefer sinken. Lange Pause.

Schrittweises Entspannen der Muskeln

1. Atmen Sie ein, und heben Sie das rechte Bein an, wobei Sie die Zehen so fest, wie es nur geht, anspannen. Verharren Sie kurz in dieser Stellung, dann atmen Sie aus und lassen das Bein zurücksinken. Rollen Sie den Fuß nach allen Seiten, um den Loslaßeffekt noch zu verstärken.

2. Verfahren Sie ebenso mit dem linken Bein und Fuß.

3. Atmen Sie ein, und straffen Sie dabei die Pobacken, bis sie sich ganz hart anfühlen. Verharren Sie so ein paar Sekunden, dann atmen Sie aus und entspannen das Gesäß.

4. Atmen Sie ein, und wölben Sie Ihre Bauchdecke so weit vor wie möglich. Verharren Sie kurz, dann atmen Sie aus und lassen locker.

5. Atmen Sie ein, und weiten Sie Ihren Brustkorb so weit wie möglich. Verharren Sie kurz, atmen Sie aus, und lassen Sie locker.

6. Atmen Sie ein, heben Sie den rechten Arm, machen Sie eine Faust, und spannen Sie die Armmuskulatur an. Verharren Sie kurz, dann atmen Sie aus und lassen Arm und Hand wieder locker.

7. Verfahren Sie mit dem linken Arm ebenso.

8. Rollen Sie den Kopf ein paarmal auf dem Boden hin und her. Bleiben Sie bei der Bauchatmung.

9. Atmen Sie ein, verziehen Sie das Gesicht zur Gesichtsmitte hin, atmen Sie aus, und entspannen Sie es.

10. Atmen Sie ein, reißen Sie den Mund auf, wie beim Gähnen, und ziehen Sie die Augenbrauen ganz hoch. Atmen Sie aus, und entspannen Sie Ihre Gesichtszüge.

Vollständige Atmung

Zum richtigen Abschluß einer Entspannungsübung gehört die vollständige Atmung. Dabei handelt es sich um eine erweiterte Form der Bauchatmung, die wir schon kennengelernt haben. Stellen Sie sich einen birnenförmigen Luftballon mit einem langen Halsstück vor. Der dicke Teil der Birne hat seinen Sitz in Ihrer Bauchhöhle, der schmälere Teil sowie das Halsstück im Bereich der Rippen und des Schlüsselbeins. Beim Einatmen stellen Sie sich nun vor, daß die Bauchdecke sich wölbt, während die Luft den unteren Teil des Ballons füllt. Als nächstes beginnt der mittlere Teil des Ballons sich zu füllen, und die Rippen weiten sich. Schließlich füllt sich auch der obere Teil mit Luft, und das Schlüsselbein hebt sich. Beim Ausatmen entweicht die Luft zuerst aus dem oberen Bereich, dann dem mittleren, und zuletzt senkt sich auch die Bauchdecke wieder.

Atmen Sie so zehnmal hintereinander, und konzentrieren Sie sich auf das wellenförmige Auf und Ab der vollständigen Atmung. Diese Atemtechnik führt zu großer Ausgeglichenheit (lange Pause). Sie können sie immer anwenden, nicht nur am Ende einer Entspannungsübung. Genauso wie die Bauchatmung ist sie ein wirksames Instrument, dessen Sie sich bedienen können, wenn Sie den Circulus vitiosus der Angst unterbrechen wollen.

Atmung und Schmerz

Es lassen sich zwei Schmerzebenen unterscheiden. Die erste ist die körperliche Manifestation von Schmerz, die zweite unsere Einstellung dem Schmerz gegenüber. Nehmen wir zum Beispiel meine Migräne. Die Schmerzen waren immens – ein pochender Schmerz, der auf seinem Höhepunkt in Erbrechen umschlug, und ein durchdringendes Stechen, weswegen ich kein Licht ertragen konnte. Auf der zweiten Ebene ging es um meine Einstellung – die Ungewißheit, wie lange der Anfall dauern würde, die Ungeduld darüber, daß ich nicht arbeiten konnte und mich ins Bett legen mußte, der hilflose Zorn auf meinen Körper, der mich so schändlich verriet, die Selbstvorwürfe, die ich mir wegen meiner Anfälligkeit machte, das panische Gefühl, nicht mehr Herr über meinen Körper zu sein, und schließlich der Vorwurf, warum ich es denn überhaupt so weit kommen lassen mußte. Auf dieser zweiten Ebene reagierte mein Körper immer mit ungeheurer Anspannung. Meine Gesichtsmuskulatur verkrampfte sich und machte die Schmerzen noch schlimmer. Mein Gefühl der Angst und Ungewißheit verstärkte die Übelkeit und das Erbrechen und löste eine Kettenreaktion aus.

Wie sehr man Schmerz tatsächlich empfindet, hängt entscheidend von dieser Einstellung ab. Ein Kind, das sich beim Auspakken seiner Geburtstagsgeschenke weh tut, ist vom Schmerz längst nicht so überwältigt wie eines, dem während der Mathematikstunde etwas weh tut. Müßte eine Schwangere zum Beispiel nach einem schweren Sturz entbinden, würde die zusätzliche Ungewißheit die Geburtsschmerzen gänzlich unerträglich werden lassen. Eine befreundete Gynäkologin erklärt Patientinnen, die am prämenstruellen Syndrom (PMS) leiden, folgendes: «Wenn Sie einen gebrochenen Arm haben, aber Ihr Leben ansonsten angenehm verläuft, wird der gebrochene Arm nicht zu einer Katastrophe. Wenn aber Schwierigkeiten am Arbeitsplatz hinzukommen oder vielleicht sogar eine häusliche Krise, dann wird der Schmerz Sie viel mehr mitnehmen.» Manche ihrer PMS-Patientinnen kommen zu uns in die Körper/Geist-Klinik, um zu lernen, wie sie ihre Einstellung Schmerzen gegenüber verändern können.

Die schädlichste Einstellung einem Schmerz gegenüber, gleich welcher Art, ist die, sich körperlich oder seelisch zu verkrampfen oder ihn zu unterdrücken. Eine solche Einstellung führt nur zu noch größeren Schmerzen, denn *das, wogegen man sich am meisten sträubt, trifft immer ein.* Je mehr man versucht, einer Sache zu entfliehen, um so aussichtsloser wird es. Die große Veränderung tritt dann ein, wenn man den Schmerz akzeptiert und sich sowohl körperlich als auch seelisch entspannt damit auseinandersetzt.

Das heißt nichts anderes, als daß man in die Rolle des Beobachters seiner Schmerzen schlüpft, anstatt sich als ihr hilfloses Opfer zu sehen. Logischerweise ist der Beobachter nicht so betroffen wie das Opfer. *Um Schmerzkontrolle zu erlangen, muß man den Schmerz akzeptieren.*

Warum aber hält man am Schmerz fest? Manchmal ist man sich dessen nicht bewußt. Wem nicht klar ist, daß er an etwas festhält, der kann es auch nicht loslassen. Der erste Schritt zur Besserung ist also Bewußtwerdung.

Ein weitverbreiteter, wenn auch selten zugegebener Grund für das Festhalten an Schmerzen oder krankhaften Symptomen hat etwas mit einer Art Selbstverteidigung zu tun. Meist braucht man dringend Abstand und Ruhe, weiß aber nicht, wie man sie sich legitim verschaffen kann. Nehmen wir wieder meine Migräne als Beispiel. Sie ereilte mich immer, wenn ich bis zu den Ohren in Arbeit steckte und mich wieder einmal grenzenlos überschätzt hatte. Ich wußte, ich würde es sowieso nicht schaffen, fühlte mich aber trotzdem verpflichtet, dies anzufangen und jenes auch noch. Das funktionierte bis zu einem gewissen Punkt, doch dann begann der nun auf mir lastende Druck mich zu lähmen. Ich verkrampfte und konnte noch weniger leisten. Dann fing ich an, zu jammern und mich zu beklagen und die Schuld für meinen Streß anderen in die Schuhe zu schieben. Ich glaubte sogar selbst, daß ich völlig unschuldig an der Situation war. Dieser Zustand erschöpfte meine bereits angegriffenen Kraftreserven in null Komma nichts. Als nächstes begannen die Kopfschmerzen. Sie waren mir ungemein nützlich, zeigten sie doch endlich meinen «gefühllosen» Mitmenschen, was sie mir antaten. Jetzt endlich hatte ich auch einen legitimen Grund, mich zurückzuziehen und alles liegen zu lassen. In der Tat schien mein Körper sich nur so von den angestauten Spannungen befreien zu können. Ein Migräneanfall hatte bei mir immer die reinigende Wirkung eines Sturms. Wenn er vorüber war, lag ich völlig erschöpft in meinem Bett, doch dafür waren die Spannungen wie fortgeblasen, und ich fühlte mich so richtig leicht.

Ich bin sicher, viele meiner Leser haben genau dasselbe Verhalten schon oft an sich beobachtet. Die Psychologen sprechen bei diesem Verhaltensmuster von einem «indirekten Profit». Warum sollte ich auf meine Migräne verzichten? Ich brauchte sie. Ich bezahlte zwar einen hohen Preis, doch meinem Geist/Körper-System schien der Preis angemessen. Dieses System verfügt über eine unglaubliche Weisheit. Um uns wieder ins Lot zu bringen, sucht es so lange nach einer Lösung, bis es einen Ausweg gefunden hat.

Mit Hilfe von Achtsamkeit und Atmung können wir selbst das Gleichgewicht wiederherstellen, ohne daß unser Körper zu solchen Zwangsmaßnahmen greifen muß. Machen Sie sich bewußt, welchen indirekten Profit sie aus einem krankhaften Zustand ziehen, um ihn loslassen zu können. Dann wenden Sie heilsame Techniken an, um Ihrem Körper das zu geben, was er zur Gesundung braucht.

Schmerzbewältigung durch Atmen

Schließen Sie die Augen, atmen Sie tief und hörbar aus, gehen Sie zur Bauchatmung über. Konzentrieren Sie sich ganz auf die Atmung, und machen Sie sich dabei gleichzeitig den Schmerz voll bewußt, sei er körperlicher oder seelischer Natur, wie Erregung, Schuldgefühle, Angst, Trauer oder Depressionen, die sich in Ihrem Herzen, im Magen, im Hals oder in den Muskeln eingenistet haben. *Versuchen Sie nicht, ihn zu unterdrücken.* Lassen Sie ihm freien Lauf – ein Schmerzgefühl verändert sich fortwährend. Anfangs erscheint es Ihnen vielleicht unerträglich, dann ebbt es möglicherweise etwas ab, schwillt wieder an, verlagert sich. Es kann auch ein Gefühl der Wärme, sogar Hitze auslösen oder einem elektrischen Impuls gleichen. Und schließlich kann es auch ein angenehmes Gefühl auslösen, denn aus neuroanatomischer Sicht liegen Schmerzempfindung und Wohlbehagen nahe beieinander. Bleiben Sie bei der Bauchatmung, und verfolgen Sie mit Ihrer inneren Wahrnehmung, wie der Schmerz sich verändert.

Sie haben gelernt, sich vorzustellen, daß Sie in den Bauch

hinein- und wieder aus ihm herausatmen. Stellen Sie sich jetzt vor, daß Sie auf dieselbe Weise in den Schmerz hinein- und wieder aus ihm herausatmen. Beim Einatmen widmen Sie ihm volle Aufmerksamkeit. Sie können Ihre Vorstellungskraft unterstützen, indem Sie sich ein Gefühl in Erinnerung rufen, bei dem Sie einer Person Ihre ungeteilte, liebende Aufmerksamkeit schenkten. Ich erinnere mich zum Beispiel an die Zeit, als ich meinen Sohn stillte. Ich saß im Schaukelstuhl und hätschelte mein vollkommen entspanntes, zufriedenes Baby. Bei einer solch starken positiven Erinnerung reagiert der Körper mit einem entspannten Gefühl, er öffnet sich und läßt los. Wenn Sie also einatmen, versuchen Sie, den Schmerz mit einem solchen Gefühl zu durchdringen. Drücken Sie ihn an sich, als ob Sie ein Kind herzten. Beim Ausatmen unterstützen Sie das Loslassen des Schmerzes mit einem entsprechenden Vorstellungsbild. *Atmen Sie, ohne mit einem Auge bereits auf das Ergebnis zu schielen.* Wenn Sie nach ein paar Atemzügen bereits beginnen, über Erfolg oder Mißerfolg Ihrer Übung zu urteilen, werden Sie sich im Nu wieder verkrampfen. Atmen Sie einfach, und versuchen Sie, nicht in eine verkrampfte Erwartungshaltung zu verfallen. Sie sollen die Lage beobachten, nicht bewerten.

Im nächsten Kapitel werden wir uns noch ausführlich mit dieser Einstellung beschäftigen, die es erlaubt, sich vorurteilsfrei mit dem augenblicklichen Geschehen zu befassen. Ich übertreibe keineswegs, wenn ich Ihnen versichere, daß diese Einstellung Ihre Schmerzerfahrung entscheidend verändern wird. Die Schmerzen werden teils verschwinden, oder aber der Angstmechanismus wird unterbrochen, der zur zweiten Schmerzebene gehört, nämlich zu unserer Grundeinstellung Schmerzen gegenüber. Auch wenn Sie meinen, daß es bei Ihnen wohl keinesfalls an der Einstellung liegen kann, fragen Sie sich einmal ehrlich und ohne Vorbehalte, ob Sie nicht doch durch irgendein Leiden Aufmerksamkeit erregen, ob Sie es vielleicht für die einzige Möglichkeit halten, diese Aufmerksamkeit zu erlangen. Ihr Geist/Körper-System hat diesen Schmerz als Lösung integriert und wird Ihre Versuche, ihn loszulassen, unterminieren. Machen Sie sich also ein paar Gedanken über einen möglichen indirekten Profit, und schreiben Sie auf, was Ihnen dazu einfällt.

Anregungen

1. In der kommenden Woche beobachten Sie Ihre Reaktion auf beunruhigende, streßauslösende Situationen. Reagieren Sie hauptsächlich mit Wut, Ärger, Ungeduld etc., oder verkrampfen Sie innerlich? Stellen Sie fest, ob Sie auf verschiedene Streßsituationen gleich oder verschiedenartig reagieren.

2. Üben Sie mehrmals täglich die Bauchatmung. Damit Sie es nicht vergessen, hängen Sie sich gut sichtbar kleine Zettelchen mit einem entsprechenden Hinweis auf.

3. Immer wenn Sie sich angespannt fühlen, machen Sie die Überall-Übungsreihe. Am besten dann, wenn Sie meinen, jetzt auf gar keinen Fall Zeit dafür zu haben, sich blockiert fühlen oder Kopfschmerzen bekommen. Investieren Sie die wenigen Minuten, die diese Übungen beanspruchen, denn Sie werden sich viel Zeit sparen, weil Sie anschließend entspannt und erfrischt weitermachen können. Die Übungen haben einen prophylaktischen Charakter. Anspannungen loszulassen, bevor die Muskeln sich wie Beton anfühlen, ist unendlich viel vernünftiger, als zu warten, bis der Kopf zu platzen droht und Sie Aspirin oder ein Relaxans schlucken müssen.

4. Üben Sie die Ganz-Körper-Entspannungsübungen einmal täglich, bis Sie sie beherrschen, damit Sie sie schließlich immer anwenden können, wenn es nötig ist. Auch bei zu verzeichnenden Fortschritten sollten Sie trotzdem eine Anwendung täglich beibehalten. Die schrittweise Entspannung der Muskulatur in Kombination mit der vollständigen Atmung ist auch ein phantastisches Einschlafmittel.

5. Die vollständige Atmung sollte Ihnen nach Möglichkeit zur Gewohnheit werden. Auf alle Fälle sollten Sie sie üben, wann immer Sie gerade einmal daran denken. Anfangs fällt Sie Ihnen im Liegen leichter, doch mit einiger Übung können Sie sie schon bald im Sitzen und Stehen anwenden.

6. Viele Menschen finden es hilfreich, die Kombination von Atemübung und Dehnübung in einer Gruppe zu erlernen. Vielleicht gibt es in Ihrer Nähe ein Zentrum, wo Hatha-Yoga unterrichtet wird. Es gibt verschiedene Arten des Yoga. Manche Kurse beschäftigen sich auch mit einer spirituellen Komponente. Erkundigen Sie sich also genau, und wählen Sie einen Kurs aus, der Ihren Bedürfnissen entspricht.

7. Falls Sie ein häufig auftretendes körperliches Leiden angehen möchten, denken Sie zunächst darüber nach, welchen möglichen indirekten Profit Sie daraus ziehen könnten. Schreiben Sie Ihre Gedanken hierzu auf, und überlegen Sie als nächstes, auf welchem heilsameren Weg Sie diesen «Profit» ebenfalls erzielen könnten.

4 Achtsamkeit und Selbsterkenntnis

Jeder, der schon einmal bei bester Gesundheit zu Hause saß, umgeben von geliebten Menschen und Freunden, und trotzdem von Ängsten geplagt wurde, wird mir zustimmen, daß es ohne einen ausgeglichenen Geist keine Zufriedenheit gibt. Wie aber können wir diesen ausgeglichenen Gemütszustand erreichen, wenn unser Geist doch von Natur aus unruhig ist und unaufhörlich unsere großen und kleinen Wünsche und Ängste in die Vergangenheit und Zukunft projiziert?

Nehmen Sie sich einen Augenblick lang Zeit, und denken Sie an eine Ihrer Lieblingsbeschäftigungen. Wie fühlen Sie sich, wenn Sie etwas tun, das Ihnen Freude macht? Wenn Sie beispielsweise Ihre Lieblingsplatte auflegen? Dann treten andere Gedanken und Wünsche zeitweilig in den Hintergrund, und Sie genießen den Augenblick. Sie erleben Minuten vollkommener Zufriedenheit. Ihr Geist bedrängt Sie nicht. Das ist Frieden. Das Glück währt jedoch nicht lange, denn schon schaltet sich der Verstand wieder ein. Wie kannst du nur herumsitzen und Musik hören? Die Wohnung räumt sich wohl kaum von allein auf, das Essen will gekocht sein, das Geld reicht vorne und hinten nicht, wen wollte man doch eben noch anrufen? Und schon ist der Augenblick vorüber, man springt auf und stürzt sich in die Arbeit. Von irgend etwas muß der Mensch ja schließlich leben.

Wenn Sie nun Ihren Geist disziplinieren, ihn dazu anhalten könnten, sich immer nur mit einer Sache zu beschäftigen und andere Probleme erst dann ins Blickfeld rücken zu lassen, wenn sie an der Reihe sind, würden Sie öfter mal Ruhe und Zufriedenheit erfahren. Den Weg dorthin zeigt eine Übung, die wir *Achtsamkeit* genannt haben. Ihr Gegenteil ist ein innerer Zustand, in dem der Geist hierhin hüpft und dorthin und wenn möglich überall gleichzeitig sein will, der Zustand der *Unachtsamkeit* oder *Achtlosigkeit*.

Die Schriftstellerin Alice Löwenstein gehörte zu meiner ersten Körper/Geist-Gruppe. Sie war eine außerordentliche couragierte Frau Mitte Vierzig, jedoch in höchstem Maße allergisch. Ein Hauch Parfüm oder irgendein Gewürz konnte sie völlig außer Gefecht setzen. Bald stellte sich heraus, daß mehrere Meditationssitzungen pro Tag ihr wirkliche Erleichterung verschafften, und Alice wurde eine überzeugte Anhängerin der Achtsamkeitsübung. Diese meditative Übung besteht darin, die Aufmerksamkeit in der Atmung zu verankern und die aufsteigenden Gefühle, Gedanken, Einsichten und körperlichen Empfindungen passiv zu beobachten und vorbeiziehen zu lassen. Vorstellungen und Bewertungen wie gut oder schlecht werden aufgehoben, weil nur das erlebte Jetzt zählt, für das man langsam offen wird.

Vor etwa einem Jahr kam Alice bei einem Autounfall nur knapp mit dem Leben davon. Sämtliche Rippen wurden eingedrückt, außerdem erlitt sie einen Gehirnschaden. Die Ärzte gaben ihr ein Prozent Überlebenschance. Alices Genesung nahm jedoch einen erstaunlichen Verlauf. Nachdem sie einige Wochen auf der Intensivstation behandelt worden war, konnte sie in eine Rehabilitationsklinik überwiesen werden. Ähnlich wie viele Schlaganfallpatienten hatte sie gravierende Wortfindungsschwierigkeiten, ihr Restvokabular bestand nur noch aus einigen hundert Worten. Zudem war sie nicht mehr in der Lage, ihre Körperfunktionen zu kontrollieren. Wie ein tolpatschiges kleines Kind mußte sie die einfachsten Sprach- und Bewegungsabläufe neu erlernen.

Später erinnerte Alice sich, daß jeder Schritt, den sie machen wollte, eine Kurzmeditation erforderte, denn sie mußte sich vollkommen auf jede noch so unscheinbare Empfindung, die zum

Gehen gehört, konzentrieren. Tat sie das nicht, fiel sie hin. Beim Sprechen mußte sie sich auf jede Silbe konzentrieren, auf jedes Wort, um einen Satz zusammenzubringen. Wenn sie mit Bausteinen spielte, um ihr Raumgefühl wieder zu schulen, mußte sie jede Bewegung mit äußerster Konzentration durchführen. Schon das geringste Nachlassen ihrer Aufmerksamkeit führte dazu, daß sie die gestellte Aufgabe nicht lösen konnte. Bei gesunden Menschen funktionieren all diese Bewegungs- und Koordinationsabläufe automatisch, egal womit unser Geist sich gerade beschäftigt. Alice betrachtete dieses «Sofort-Feedback» als ein Geschenk, dem sie es verdankte, ihre Achtsamkeit zu schulen und ihren Geist zu verankern.

Achtsamkeit: Aktive Meditation

Achtsames, aktives Meditieren bedeutet, daß wir des Augenblicks gewahr werden, in dem das Leben sich uns ohne Vorbehalte und Vorurteile darstellt. Es bedeutet ferner, daß wir uns unserer Innenwelt, der Welt der Gedanken und Emotionen, sowie den Anforderungen der Außenwelt in einem entspannten Zustand zuwenden.

Achtsam zu sein, das bedeutet beispielsweise beim Essen wirklich «bei der Sache» zu sein, jeden Bissen zu genießen, anstatt an andere Dinge zu denken und die Speisen in aller Eile hinunterzuschlingen, vielleicht noch dabei zu reden, Zeitung zu lesen oder fernzusehen. Es bedeutet, beim Spazierengehen die Bewegungen wirklich zu erfühlen, die der Körper ausführt, und für die Gerüche, Laute und Anblicke, die sich uns bieten, empfänglich zu sein. So gehört zu unserem Geist/Körper-Training auch ein langer Spaziergang in einem nahe bei der Klinik gelegenen Park. Der einzige «Zweck» dieses Spaziergangs ist es, bewußt spazierenzugehen. In der Regel sind die Patienten erstaunt darüber, wieviel Schönes es in so einem gewöhnlichen Park zu entdecken gibt. Sie nehmen Geräusche mit neuen Ohren wahr und sehen Vertrautes mit neuen

Augen, fast wie Kinder, die auch in einem Park unbefangen auf Entdeckungsreise gehen können.

Sehen Sie Kindern beim Spiel zu, und Sie erhalten eine perfekte Demonstration in aktiver Meditation. Eine Schüssel ist für einen Erwachsenen ein zweckdienlicher Gegenstand, der in jeden Schrank gehört. Für ein Kind ist diese Schüssel ein Objekt magischer Verwandlung. Umgestülpt wird sie zur Trommel, seitlich gerollt zum Rad. Der Phantasie sind keine Grenzen gesetzt. Sie wird zur Puppenwiege, zu einem Eimer oder zu einem Raumschiff, das zum Mond fliegt. Ein Kind denkt nicht in festgelegten Kategorien, die bringen wir ihm erst nach und nach bei. Weil wir gern der Meinung sind, schon alles zu wissen, erstarren wir in unserer kleinen Welt und schneiden uns in Wirklichkeit vom reichen Strom der Lebenserfahrungen ab.

Achtsam zu sein, des Körper/Geist-Zusammenhangs gewahr zu werden, erfordert ein Umdenken. Das wahre Glück liegt in der Suche, nicht im Finden – oder, anders ausgedrückt, im Tun, nicht im Erreichen.

Achtsamkeitsübung

1. Schritt: Üben Sie täglich.

In unserer Körper/Geist-Gruppe wählt jeder Patient eine Tätigkeit – Zähneputzen, Abtrocknen nach dem Duschen, Verzehren einer Frucht, Sex mit dem Partner –, um sie wie eine Meditation auszuführen. Bewußt. Aktiv. Versuchen Sie es. Sie werden erstaunt darüber sein, wie anders eine Pflaume schmeckt, wenn Sie sie bewußt verzehren.

2. Schritt: Seien Sie offen für den Augenblick.

Machen Sie es sich zur Gewohnheit, zu jeder Stunde des Tages festzustellen, womit Ihr Geist sich gerade beschäftigt, und ihn dann gezielt auf ein Objekt Ihrer Wahl zu lenken. Wenn Sie beispielsweise über Ihren Tagesplan am besten auf dem Weg zum Bus nachdenken können, haben Sie eine bewußte Wahl getroffen. Nun versuchen Sie, gezielt zu überlegen, ohne ins Grübeln zu kommen oder Ihre Gedanken abschweifen zu lassen. Dann geraten Sie gar nicht erst unter Druck.

Wenn Sie nichts planen müssen, *seien Sie einfach nur*. Konzentrieren Sie sich auf Ihre Atmung, atmen Sie tief durch den Mund aus und versuchen Sie, bewußt den gemeinsamen Rhythmus von Gehen und Atmen zu erfühlen. Nach einer Weile fallen Sie wie von selbst in einen natürlichen Gehrhythmus, in dem sich Einatmen und Ausatmen dem Schritt angepaßt haben. Dieser Rhythmus wird zum Anker Ihres Bewußtseins, während Sie voller Aufmerksamkeit auf Ihre Umgebung achten – auf die Bäume, die Wolken, die Menschen –, ohne sie jedoch irgendwie zu beurteilen. Genießen Sie einfach den Augenblick und die Harmonie von Atmen, Gehen und Sein.

3. Schritt: Der Körper reagiert auf Ihre Gedanken.

Es ist unvermeidlich, daß der Geist immer wieder abschweift, während Sie versuchen, ihn zu lenken. Aber auch, wenn Sie lernen, darauf zu achten, wohin er wandert, üben Sie sich in der Achtsamkeit. Im vorangegangenen Kapitel haben wir mit einfachen Achtsamkeitsübungen begonnen, die Muskeln und das autonome Nervensystem betreffend. Als nächstes beschäftigen wir uns mit den Gedanken, die jene körperlichen Veränderungen hervorrufen, die wir zuvor beobachtet haben. Hierbei unterscheiden wir zwei Kategorien von Gedanken:

* Nichtbelastende: Gedanken wie «Was gibt's wohl heute zum Essen?» oder «Ob ich heute abend wieder einmal lese oder doch lieber einen Film anschaue?» kommen und gehen ständig, ohne eine Reaktion im Körper auszulösen. Sie sind unbedeutend.
* Belastende: Gedanken wie «Warum verstehen mein Mann und ich uns nicht mehr?» oder «Ich habe Angst, daß meine Krank-

heit sich als unheilbar herausstellt», haben einen starken Einfluß auf den Körper. Sie produzieren emotionale Reaktionen wie Furcht, Schuldgefühle und Wut. Diese Gedanken reißen uns aus der Gegenwart und werden im Körper gespeichert, wo sie ihre volle Wirkung entfalten.

Eine meiner Patientinnen, eine junge Krankenschwester, litt unter massiver Angst. Als sie begriff, daß diese Angst sie nicht etwa aus heiterem Himmel überfiel, sondern daß es im Vorfeld immer zu einer bestimmten Assoziationskette kam, lernte sie, ihre Gedanken zu kontrollieren. Die Angst verschwand. In den folgenden Kapiteln werden wir uns ausführlich damit beschäftigen, wie man die Kette achtloser Gedanken und Konditionierungen aus der Vergangenheit – Vorstellungen, Gefühle oder bestimmte Handlungen – unterbrechen kann. Doch zunächst wollen wir uns mit den geistigen Vorgängen befassen, die zu solch konditionierten Gewohnheiten führen, die dann in ähnlichen Situationen einfach ablaufen.

Konditionierung auf mentaler Ebene

Jeder Lernvorgang ist ein Konditionierungsprozeß. Hat ein bestimmtes Ereignis stattgefunden, ist es unserem Geist eingeprägt und wird unter ähnlichen Umständen wieder abgerufen. Sie erinnern sich an Pawlows klassisches Konditionierungsbeispiel? Auf ähnliche Weise werden auch Emotionen konditioniert, und gleich alten Bandaufnahmen bekommen wir sie ein Leben lang zu hören – es sei denn, wir löschen die alten Aufnahmen (= die alten Konditionierungen) und nehmen etwas Neues auf.

Als ich sechs Jahre alt war, begegnete meinem Vater und mir auf einem Spaziergang ein riesiger schwarzer Hund. Mein Vater geriet augenblicklich in Panik. Er packte mich und zerrte mich auf die andere Straßenseite. Ich konnte seine Angst überhaupt nicht begreifen, denn der Hund sah freundlich aus und ich hätte ihn zu gern gestreichelt. Der arme Hund selbst schien in dieser Angelegenheit so gut wie bedeutungslos, denn wir reagierten beide aufgrund verschiedener, konditionierter Assoziationen.

Die Mutter meines Vaters war von einem Hund gebissen worden, als er noch ein Knabe war, und die Erinnerung daran hatte sich seinem Gedächtnis fest eingegraben. Seitdem waren Hunde für ihn als gefährlich klassifiziert. Meine Erfahrungen mit Hunden beschränkten sich dagegen auf den kinderlieben Collie meiner Freundin Nancy, und ich wollte auch so einen Spielgefährten. Selten sehen wir die Dinge so, wie sie wirklich sind, sondern betrachten sie aus unserem konditioniertem Blickwinkel. Wir handeln aufgrund von Meinungen und Annahmen, die wir für die einzige, unumstößliche Wirklichkeit halten, und berauben uns dadurch der Möglichkeit, andere Erfahrungen zu machen. Mein Vater war jahrelang ein Gefangener seines Vorurteils gegenüber Hunden. So zog er es sogar vor, in einer engen Apartmentwohnung zu leben, weil er Bedenken hatte, ein Haus zu kaufen, denn in solchen Wohngegenden gibt es meistens auch Hunde, die frei herumlaufen dürfen.

Alte Konditionierungen sind in der Tat wie ein Gefängnis. Mancher Konditionierungen ist man sich bewußt, wie zum Beispiel der Angst vor Hunden, andere sind wesentlich schwieriger auszumachen. Und während es manchmal schon ausreicht, sich ein konditioniertes Verhaltensmuster vor Augen zu führen, um eine Situation grundlegend zu ändern, ist das Gewahrwerden eines bestimmten Verhaltens in anderen Fällen nur der Anfang eines Umerziehungsprozesses.

Ben war ein achtundfünfzig Jahre alter Klempner, der mich wegen Schmerzen in der Brust und wegen Insomnie aufsuchte. Während unseres Gesprächs erzählte er mir so nebenbei, daß er auch an einer krankhaften Angst vor dem Autofahren litt. Untertags war es ihm möglich, der Phobie Herr zu werden, nachts jedoch oder wenn er bestimmte Strecken zurückzulegen hatte, verselbständigte sie sich. So konnte er auf dem Massachusetts Turnpike zwar ostwärts fahren, aber nicht westwärts. Die Phobie war vor etwa fünf Jahren zum erstenmal aufgetreten und hing irgendwie mit einer Gehirnverletzung zusammen, wegen der er damals in Behandlung war. Die Erinnerung an den auslösenden Vorfall hatte er jedoch verloren.

Für gewöhnlich erlernt der Phobiepatient eine Vorstellungsstrategie. Er wird angeleitet, sich in einen entspannten Zustand zu versetzen, in dem dann der konsequente Abbau des Angstzustandes durch bewußte Konfrontation mit der Situation geübt wird, die man zuvor zu vermeiden suchte oder nicht bewältigen konnte. In entspanntem Zustand wird die angsteinflößende Situation rekonstruiert und nacherlebt, wodurch die konditionierte Angstreaktion unterbrochen wird, oder, anders ausgedrückt, die Kampf-Flucht-Reaktion wird von den wilden Phantasien des Geistes getrennt. Ben nahm an unserem sechswöchigen Training teil. Nachdem er gelernt hatte, die Entspannungsreaktion herbeizuführen, begann ich mit der Therapie seiner Phobie.

Wir hatten eine Art Situationshierarchie für ihn ausgearbeitet, das heißt eine abgestufte Aufstellung aller Situationen, die ihm Furcht einflößten. Ans Ende der Liste hatte er das Fahren am späten Nachmittag gesetzt, ganz obenan rangierte die Nachtfahrt auf dem Massachusetts Turnpike in westlicher Richtung. Die Entspannungsreaktion bereitete Ben keinerlei Schwierigkeiten, und auch die ersten Stufen seiner Phobienhierarchie bewältigte er mühelos. Obwohl er im Geiste die zuvor angsteinflößenden Situationen nacherlebte, verharrte sein Körper in entspanntem Zustand. Ich rechnete mit einem schnellen Erfolg. Ben hörte sich wiederholt das Band unserer Sitzungen an und unternahm kurz darauf nächtliche Ausfahrten mit seiner Frau; gewiß würde er bald auch allein auf dem Massachusetts Turnpike in westlicher Richtung fahren können.

Als wir uns mit dieser Stufe seiner Angsthierarchie beschäftigten, geschah jedoch etwas Unerwartetes. Ben begann plötzlich angstvoll zu stöhnen. Ich legte ihm die Hand auf die Schulter und erklärte ihm, daß er mit jedem Ausatmen das Gefühl der Angst loslassen solle oder daß er das innere Geschehen beobachten solle, während er entspannt atmete. Nach ein oder zwei Minuten öffnete Ben die Augen und schüttelte ungläubig den Kopf. «Das war eine unglaubliche Erfahrung, so wirklich, als passierte es tatsächlich. Ich kann es kaum fassen.»

Dann erklärte er mir, was passiert war. Eine Erinnerung war aufgetaucht, an den Abend vor Weihnachten, vor etwa fünf Jahren. Er stieg in seinen Wagen und fuhr auf dem Massachusetts Turnpike in westlicher Richtung davon. Plötzlich spürte er den kalten Lauf einer Pistole in seinem Nacken. Auf dem Rücksitz saßen zwei Männer. Sie befahlen ihm, die nächste Ausfahrt zu nehmen und auf ein freies Feld zu fahren, wo sie ihn völlig ausraubten. Ben kam erst im Krankenhaus wieder zu sich, in das man ihn mit einer schweren Gehirnerschütterung eingeliefert hatte, aber die Erinnerung an den Überfall hatte er verloren.

Ben war in jenen sehr entspannten, meditativen Zustand geraten, in dem das Bewußtsein wieder Zugang zu seinen unbewußten Bereichen hat, und die aus Angst unterdrückte Erinnerung erschien lebendig vor seinem inneren Auge. Für Ben bedeutete diese natürliche Erklärung seiner Phobie einen Wendepunkt. Es war ihm viel leichter möglich, mit der eigentlichen Ursache fertig zu werden als mit ihrem Schatten – der alles durchdringenden Angst und den unerklärlichen Schmerzen in der Brust, die ihm seit Jahren schon schlaflose Nächte bereiteten. Beide Symptome, die mit diesem Überfall verbunden waren, verschwanden fast über Nacht, nachdem Ben sich erinnert hatte. Im Laufe der folgenden Wochen erlangte er auch seine volle Fahrtüchtigkeit wieder und immer, wenn er mit einer konditionierten Angstsituation konfrontiert wurde, wendete er die erlernten Atemtechniken an, um sich zu entspannen und die Angst loszulassen.

Die Ängste, die sich unserem Gedächtnis eingebrannt haben, sind in vielen Fällen Erinnerungen an Ereignisse, die sich tatsächlich zugetragen haben. Der Hund hat wirklich zugeschnappt, die Eltern waren tatsächlich überängstlich oder überkritisch, man wurde wirklich ausgeraubt. Als Folge davon versuchen viele Menschen sich vor einer Wiederholung zu schützen, indem sie krampfhaft ähnliche Situationen vermeiden oder sie gar da entstehen sehen, wo gar kein Grund zur Angst vorliegt. Beide Verhaltensweisen führen dazu, daß man sich, manchmal über einen sehr langen Zeitraum hinweg, selbst ein Gefängnis baut, in dem man fortan freiwillig lebt. Ja, man nimmt alle Einschränkungen in Kauf, weil man sich ja nun in Sicherheit wähnt. Doch hat man dabei völlig übersehen, daß die Ängste keineswegs bewältigt wurden, man hat sie nur verlagert. Von nun an machen sie uns auf viele Weise zu schaffen und zerstören dabei langsam unsere Gesundheit und unser inneres Gleichgewicht.

Der Geist wird oft mit einem Motor verglichen. Wenn der läuft, erzeugt er die zum Fahren notwendige Energie. So auch unser Geist. Wenn er einmal in Fahrt ist, produziert er laufend neue Bilder. Wut führt zu mehr Wut, Angst zieht mehr Angst nach sich, und der Geist wird immer mehr zu dem, was er erzeugt. Erst wenn wir auskuppeln, um im Bild zu bleiben, bzw. tief durchatmen und zu unserem eigenen Beobachter werden, gelingt es uns, die nötige Distanz zu unserem Geist zu schaffen, der sich schon bald unserem Willen unterordnen wird. So wird es möglich, im Jetzt zu leben und nicht in unnötiger, krankhafter Angst vor der Zukunft oder voller Unzufriedenheit über die Vergangenheit. Es ist also nur von Vorteil, wenn wir uns mit unserem Geist noch ein wenig mehr beschäftigen.

Der Geist als Werkzeug

In den folgenden Kapiteln setzen wir uns mit verschiedenen Achtsamkeitsübungen und der Kontrolle unseres Geistes auseinander. Zunächst wollen wir uns jedoch darüber klar werden, was «Geist» eigentlich ist und wie er funktioniert. Philosophen und Psychologen haben über Jahrhunderte hinweg sogenannte Landkarten des Geistes entwickelt. Die exaktesten Landkarten entstanden durch Erforschung der Meditation, die sich gewissermaßen mit einem Mikroskop vergleichen läßt, durch das man den

Geist beobachten und analysieren kann. Die so entstandene Kartographie unserer Innenwelt stimmt im wesentlichen mit der von Psychologen erstellten überein, die ihre Daten aus der Untersuchung von Verhaltensmustern sowohl mental gestörter wie auch gesunder Menschen beziehen.

Die Unterteilung in folgende vier Komponenten hat sich als nützlich erwiesen für das Verständnis des Geistes als «Werkzeug», dessen wir uns bedienen können, anstatt zu seinem Gefangenen zu werden:

1. *Primärbewußtsein*. Bevor man in der Lage ist, etwas zu beurteilen, muß es sich uns mitgeteilt haben. Unsere Sinnesorgane fangen Gerüche, Laute, visuelle Reize, geschmackliche Reize und taktile Reize ein, die uns erste, grundlegende Informationen über unsere Umwelt liefern. Auf dieser Ebene des Bewußtseins ist ein schwarzer Hund ein schwarzer Hund. Er ist weder furchterregend noch süß. Er ist einfach.

2. *Unterbewußtsein*. Jede einzelne unserer Erfahrungen hat ihren Abdruck in unserem Nervensystem hinterlassen. Aus diesem Grund müssen wir auch nicht jedesmal neu das Autofahren lernen, wenn wir uns hinters Steuer setzen. Das Unterbewußtsein ist eine wahre Schatzkammer, in der wir für jede Situation die passende Lösung finden (siehe auch Kapitel 6). Es kann aber auch, wie wir gesehen haben, zur Büchse der Pandora werden, in der unsere Ängste, Enttäuschungen und all die überflüssigen, unnützen, konditionierten Mechanismen sicher aufbewahrt sind.

3. *Intellekt*. Er bestimmt unsere Fähigkeit, Informationen, die aus unserem Sinnessystem und dem Unterbewußtsein stammen, zu verarbeiten. In seiner reinen Form ist das Denken ein bewußter, gelenkter Vorgang und hat nichts mit der bei uns häufiger vorkommenden Dauergrübelei zu tun. Wenn der Intellekt ungetrübt von Angst- und Kummermechanismen ist,

eröffnet er uns neue Einsichten und kann sich frei zu neuen Höhen aufschwingen, deren Glanz auf uns zurückstrahlt.

4. *Ego*. Das Ich-Bewußtsein ist eine Akkumulation von Meinungen, die wir über uns selbst gesammelt haben. Es ist eine Identität, die wir eigens für uns geschaffen haben, um uns von anderen abzugrenzen, denn so fühlen wir uns sicherer. Dieser Panzer aus Eigenschaften schützt uns nach außen hin vor unseren konditionierten Ängsten, aber ab einem bestimmten Punkt beengt und drückt er uns mehr, als daß er uns schützt. Persönliches Wachstum heißt deshalb, einen Schritt weiterzugehen. Nachdem man sich ein Ego geschaffen hat, wird es notwendig, seine wahre Natur zu verstehen und es dann zu transzendieren.

Mit diesen vier Aspekten des Geistes wollen wir uns im weiteren beschäftigen. Das Ego ist jene Komponente, die direkten Einfluß auf unsere bewußten und unbewußten Konditionierungen nimmt und ihre endlose Wiederholung initiiert. Wir werden also zunächst versuchen, seine wahre Natur zu verstehen, damit wir nicht krampfhaft an ihm festhalten müssen.

Das Ego: Der Richter

Schon in frühester Kindheit nimmt unser Ego ausgeprägte Formen an. Während das Baby sich zunächst noch ganz eins mit der Mutter fühlt, entwickelt das Kleinkind bald ein starkes Ich-Gefühl. Eltern, die angesichts der ständigen trotzig-energischen «Nein, ich will nicht»-Ausrufe ihres Zweijährigen schier verzweifelt sind, haben die Entwicklung des Ego hautnah miterlebt. Aber für die weitere Entfaltung des Heranwachsenden ist es wichtig, sich als ein Individuum zu erkennen, das eigene Bedürfnisse, Wünsche und Zielsetzungen hat und fähig ist, sich auf seine ureigene Weise auszudrücken.

Damit haben wir bereits die Bedeutung umrissen, die dem Ego

zukommt: Es soll uns mit einer Identität versehen, die es einem jeden ermöglicht, sich auf seine ureigene Art und Weise auszudrücken. Nun wird aber das sich entwickelnde Ego mit einer Fülle von Eindrücken konfrontiert, die ihm Gefahr und das Gefühl der eigenen Unzulänglichkeit signalisieren. Ein Kind, dessen Eltern unter großem Druck stehen oder die ihm aus Ignoranz nicht das nötige Maß an Liebe zukommen lassen, wird, sozusagen aus existentieller Not heraus, verschiedene Methoden erproben, um doch zu der ersehnten Zuwendung zu kommen. Das kann dazu führen, daß es besonders brav und fügsam wird oder besonders rebellisch.

Man kann das Ego als eine Ansammlung von Verhaltensweisen sehen, die in der Hauptsache das Gefühl der Intimität, Produktivität und Kreativität fördern. Andere dieser Verhaltensweisen bilden Mauern, mit denen wir uns umgeben, um uns vor Schmerzen und Enttäuschungen jeder Art zu schützen. Leider mauern wir dabei das Mitgefühl füreinander gleich mit ein.

Das Ego bringt seine Unsicherheit dadurch zum Ausdruck, daß es alles und jedes beurteilt und kategorisiert. So versucht es, unter allen Umständen seine Position zu wahren und die Kontrolle zu behalten. Ich nenne es deshalb auch den Richter. Es zwängt alles in die Kategorien gut und böse und versucht krampfhaft, nur noch gut zu sein, weil es in der Überzeugung gefangen ist, nur überleben zu können, wenn es gut ist.

Die östlichen Weisheitslehren, die auf intensiver Erfahrung und Beobachtung des menschlichen Geistes basieren, weisen den Adepten an, das Ego aufzugeben. Das heißt nichts anderes, als daß die überkommenen Mauern aus Angst und Unsicherheit abgebaut werden sollen, die das Ego in dem Glauben errichtet hat, so im Leben besser zurechtzukommen. Das Ego wird im Laufe des Lebens zu einer Maske: Man trägt sie zur Schau und denkt allmählich, daß sie unser wahres Gesicht sei, bzw. daß sie unser wahres Wesen verkörpere.

Von Kindesbeinen an werden wir darauf trainiert, daß Sicherheit und Wohlbefinden etwas «Gutes» sind, Gefahren, Schmerzen und Ängste dagegen «schlecht». Kein Wunder, daß in unserer Gesellschaft, in der es unschicklich ist, Schwäche zu zeigen, Neurosen geradezu blühen, hält sich doch jeder von uns in der einen oder anderen Form für unzulänglich. Weil aber niemand aus dem gesellschaftlichen Rahmen fallen möchte, sind wir fleißig dabei, unsere Ängste immer wieder einmal zu übertünchen, eine Sisyphusarbeit, denn in den verborgenen Schlupfwinkeln unseres Unterbewußtseins lauert die Existenzangst. Es ist die Angst davor, nicht mehr geliebt zu werden, weil wir «böse» waren, die Angst davor, aus der sicheren Gemeinschaft ausgestoßen und dem Tod preisgegeben zu werden. Auf jeder Mauer, die das Ego errichtet, prangt in großen Lettern das Leitmotiv jeglichen Verhaltens: Ich hörte einmal, wie jemand sagte: «Verzeihen Sie, daß ich lebe!» Ein solcher Ausspruch läßt tief blicken und weist uns auf die Wurzel des Übels hin, die Angst nämlich, daß wir unsere Existenz rechtfertigen müßten.

Das ausgeprägte Anerkennungsbedürfnis, das man beispielsweise bei Kindern beobachten kann, hat Psychologen schon vor längerer Zeit die Methode der positiven Rückmeldung (*positive reinforcement*) oder des positiven Feedback entwickeln lassen, die zu erstaunlichen Erfolgen bei der Konditionierung von Verhaltensweisen führt. Wenn kleine Erfolge auf dem Weg zu einem gesteckten Ziel belohnt werden, beschleunigt dies den Lernvorgang ungemein. Zwar verändert eine Bestrafung, sei sie verbal oder durch andere Maßnahmen ausgedrückt, ein bestimmtes Verhalten ebenfalls, aber durchaus nicht immer in der gewünschten Weise.

Das Verhalten Erwachsener sowie die Ansichten, auf die es sich gründet, ist eine kuriose Mischung aus Reaktionen auf Situationen, in denen man im Laufe des Lebens positives bzw. negatives Feedback erhalten hat. Manche Menschen werden zu verbissenen Perfektionisten, andere hoffnungslose Schlamper, aber immer sind die anderen daran schuld, selten man selbst. Wenn Sie Ihrem inneren Dialog einmal aufmerksam folgen, werden Sie feststellen, wie oft es da um die Einstufung in «gut», «schlecht» oder «ist mir egal» geht. Sie veranstalten einen Hausputz und fragen sich noch während der Arbeit, ob es die lieben Mitmenschen wohl auch zu würdigen wissen, wenn bei Ihnen alles vor Sauberkeit strahlt. Kommen Sie zu dem Schluß, daß es denen wahrscheinlich egal ist, man Sie vielleicht sogar für einen Putzteufel halten könnte, ärgern Sie sich. Der unerbittliche innere «Richter» hat sein Urteil bereits verkündet: Die anderen sind schlecht, denn sie werden unsere Mühe gar nicht zur Kenntnis nehmen. Wir sind jedoch aus dem Schneider, denn wir haben keine Schuld an dem Ärger, der an uns nagt. Wir haben ja nur versucht, gut zu sein und unser Bestes zu geben.

Die nächsthöhere Instanz: Der Zeuge

Aus welchem Stoff ist unser Geist eigentlich gemacht? Hört man auf zu existieren, wenn der Geist nicht mehr funktioniert?

Bevor Sie weiterlesen, versuchen Sie bitte folgendes Experiment. Der Geist teilt sich uns durch die Sprache mit. Werden Sie daher in der nächsten Minute zu seinem Zuhörer. Schließen Sie Ihre Augen, atmen Sie tief und hörbar durch den Mund aus, wie bei einem Seufzer der Erleichterung, gehen Sie zur Bauchatmung über, und hören Sie Ihrem Geist eine Minute lang zu.

Was haben Sie erlebt? Mit an Sicherheit grenzender Wahrscheinlichkeit haben Sie eine von zwei möglichen Erfahrungen gemacht. Entweder haben Sie Ihre Gedanken verfolgt, ihnen zugesehen, wie sie auftauchen und weiterziehen, oder Sie haben zu Ihrer Überraschung festgestellt, daß es gar keine Gedanken gab. Meine Patienten berichten mir oft ungläubig, daß der Strom von Gedanken unterbrochen wird oder gar abnimmt, wenn sie ihn eine Weile konzentriert beobachten. Mein Kollege Steve Maurer hat mal gesagt, daß der Geist verlegen wird, wenn er merkt, daß man ihn beobachtet. In jedem Fall aber ist die Beobachtung der Gedanken mit einem Gefühl der Zufriedenheit verbunden – dabei ist es unerheblich, ob der Gedankenstrom unterbrochen wird oder munter weiterplätschert. Auch im entspannten Zustand ist man sich seiner selbst bewußt, aber dieses Bewußtsein ist von einem tiefen Frieden begleitet. Versuchen Sie das Experiment gleich noch einmal.

In der Meditation entwickeln wir die Fähigkeit zur vorurteilsfreien Beobachtung, einer Eigenschaft unseres Geistes, der wir uns sonst nicht bewußt sind und die über dem Richter in uns steht. Ich nenne sie den Zeugen. Der Zeuge kümmert sich nicht um gut oder böse, er ist die unserem Denken übergeordnete Instanz oder, anders ausgedrückt, die unkonditionierte Ebene unseres Geistes, unser wahres Selbst. Es unterliegt nicht unseren Erfahrungen und existiert unabhängig von den anderen Komponenten des Geistes. In manchen psychologischen und philosophischen Schulen wird das Ego das «selbst» (kleingeschrieben) genannt, weil es unsere persönliche Geschichte beinhaltet, alle Beschränkungen, denen wir unterliegen, und alle Ängste. Im Gegensatz dazu sprechen sie vom «Selbst» (großgeschrieben), der dem «selbst» übergeordneten Instanz, die für unser unbegrenztes, geistiges Potential steht.

Die Erkenntnis, daß dieses übergeordnete Bewußtsein uns allen eigen ist und uns miteinander verbindet, ist das Kernstück aller Weisheitslehren. Die Philosophien des Ostens geben klare und genaue Anweisungen, wie jeder sein Ego transzendieren und dadurch zu der Erkenntnis vordringen kann, daß seine wahre Natur (das Selbst) unbegrenzt, weil Teil des kosmischen Bewußtseins, ist. Wenn Jesus lehrt, daß wir unseren Nächsten lieben sollen wie uns selbst, meint auch er genau dieses – wir sind die anderen, so wie sie ein Teil unseres Selbst sind.

Viele therapeutische Ansätze, die auf das psychische Wachstum des einzelnen ausgerichtet sind, kommen zu demselben Schluß. Der Klient lernt, Zweifel und Ängste offenzulegen und abzubauen, weil er nur so wieder Zugang zu seinen inneren Ressourcen finden und fähig werden kann, in sich selbst zu ruhen, Mitgefühl für sich selbst und andere zu empfinden, Frieden zu erfahren, Freude zu erleben und seine Existenz als eine Möglichkeit zur Entfaltung seines inneren Potentials zu verstehen. Die Begriffe

Selbst-Verwirklichung oder *Selbst-Aktualisierung* beziehen sich auf den Entwicklungsprozeß, der einsetzt, wenn ein Mensch beginnt, sich mit seinem Selbst zu identifizieren und das Ego loszulassen.

Ein Rabbiner schrieb einmal in einer tiefen persönlichen Krise an Albert Einstein. Der Geistliche hatte zwei Töchter im Alter von achtzehn und sechzehn Jahren. Als die Jüngere plötzlich starb, vegetierte ihre Schwester aus Gram nur noch vor sich hin. Nichts, aber auch gar nichts vermochte sie zu trösten.

Einsteins Erwiderung gehört zu den bewegenden Zeugnissen, die wir über die Tatsache persönlichen Wachstums besitzen, eine Tatsache, die nicht nur spirituelle Schulen, sondern auch die Psychologie immer wieder betonen. Der Mensch sei, schrieb Einstein dem Rabbiner, wie alle Wesen, Teil eines Ganzen, welches wir das «Universum» nennen, aber seiner äußeren Form nach durch Zeit und Raum begrenzt. Er erfahre sich selbst, seine Gedanken und Gefühle, als grundlegend getrennt von den anderen. Dabei handele es sich jedoch um eine Art optischer Täuschung des menschlichen Bewußtseins, von der wir uns befreien müssen, um unser Mitgefühl für alle lebenden Wesen und für die Natur entwickeln zu können. Auch wenn uns dies nicht vollkommen gelänge, sei schon das Streben nach diesem Ziel Teil der Befreiung und eine Grundlage für das Erlangen des inneren Gleichgewichts.

Viele Menschen haben dieses Gefühl, Teil eines großen Ganzen zu sein, auf die eine oder andere Weise schon erlebt, ohne es nun so zu nennen. Eine Mutter, die ihr Kind stillt und sich dabei auf wunderbare Weise eins mit ihm fühlt, erfährt ihr Selbst.

Eine unserer Krebspatientinnen – sie hieß Mary – erzählte in ihrer Gruppe von einer Erfahrung, die ihr auf völlig andere Weise zuteil wurde, in ihrer Essenz aber doch jener der stillenden Mutter entspricht. Mary hatte erst vor kurzem von ihrem Eierstockkrebs erfahren und sich sofort operieren lassen. Nun wurde sie mit Chemotherapie nachbehandelt. Eines Tages machten sie und ihr Mann einen Ausflug in die Adirondacks, um sich von den Strapazen der vergangenen Wochen und Monate zu erholen. Es war ein warmer Frühlingstag. Am Spätnachmittag saßen sie lange am Ufer eines kristallklaren Bergsees und genossen die Stille, das Gezwitscher der Vögel und das leise Rauschen des Windes in den Blättern. Die untergehende Sonne verwandelte den Himmel in ein buntes Mosaik aus Rot- und Blautönen, die von der ruhigen Wasseroberfläche glitzernd reflektiert wurden. Plötzlich verlor Mary ihr normales Wahrnehmungsvermögen: Sie schaute nicht mehr *auf* das Wasser, sondern hatte das überwältigende Gefühl, selbst das Wasser zu *sein*, mit ihm und ihrer Umgebung zu verschmelzen. Die Grenzen ihres Normalbewußtseins lösten sich auf. Die Erfahrung dauerte fast zehn Minuten, Mary erschien es jedoch wie ein Ewigkeit.

Es fiel ihr nicht leicht, die Erfahrung in Worte zu fassen. Sie sprach von einem alles durchdringenden Gefühl der Liebe, des Friedens und des Einsseins, als hätte sie sich ins Universum ausgedehnt. Danach erschiene ihr Krebs ihr nun viel unbedeutender, und sie sei längst nicht mehr so nervös deswegen, weil sie erfahren habe, daß das menschliche Bewußtsein nicht auf die eigene Identität begrenzt sei. Ihre Erzählung löste bei den anderen Patienten der Gruppe die Erinnerung an ähnliche, wenngleich weniger intensive Erlebnisse aus, die ihnen allen zu verschiedenen Zeitpunkten in ihrem bisherigen Leben widerfahren waren.

Inneres Gleichgewicht: Den Richter zur Ruhe kommen lassen

John hatte als Folge seines Diabetes das Augenlicht verloren. Er sagte einmal, daß sein eigentliches Problem nicht das Blindsein selbst sei, sondern vielmehr, daß er nicht aufhören konnte, sich zu wünschen, nicht blind zu sein. Sobald er diesen Gedanken nachgab, stieg ein ungeheures Gefühl der Hilflosigkeit in ihm auf, er fühlte sich aggressiv und frustriert, angespannt und gereizt. Dieses Gefühl der Frustration und Hilflosigkeit rief die Erinnerung an andere Situationen auf den Plan, in denen er sich ähnlich schlecht gefühlt hatte, und verstärkte seinen Schmerz über das bisher größte Unglück, das ihm widerfahren war. John hatte den Wunsch, diesen Teufelskreis zu durchbrechen. Er wollte seinen Frieden mit der Blindheit machen, lernen, damit zu leben.

Er saß in einer Falle, die wir alle selbst gut kennen, denn wie oft schon haben wir uns selbst gewünscht, daß unser Leben anders wäre! In dieser Überlegung liegt die Wurzel für alles Leid, das wir erfahren, und es gibt nur einen Ausweg aus diesem Dilemma: Wir müssen aufhören, die Diener unserer Wünsche zu sein, jener Wünsche und Ängste, die es uns unmöglich machen, voll in der Gegenwart zu leben. Unser Trachten nach dem, was wir noch nicht haben – die bekannten «Ach, wenn doch nur...»-Träume –, aber auch die Vermeidung dessen, was wir nicht wollen, wovor wir uns fürchten – die «Was wäre, wenn...»-Grübeleien –, gehören zu den Lieblingsbeschäftigungen des Egos. Sie reißen uns aus der Gegenwart und überantworten uns seiner Launenhaftigkeit.

Wie oft hat Ihnen Ihr Geist schon vorgegaukelt, wie glücklich sie wären, *wenn* Sie nur zehn Pfund abnehmen könnten? Mehr Geld verdienen würden? Gesund wären? Und wenn diese Bedingungen schließlich erfüllt sind, geht man einfach zu einem neuen Katalog von Wünschen über, an die das Glück als nächstes geknüpft wird. Es geht uns wie dem Esel, der ewig hinter der Karotte herrennt, weil er nicht weiß, daß sein Herr sie ihm nur als Lockmittel vor die Nase hält. Nie wird er sie erreichen.

Erst wenn unser unablässiges Wünschen aufhört, können wir wahres Glück empfinden. Dann schweigt der Geist, denkt nicht, sorgt sich nicht, fürchtet sich nicht, ist nicht unzufrieden, sondern konzentriert sich wachsam. Sicher waren Sie an einem heißen Tag schon sehr durstig. Können Sie sich daran erinnern, mit wieviel Konzentration und Genuß Sie endlich den ersehnten Schluck Wasser getrunken haben? Immer, wenn der Geist auf eine Sache ausgerichtet, also achtsam ist, wird er still, und Sie erfahren für einen Augenblick das Selbst, das unkonditionierte Bewußtsein, welches immer da ist, für gewöhnlich aber von den Aktivitäten des Geistes übertönt wird. *Und weil die Erfüllung eines Wunsches vorübergehend zu einer Beruhigung des Geistes und einem Gefühl der Zufriedenheit und Ausgeglichenheit führt, ist es kein Wunder, daß die landläufige Auffassung von Glück in der Erfüllung unserer Wünsche besteht. Ein altes Sprichwort lehrt uns jedoch, daß «Freude und Zufriedenheit nicht in den Dingen sind, sondern in uns selbst».*

Auch wenn uns die Erfüllung eines Wunsches freut, so währt doch das Glück nicht lange. Der Geist ist wie ein Süchtiger – sobald die Wirkung einer Erfahrung nachläßt, wird er unruhig und sucht dringend nach einer Möglichkeit, das Glücksgefühl erneut hervorzurufen. Die Erfahrungen, die er zwischen den befriedigenden Erlebnissen macht, sind in der Regel unbedeutend, wenn nicht unerfreulich. Erst wenn der Geist sich von der Illusion befreit, daß das Glück durch bloße Wunscherfüllung zu finden ist, kommt er zur Ruhe. In diesem Zustand der Ausgeglichenheit erkennt man, daß nichts unmöglich ist, daß das Leben voller Möglichkeiten steckt, um seine wahre Natur zu entdecken. Anstatt das Geschirr mit der Einstellung abzuwaschen, daß das Leben ohne diese lästige Tätigkeit ja viel schöner wäre, kann man auch anders an die Arbeit herangehen, die einzelnen Teile achtsam abwaschen, das Gefühl des Wassers auf der Haut empfinden oder spüren, wie das Geschirr sich anfaßt. Im Zustand der Ausgeglichenheit gibt es keine Wertungen von angenehm oder unangenehm. Der Geist ist ruhig, und Sie haben Zugang zu Ihrem wahren Selbst.

Sabrina nahm an einer unserer Geist/Körper-Gruppen teil. Während der Meditation wurde ihr Geist still, ihr Atem ganz ruhig. Die Zeit hörte für sie auf zu existieren, während ein Gefühl der Freude und des alles durchdringenden Friedens sie durchströmte und sie sich mit allem eins fühlte. Beschreibungen solcher Zustände finden wir auch in den Überlieferungen aus dem Leben von Heiligen und Mystikern oder in der indianischen Dichtung, wo sie als normale Erfahrungen bzw. Bewußtseinszustände geschildert werden. Trotzdem tat Sabrina sich schwer. Einerseits hatte sie Bedenken von der Art, «was aber ist, wenn solche Zustände zu anderen führen, die man vielleicht nicht mehr kontrollieren kann oder die nicht so angenehm sind» – die alte Angst also, die Kontrolle zu verlieren. Andererseits fühlte sie sich enttäuscht, wenn die Erfahrung sich nicht wiederholte, und statt der Angst erfüllte sie dann der Wunsch, «ach, wenn doch das Gefühl noch einmal auftreten würde». Sabrina bewertete jeden ihrer Meditationsversuche als wertlos, bei dem sich das Gefühl nicht einstellte. Doch es konnte sich gar nicht einstellen, solange sie krampfhaft versuchte, es herbeizuführen.

Ich gab Sabrina denselben Rat, den mir einmal ein Mediationslehrer gegeben hatte: «Triff keine Verabredungen, dann bist du auch nicht enttäuscht, wenn niemand kommt.» Das bedeutet, eine ausgeglichene Geisteshaltung einzunehmen, die es einem ermöglicht, «mit dem Strom zu fließen», jede Situation, mit der man sich konfrontiert sieht, als Aufgabe zu betrachten. Ein gutes Beispiel für eine ausgeglichene Geisteshaltung ist Alice, die sich entgegen allen Erwartungen von einer schweren Gehirnschädigung wieder erholte. Es blieb ihr nicht viel anderes übrig, als die Dinge so zu nehmen, wie sie waren, und auf diese Weise verfiel sie nicht in den selbstzerstörerischen Habitus vieler Menschen, die sich mit ihren unzähligen «Ach, wenn doch nur...»- und «Was wäre, wenn...-Überlegungen selbst im Weg stehen. Sie verwandelte eine Situation, aus der sehr viel Leid hätte entstehen können, in eine positive Lernerfahrung, aus der sie gestärkt hervorging.

Wir sehen also, auf der Suche nach dem inneren Gleichgewicht kommen wir nicht darum herum, uns im Loslassen zu üben. Die schnellste Methode, Achtsamkeit zu erlernen, funktioniert nach dem bereits vorgestellten Prinzip: Richtig atmen und zum Beobachter des eigenen Geistes werden. Sich auf die Atmung zu konzentrieren, während man Ärger aufsteigen fühlt, ist Achtsamkeit. Dem Ärger nachzugeben, bis er mit einem durchgeht, ist Leiden. Wenn ein Mensch erkennt, daß Lob und Tadel gleich zu behandeln sind, ist er dem hohen Ziel des «Selbst-Verständnisses» schon recht nahegekommen. Es gibt keinen Grund, sich aufzublasen, wenn etwas geklappt hat, und keinen Grund, niedergeschlagen zu sein, wenn etwas danebengegangen ist. Natürlich ist das ein ziemlich hochgestecktes Ziel, deshalb wollen wir uns an Einsteins Worte erinnern, daß bereits das Streben nach diesem Ziel Teil der Befreiung ist und eine Grundlage für das Erlangen des inneren Gleichgewichts.

Anregungen

1. Üben Sie sich weiterhin in der Beobachtung Ihres Geistes. Versuchen Sie herauszufinden, welche «Ach, wenn doch nur...»-Wünsche Sie davon abhalten, *jetzt* glücklich zu sein, und welche »Aber was ist, wenn...»-Gedanken Ihnen eine freudlose Zukunft suggerieren. Möglicherweise stellen Sie fest, daß Ihr Ego sich wie ein Kreisel um einige wenige Punkte dreht. Schreiben Sie sie auf. Wenn sie das nächste Mal auftauchen, sind Sie vorgewarnt. Konzentrieren Sie sich aufs Ausatmen, mit dem Sie sie loslassen. Manchmal ist es hilfreich, Ängste auf ein Blatt Papier zu schreiben, um sich gezielt zu einem Zeitpunkt mit ihnen zu beschäftigen, den Sie für geeignet halten. Tun Sie es aber aus freiem Antrieb, und werfen Sie dabei Stück für Stück unbewußte Konditionierungen über Bord.

2. Wählen Sie eine Tätigkeit aus, die Sie jeden Tag achtsam ausführen – mit voller Konzentration, als ob Sie meditieren wollten. Wenn Sie also Gemüse putzen, putzen Sie Gemüse. Konzentrieren Sie sich auf seine Form, Farbe, seinen spezifischen Geruch, die Bewegungen, die Sie ausführen. Wenn Sie sich nach dem Duschen abtrocknen, trocknen Sie sich ab, nichts weiter. Es fühlt sich phantastisch an. Richard Alpert, ein renommierter Harvard-Psychologe, der sich viele Jahre lang mit den verschiedenen Aspekten des Bewußtseins beschäftigt hat, faßt es so zusammen: *Sei jetzt hier.* Hängen Sie kleine Zettelchen in der Wohnung auf, die Sie daran erinnern. Sie werden feststellen, daß die Übung selbst leicht ist – sie nicht zu vergessen fällt schwer.

3. Lassen Sie sich von Ihrem Ego nicht einschüchtern oder von Ihrem Vorsatz abbringen. Alte Gewohnheiten sind schwer zu ändern, und ihr Zugriff wird in der Regel noch fester, sobald man versucht, sich von ihnen zu befreien. Das ist keineswegs ungewöhnlich. Im Anfangsstadium denken sogar viele Menschen, daß es ihnen jetzt, wo sie Achtsamkeit üben, schlechterginge als vorher, als sie sich ihrer selbst nicht bewußt waren. Aber das stimmt nicht. Es geht niemandem schlechter, nur weil er versteht, welche Mechanismen in ihm ablaufen. Es geht ja auch niemandem schlechter, nur weil er versteht, wie sein Herz oder andere Organe funktionieren. Das Gewahrwerden unseres konditionierten Verhaltens und des Geist/Körper-Zusammenhangs sind Grundvoraussetzungen für jeden, der neue Wege wählen will.

4. Üben Sie Achtsamkeit im Umgang mit Schmerzen und Ängsten. Im letzten Kapitel habe ich erläutert, wie das geht. Fahren Sie fort, sich darin zu üben. Wenn Sie Angst in sich aufsteigen spüren, begeben Sie sich auf Ihren inneren Beobachtungsposten. Anstatt die Angst zu bewerten, beobachten Sie sie. Ihr Geist wird sich bald wieder beruhigen, wenn Sie sich nicht auf eine nervenaufreibende Schlacht mit ihm einlassen.
Elizabeth, eine meiner Patientinnen, litt unter furchtbaren Angstanfällen. Manchmal wurde ihre Panik so groß, daß sie glaubte zu sterben. Eines Tages sagte sie sich: «Okay, vielleicht sterbe ich jetzt tatsächlich. Aber will ich wirklich in diesem Zustand der Angst und in dieser Anspannung sterben, oder wäre es nicht besser, ich stürbe friedlich?» Sie lehnte sich zurück, ging zur Bauchatmung über und versuchte, sich zu entspannen. Dabei beobachtete sie, wie die Panik sich auf ihren Körper auswirkte. Schon bald stellte sich ein Gefühl der Ruhe ein. Überflüssig zu erwähnen, daß Elizabeth nicht starb. Ihre Motivation unterstützte wirkungsvoll den Erfolg der Übung, denn da es gegen ihre Anfälle von Panik kein Medikament gab, war die Achtsamkeit ihre einzige Therapie.

5. *Anmerkung*: Am Anfang der Reise in die unbekannten Territorien unserer inneren Landschaft haben viele Menschen Schwierigkeiten. Es würde ihnen leichter fallen, wenn sie sich einem erfahrenen Führer anvertrauen könnten. Psychotherapeuten sind Spezialisten auf diesem Gebiet. Sie sind in der Regel nicht nur Kenner ihrer eigenen inneren «Geographie», sondern mit Reisen dieser Art überhaupt vertraut. Wenn Sie die Möglichkeit haben, einen solchen qualifizierten Führer zu finden, sollten Sie sie wahrnehmen. Auf alle Fälle erleichtert es Ihnen den Start.

5 Die Fallen des Geistes, und wie man nicht in sie hineintappt

An einem Frühlingsmorgen wanderten zwei Mönche einen Fluß entlang, der Hochwasser führte. Die Fluten hatten die einzige schmale Brücke im Umkreis von etlichen Kilometern überschwemmt. Am Ufer stand zögernd eine junge Frau. Als sie der Mönche ansichtig wurde, warf sie ihnen einen hilfesuchenden Blick zu, denn sie fürchtete sich vor dem reißenden Wasser. Ohne ein Wort zu verlieren, hob der eine Mönch sie hoch und trug sie sicher auf die andere Seite des Flusses, wo er sie freundlich lächelnd wieder absetzte. Die beiden Mönche gingen schweigend weiter und wanderten bis kurz nach Sonnenuntergang. Zu dieser Zeit war es ihnen erlaubt zu spechen.

«Wie konntet Ihr nur diese Frau tragen?» platzte der zweite Mönch wütend heraus. «Ihr wißt doch sehr gut, daß wir nicht einmal an das andere Geschlecht denken sollen, geschweige denn eine Frau anrühren dürfen. Ihr habt unser aller Ehre beschmutzt.» Und er schüttelte die Faust gegen seinen Gefährten.

«Ehrwürdiger Bruder», erwiderte daraufhin der erste Mönch, «ich habe die Frau heute morgen bei Sonnenaufgang am anderen Flußufer abgesetzt. Ihr seid es, der sie den ganzen Tag lang mit sich herumgeschleppt hat.»

Unsere Patienten müssen immer lachen, wenn ich dieses alte Zen-Gleichnis zum besten gebe, das auf so heitere Weise verdeutlicht, wie unser Geist sich selbst an kleinste Begebenheiten klammert und Leid aus ihnen saugt, lange, nachdem sie sich zugetragen haben. Es fällt uns schwer, so zu handeln, wie es der erste Mönch tat, der die Last am anderen Flußufer wieder absetzte und sie gar nicht erst zu einem Problem werden ließ. Dabei sieht jeder ein, daß das Loslassen einer schwierig erscheinenden Situation ungleich klüger und kräftesparender ist, als sich darin zu verbeißen. Warum aber fällt es uns dann so schwer, diese Erkenntnis umzusetzen? Wie kann man lernen, loszulassen?

Von der Kunst des Loslassens

In Südostasien gibt es eine einfache, aber äußerst erfolgreiche Methode des Affenfangs, die weit verbreitet ist. Der Jäger höhlt eine bauchige, kürbisartige Frucht so aus, daß das Loch in der Schale gerade groß genug ist, um eine Banane hindurchzustecken. Nach einer Weile kommt ein Affe vorbeispaziert, interessiert sich für den Kürbis und entdeckt dabei die Banane. Er greift durch das Loch ins Innere, packt die Frucht, wobei er automatisch eine Faust formt, und stellt als nächstes fest, daß Hand samt Banane nicht durch die Öffnung passen. Er sitzt in der Falle, und sein Schicksal ist damit schon so gut wie besiegelt. Der arme Affe kann nämlich den Gedanken an die verlockende Frucht nicht loslassen, sein ganzes Sinnen und Trachten ist auf diese Banane im Kürbis gerichtet. Er ist im wahrsten Sinn des Wortes sein eigener Gefangener geworden.

Menschen haben, im Gegensatz zu Affen, die Möglichkeit, sich eine Situation bewußtzumachen und eine bewußte Wahl zu treffen. Das sind die beiden Schlüssel, die uns aus dem Gefängnis unseres Geistes befreien. Der Affe erkennt sein Problem nicht, das darin besteht, daß er krampfhaft diese Banane festhält. Ohne diese Erkenntnis kann er nicht beschließen, sie loszulassen und sich vielleicht woanders eine zu holen. Doch trotz unserer Erkenntnisfähigkeit handeln wir allzuoft ebenso wie unsere Primatenbrüder. Erkenntnisfähigkeit hin oder her, wir sind manchmal förmlich wie mit Blindheit geschlagen, wenn es darum geht zu erkennen, daß in uns die Kraft schlummert, eine schwierige Situation loszulassen und so neue Realitäten zu schaffen. Statt dessen schieben wir die Schuld an unserer mißlichen Lage dem Kürbis zu oder jedem beliebigen Umstand, der sich mit unserem Leid irgendwie in Verbindung bringen läßt.

Vor einigen Monaten hatte ich mit Justin, meinem siebzehnjährigen Sohn, eine typische Eltern-Kind-Unterhaltung. Ich stand in der Küche und putzte die Bohnen fürs Abendessen. Alles andere war fast fertig. Justin schlenderte herein. Er ist ein ziemlicher Brocken, und wenn er so vor dem offenen Kühlschrank steht, habe ich immer das Gefühl, er könne sämtliche Lebensmittel einfach in sich hineinsaugen, wie ein Staubsauger.

«Wir können gleich zu Abend essen», kündigte ich vorsichtshalber an, aber Justin hatte bereits einen Apfel zur Hälfte in sich hineingestopft.

Ich beeilte mich furchtbar, mit den Bohnen fertig zu werden, denn das Wasser begann zu kochen. Justin lehnte derweil genüßlich schmatzend am Kühlschrank.

«Weißt du, Mom, daß Tante Sandy jede Woche mindestens hundert Dollar fürs Taxifahren ausgibt? Warum kauft sie sich nicht einfach ein Auto wie alle anderen auch?»

«So einfach ist das nun auch wieder nicht», erwiderte ich, rannte um ihn herum und holte die letzte Handvoll Bohnen aus dem Sieb. «Sie wohnt in der Innenstadt und müßte sich zusätzlich einen Dauerparkplatz mieten. Das kostet eine ganze Menge. Außerdem fallen Ratenzahlungen an, Versicherung, Benzin, die üblichen Inspektionskosten und natürlich ab und zu Reparaturen. Alles in allem würde es sie wahrscheinlich fast genausoviel kosten wie das Taxifahren. Und außerdem fährt sie *gern* mit dem Taxi.»

«Aber für sechstausend kann sie sich schon einen tollen Schlitten kaufen, der sie nur neunzig Dollar pro Monat kostet.» Er schnappte sich eine dicke, lange Bohne, brach sie in zwei Hälften und begann, sie in seinen Händen hin- und herzujonglieren.

«Vielleicht würde Tante Sandy aber keinen Kleinwagen fahren wollen.» Ich war fertig mit Putzen. «Und ein Wagen mittlerer

Preisklasse kostet immerhin zwischen zwölf- und fünfzehntausend Dollar.» Die Bohnen glitten sanft ins kochende Wasser.

Justin schnaubte verächtlich. «Pure Geldverschwendung!»

«Wieso?» konterte ich. «Was erscheint dir teurer – ein billiges Auto, das nach drei oder vier Jahren auseinanderfällt, oder ein teureres Auto, das du zehn Jahre lang fahren kannst?»

Er machte fast ein beleidigtes Gesicht. «Man muß kein Vermögen ausgeben, um motorisiert zu sein.» Er warf die Bohnenhälften achtlos auf die Arbeitsplatte.

Das Bohnenwasser begann erneut zu kochen, ich wartete dreißig Sekunden, dann drehte ich das Gas zurück. Ich spürte Justins Blick auf mir. Der Junge wollte wieder einmal sehen, wie weit er seine gute, alte Mutter hochbringen konnte.

Ohne zu überlegen, packte ich den Griff, um den Topf vom Feuer zu ziehen, und schrie auf. Er war noch heiß. Innerhalb einer Sekunde war ich wieder um Justin herum zum Spülbecken gerannt und ließ kaltes Wasser über meine Finger laufen. «So wichtig ist es nun auch wieder nicht!» blaffte ich. «Außerdem wußte ich gar nicht, daß du ein Experte auf dem Gebiet des Autokaufs geworden bist. Du könntest dich zur Abwechslung auch mal in der Küche nützlich machen, anstatt dir den Kopf darüber zu zerbrechen, wie andere Leute deiner Meinung nach ihr Geld ausgeben sollten!»

Justin starrte mich an. Manchmal, wenn er mich so ansieht, sehe ich mich selbst in seinem Gesicht. Ich mußte lachen. Warum ereiferten wir uns bloß so wegen eines Autos, das niemand kaufen wollte?

Justin zog den Topf vom Feuer. «Gib acht, sonst verbrennst du dich wirklich noch.»

Ich stand da und versuchte, in mich hineinzuhorchen, um zu verstehen, was wirklich in mir vorging, worüber wir wirklich sprachen. Natürlich ging es uns überhaupt nicht um Autos. Vielmehr folgten Mutter und Sohn verborgenen Spielregeln, und das Spiel hieß «Wer weiß es besser?» Jeder von uns steckte mit einer Hand im Kürbis, unfähig, die Sache einmal anders zu betrachten und dabei möglicherweise zu sehen, daß der andere auch ein paar vernünftige Argumente auf seiner Seite hatte.

Die Eltern heranwachsender Jugendlicher kennen dieses Spiel in- und auswendig. Mein Ego hielt es für seine heilige Pflicht, die Zügel nicht aus der Hand zu geben, nur ja keinen Irrtum einzugestehen. Erst als ich tief durchatmete und versuchte, die Position des Beobachters einzunehmen, anstatt in vorderster Reihe zu kämpfen, erkannte ich, daß es gar nichts zum Streiten gab.

«Findest du's nicht auch ein wenig albern, hier rumzustehen und Tante Sandys Autokauf zu planen?» bemerkte ich.

Justin schüttete leicht verlegen die Bohnen ins Sieb und vom Sieb in eine Schüssel. «Ich werde Vater zu Tisch rufen», verkündete er schließlich grinsend. «Wahrscheinlich würde bei ihr unter einem Porsche gar nichts gehen.»

Als ich versuchte, meinen Gedanken auf die Spur zu kommen – sozusagen der Unterhaltung hinter der Unterhaltung zu folgen –, erkannte ich, daß es mir wieder einmal ums liebe Rechthaben ging. Immer wenn ich mir dessen bewußt werde, erinnere ich mich an einen Rat des Psychiaters Gerald Jampolsky: »Die Frage ist, sind Sie lieber glücklich oder im Recht?« Aber so einfach ist es nun auch wieder nicht, festgefahrene Verhaltensweisen abzuschütteln. Ich habe oft genug selbst gemerkt, daß ich meine Rechthaberei geschickt kaschiere, indem ich nämlich voller Überzeugung behaupte, daß ich jederzeit loslassen könnte, wenn die anderen zur Abwechslung auch einmal Verständnis für mich aufbringen würden. Dann verschob ich das Glücklichsein auf später. Kommt Ihnen das irgendwie bekannt vor?

Wut, Erregung, Frust, auch Traurigkeit, allein oder in Kombination, sind in der Regel das Ergebnis störrischen Festhaltens an einer Ansicht. Negativ geladene Emotionen entstehen aufgrund festgelegter Assoziationen, die man irgendwann einmal hergestellt hat und die sich in der Arena unseres Geistes beliebig oft austoben. Aber auch die Reaktionen der anderen sind daran beteiligt, die mit unseren starren Ansichten ungeduldig werden. In diesem Kapitel beschäftigen wir uns mit den Aspekten unseres

Geistes, die lieber festhalten als loslassen. Unser Geist verfügt über einen regelrechten Trickfundus. Ein Blick in diese Trickkiste kann zu einer Offenbarung werden und zu einem besseren Verständnis der Funktionsweise unseres Geistes führen. Achtsamkeit zu üben ist der erste Schritt auf dem Weg zu einem gesünderen Leben. Es ist, wenn Sie so wollen, eine geistige Dehnübung, die die steif gewordenen Glieder des Geistes wieder lockert und sie zunehmend geschmeidig werden läßt, bis man alle Anspannungen loslassen kann. So machen Sie schon bald die Erfahrung, daß Sie nicht einfach eine Marionette der Mechanismen Ihres Geistes (der Summe Ihrer Gewohnheiten) sind, sondern der Regisseur, der sagt, wo's langgeht.

Ein Blick in die Trickkiste des Geistes

Im vorangegangenen Kapitel sprachen wir über die vier Komponenten des Geistes. Eine dieser Komponenten, das Ego, wurde als unerbittlicher Richter charakterisiert, der die Welt ständig in Gut und Böse einteilt und abschätzt, was uns nutzen oder schaden könnte. Es überzeugt uns davon, daß wir nur dann glücklich und zufrieden sein können, wenn wir alles, was wir uns wünschen, auch bekommen. Weil es aber die Welt in düsteren Farben sieht, voller Gefahren und möglicher Verluste, verdunkelt es sogar die wenigen Augenblicke flüchtigen Glücks noch mit der Angst, daß irgend etwas passieren könnte, was unser kurzes Glück zerstört. Die meisten Menschen denken so. Wie Esau verkaufen wir unser Erstgeburtsrecht für ein Linsengericht (1. Mose 25, 27–34). Diese Mahlzeit ist eine Falle, ein Trick: «Ich bin glücklich und zufrieden, wenn ich kriege, was ich mir wünsche, und vermeide, was ich nicht will.» Unser Erstgeburtsrecht, der innere Zeuge bzw. unser unkonditioniertes Bewußtsein, *ist* bereits glücklich, denn seine wahre Natur *ist* Glück, unabhängig von den äußeren Umständen.

Alle Ränke unseres Geistes beruhen auf dieser einen, irrigen Annahme, daß wir erst dann glücklich sein können, wenn... Das

Ego läßt in schneller Folge verlockende oder abstoßende Bilder unserer Wünsche und Ängste vor unserem inneren Auge ablaufen, und je intensiver wir uns damit auseinandersetzen, um so mehr geraten wir in das Fahrwasser des Ego, um so leiser wird die Stimme des Zeugen.

Wir wissen jetzt, daß der Konditionierungsmechanismus aufgrund der Annahme von Gut und Böse funktioniert, von Wunscherfüllung und Schmerzvermeidung als Voraussetzungen zum Glücklichsein. Dieser Irrtum, dem unser Ego anheimgefallen ist, verschafft uns immer wieder leidvolle Erfahrungen, die wir – aus der bekannten Ignoranz unseres Ego heraus – nicht loslassen können.

Wie man bekommt, was man will

Wünsche zu haben ist etwas völlig Normales. Sich Ziele zu stecken, auf die man hinarbeitet, fördert Kreativität und Einfallsreichtum. Das Streben nach Veränderung bewirkt Fortschritt. Etwas zu wollen ist also nicht das eigentliche Problem, vielmehr ist es die groteske Vorstellung, nicht glücklich sein zu können, bevor nicht ein bestimmtes Bedürfnis befriedigt wurde.

Einer unserer Patienten hatte gerade seine Scheidung hinter sich, als er zu uns kam. Er war so sehr davon überzeugt, daß nur eine neue Romanze ihm helfen könne, daß er mit sich selbst gar nichts anzufangen wußte. Er war allein, und er litt. Sein Leiden manifestierte sich prompt in einer Folge unerwünschter Nebenwirkungen wie Schlaflosigkeit und daraus resultierender Reizbarkeit. Weil er nun häufig müde war, hörte er auf, Golf und Tennis zu spielen, wurde aber nur noch reizbarer. Dann rückte er seinem Schmerz mit reichlich Essen und Alkohol zu Leibe und ließ sich immer mehr gehen. Er ersparte sich nichts. Natürlich revoltierte sein Körper, schwere Kopfschmerzen gesellten sich zu seinen übrigen Beschwerden, schließlich bekam er ein Magengeschwür. Er erkannte nicht, was sich aus seinem Tun zwingend ergab: daß er sich nämlich jeder Chance, eine attraktive Frau kennenzulernen, langsam, aber sicher beraubte – obwohl Glück für ihn gerade darin bestand, eine Partnerin zu finden.

Wir leiden in dem Maß, in dem wir unser Glück von Wunscherfüllungen abhängig machen. Mein Sohn Justin war knapp sechzehn, als er erkannte, wie dringend er ein Auto benötigte. Plötzlich sah er keine andere Möglichkeit mehr, zur Schule zu kommen, seine Freunde zu besuchen, ja zu leben. Er dachte Tag und Nacht darüber nach, wie er zu einem Auto kommen könnte. Schließlich erstand er für vierzig Dollar seinen ersten Blechhaufen auf vier Rädern. Er hielt zwei Wochen, dann gab er seinen Geist endgültig auf. Noch am gleichen Tag zog Justin los und kehrte mit seinem zweiten Vehikel zurück, einer Schrottmühle, die es nur vier Tage machte, weil sie auf verschneiter Straße mit einem Schulbus kollidierte. Im darauffolgenden Monat, als Justin noch darauf wartete, daß die Angelegenheit mit der Versicherung geklärt wurde, begann er umzudenken. Eigentlich war ein Auto nicht zwingend notwendig. Das Leben ging auch ohne Auto weiter, und sein ganzes Glück hing nun auch wieder nicht davon ab.

Leider sehen wir nicht immer so klar. Wie oft erleiden Ehepartner deshalb Schiffbruch, weil sie nicht mit dem Menschen an ihrer Seite leben, sondern erwarten, daß er sich zu einem Wunschpartner umformen läßt. Sie sind unfähig, die guten Seiten aneinander zu schätzen, und verzehren sich vor Sehnsucht, weil sie nicht das bekommen können, was sie ihrer Meinung nach gern hätten.

Glücklichsein aufzuschieben, bis unsere Bedingungen alle erfüllt sind – ein besserer Arbeitsplatz, ein angenehmerer, intelligenterer Partner usw.–, führt unweigerlich zu leidvollen Erfahrungen. Die Fixierung auf unsere Wünsche signalisiert uns, daß die Dinge, so wie sie im Augenblick liegen, nicht optimal sind. Ein Gefühl der Unzufriedenheit breitet sich aus und fesselt uns immer enger an unsere Wünsche. Und weil wir sie nicht loslassen können, wird es uns ziemlich unmöglich, das, was wir haben, und den Augenblick zu genießen und einmal darüber nachzudenken, ob nicht auch daran etwas Schönes ist.

Erinnern Sie sich an Ihre erste eigene Wohnung? Endlich auf eigenen Füßen stehen! Wie wunderbar! Dann bemerkt man die ersten Schönheitsfehler. Die Zimmer sind vielleicht doch ein bißchen klein. Heißes Wasser gibt es nur stundenweise. Die Nachbarn tanzen besonders gern morgens um zwei zu Sambarhythmen. Es dauert nicht lang, und der Wunsch umzuziehen, formt sich glasklar in Ihrem Kopf. Sie suchen sich eine größere Wohnung, seufzen erleichtert auf. Dann bekommen die Nachbarn ein Baby, und die ganze Misere fängt von vorn an. So geht es immer weiter. Ein bestimmter Wunsch steigt auf und drängt alles andere in den Hintergrund. Wenn Ihre ganze Seligkeit dann an der Erfüllung dieses einen Wunsches hängt, haben Sie sich zum Gefangenen Ihrer selbst gemacht.

Man kriegt auch, was man nicht will

Dann gibt es da noch den dringenden Wunsch, Unerfreuliches – egal in welcher Form – zu vermeiden. Jeder Mensch besitzt einen großen Kessel, in dem die potentiell leidvollen Erfahrungen des Lebens vor sich hin köcheln. Die imaginären Gefahren sind von Fall zu Fall verschieden – was den einen ängstigt, erscheint dem anderen überhaupt nicht als Problem. Für den einen ist das Schrecklichste, was er sich vorstellen kann, ein Leben ohne Partner; für den anderen ist es der Verlust seines Arbeitsplatzes. Im Extremfall kann eine stark ausgeprägte Angstneurose ihr Opfer völlig lahmlegen.

Vor kurzem erinnerte sich meine Mutter wieder einmal an die schreckliche Entführung des Lindbergh-Babys vor fast fünfzig Jahren. Mein Großvater geriet damals so in Angst um sein erstes Enkelkind, meinen älteren Bruder, daß er sämtliche Fenster im Haus meiner Eltern mit Sicherheitsschlössern versah. In den meisten Fällen werden die Schreckensvisionen niemals wahr, die unser Ego sich so zum Zeitvertreib ausmalt, aber das hält uns nicht davon ab, trotzdem in Sorge zu geraten. Ein moderner Alltagsphilosoph hat es einmal so formuliert: «Ängste sind die Zinsen, die man schon bezahlt hat, noch bevor die Schuld fällig wird.»

Das Denken in Schubladen und seine Risiken

Das Ego ist bestrebt, unseren leidvollen Erfahrungen entgegenzuwirken, und sucht nach einer Erklärung dafür. Da es die Welt in gut und böse einteilt, setzt es Leid zwangsläufig mit etwas Bösem in Verbindung – und findet in der Erinnerung zahllose negative Eindrücke gespeichert, die wir im Laufe unserer Existenz über uns und die Welt angehäuft haben. Anstatt nun nach dem tatsächlichen Grund für ein augenblickliches Leiden zu suchen, kramt das Ego in den vielen Erfahrungsschubladen, bis es eine findet, in die das Problem passen könnte, und verpaßt ihm das entsprechende Etikett. Diese Vorgehensweise führt allerdings zu einem verzerrten Bild der Wirklichkeit, das es uns schwermacht, Zusammenhänge klar zu erkennen und zu merken, worauf es wirklich ankommt. Weiteres Leid ist die unvermeidliche Folge.

Angst ist nur eine der schädlichen Nebenwirkungen des Denkens in Schubladen. Bestimmte starre Denkmuster, die sich auf negative persönliche Erfahrungen beziehen, verbunden mit Desillusionierung und Verzweiflung, erhöhen unsere Anfälligkeit für Organerkrankungen.

Im ersten Kapitel sprachen wir über das Gefühl der Hilflosigkeit und seine fatalen, physiologischen Auswirkungen. Martin Seligman, Forschungspsychologe an der University of Pennsylvania, demonstriert in einer ganzen Reihe von Testsituationen, daß viele Menschen, die längere Zeit Situationen ausgesetzt sind, über die sie ihrer Meinung nach keine Kontrolle haben, ein grundsätzliches Gefühl der Hilflosigkeit entwickeln. Sie werden mutlos, weil sie ja nichts an ihrem Schicksal ändern können. In einer ihrer Testreihen stellten Seligman und seine Mitarbeiter zum Beispiel fest, daß Probanden, die nicht über die Möglichkeit verfügten, den Geräuschpegel im Labor zu reduzieren, später auch keine Anstalten machten, ein blendendhelles Licht weniger grell einzustellen, obwohl sie die Möglichkeit dazu hatten. Sie übertrugen ihre Erfahrung der Hilflosigkeit in einer unangenehmen Situation auf die nächste.

Seligman stellte auch fest, daß es in der Testgruppe Optimisten und Pessimisten gab und daß es die Pessimisten waren, die sich hilflos fühlten. Die pessimistische Weltsicht ruht fest auf drei Säulen, die, wie wir später sehen werden, auch für das Schubladendenken charakteristisch sind. Erstens neigt ein Pessimist dazu, sich selbst die Schuld an allen widrigen Umständen zu geben; zweitens hält er solche Umstände für unabänderlich oder zumindest für eine Sackgasse, aus der er, wenn überhaupt, nur sehr schwer wieder herauskommt, und drittens schließt er aus der Tatsache, daß er offenbar unzulänglich ist, daß es in Zukunft nur noch schlimmer werden kann.

Wenn ein Pessimist auf einer verschneiten Straße mit einem Schulbus zusammenstößt, denkt er wahrscheinlich: «Ich bin eben ein miserabler Autofahrer. Ich werd's nie lernen. Immer, wenn ich mal was ausprobiere, geht es daneben. Ich hab's ja gewußt.»

Ein Optimist wird über die vereiste Fahrbahn schimpfen, vielleicht auch über diesen Trottel von Busfahrer oder über die schlechten Sichtverhältnisse. Er wird sich seiner Verantwortung zwar nicht entziehen, aber sich auch nicht die alleinige Schuld geben. Er käme auch gar nicht auf die Idee, aus dem Unfall zu folgern, daß er niemals lernen könne, sicherer zu fahren. «Ich bin eben noch nicht oft auf vereisten Straßen unterwegs gewesen. Es wäre vermessen anzunehmen, ich käme als Anfänger ganz ohne Delle über den Winter. Ich muß eben konzentrierter fahren, bis ich mehr Übung habe.» Und aus welchem vernünftigen Grund sollte er den Vorfall als richtungsweisendes Negativereignis betrachten?

Die philosophischen Schulen des Buddhismus und Hinduismus geben erstaunlich detaillierte und klare Anweisungen zur Beobachtung des Geistes und zur Kontrolle der geistigen Aktivitäten, die Leiden schaffen. In der Einleitung zu den Yoga-Sutren des

Patanjali, einem grundlegenden Quellenwerk aller Yoga-Systeme heißt es: «Yoga ist die Erlangung geistiger Ruhe.» Was nichts anderes bedeutet, als den inneren Dialog zum Schweigen zu bringen, aber auch die sich ständig wiederholenden negativen Erwartungen, die unsere Energie aufsaugen wie ein Schwamm. Die Meditation, wie sie ursprünglich gelehrt wurde, sollte dem Anwender zur Achtsamkeit verhelfen, damit das Denken ein nützlicher, bewußter Vorgang sein kann, nicht eine lästige Gewohnheit.

Die Kunst, den Geist zu beruhigen, ist, wie alle Künste, nicht von heute auf morgen zu erlernen. Sie erfordert Zeit und Übung. Lesen Sie noch einmal die Anleitung zur Meditation im zweiten Kapitel. Zusammen mit dem, was Sie über das Denken in Schubladen wissen, können Sie bereits die ersten Schritte unternehmen. Vergessen Sie nicht, daß Sie beobachten wollen, und wenden Sie an, was Sie wissen. Beachten Sie zuerst Ihren Atem, wiederholen Sie Ihr Mantra oder Kernwort, und begeben Sie sich auf den inneren Beobachtungsposten. Lassen Sie die Gedanken vorüberziehen, halten Sie sie nicht fest. Und wenn Ihre Achtsamkeit einmal nachgelassen hat, holen Sie sie wieder zurück, verankern Sie sie erneut in der Atmung. Auf dieselbe Weise erkennen Sie auch die Schubladen, in denen das Ego so gern denkt. Für gewöhnlich identifizieren wir uns mit dem Inhalt dieser Schubladen, ohne uns dessen bewußt zu sein. Als Beobachter können wir ihn jedoch hinterfragen. Regelmäßiges Üben der Achtsamkeit wird auf Dauer Früchte tragen.

Wenn wir uns mit den verschlungenen Pfaden des Ego auseinandersetzen, werfen wir plötzlich einen Blick hinter die Kulissen des dramatischen Geschehens auf der Bühne unseres Lebens. Erwarten Sie nun aber keine sofortige Befreiung. Eingefahrene Verhaltensweisen sind schwer abzulegen, einfach weil wir sie schon jahrelang praktizieren. Sie sind uns lieb und teuer, alte Vertraute sozusagen, und es bedarf der Konzentration und einer fast schon heroischen Anstrengung, um mit ihnen zu brechen. Aber es führt kein Weg daran vorbei – man muß die vorgefertigten Meinungen des Ego als solche identifizieren und loslassen, um unkonditionierte Entscheidungen treffen zu können, die allein auf Fakten beruhen.

Betrachten wir einmal eine normale, häusliche Szene, die jedem der Beteiligten den Tag verdirbt. Achten Sie vor allem auf Judys Argumentation. Versuchen Sie, ihre Gedanken als sachlich-richtig einerseits und als unsachlich-falsch andererseits zu identifizieren, denn es sind diese zuletzt genannten Gedanken, die Leiden schaffen.

Freitag morgen, 7 Uhr 30. Judy und John haben es eilig, denn beide müssen zur Arbeit. Heute ist Judy mit Frühstückmachen an der Reihe, aber sie ist mit dem falschen Fuß aufgestanden und obendrein auch noch eine Viertelstunde zu spät dran. Hastig wirft sie zwei Scheiben Brot in den Toaster und rennt ins Badezimmer. Ein paar Minuten später riecht es in der ganzen Wohnung nach verbranntem Toast. Sie läßt die Wimperntusche fallen und stürzt in die Küche. «Zu spät!» kommentiert John trocken und hält die rauchenden Brotreste unters Wasser. «Das war also unser Frühstück.»

Judy wirf ihm einen giftigen Blick zu. «Wenn *du* dich nicht ums Einkaufen gedrückt hättest, hätten wir jetzt eine neue Packung Toast.»

«Wir bräuchten aber gar keinen frischen Toast, wenn du den Toaster am Dienstag hättest reparieren lassen. Das war doch abgesprochen. Im übrigen lag *ich* in jeder freien Minute unter deinem Auto, wenn du dich freundlicherweise erinnern würdest.»

Judy erwidert gereizt, daß der Wagen schlechter als vorher fahre. John gibt wütend zurück, sie solle ihr Auto das nächste Mal doch selbst reparieren. Beide stürmen aus der Wohnung und ärgern sich für den Rest des Tages.

Betrachten wir uns jetzt Judys Argumente. Ihr Ego fährt schwere Geschütze auf. Dabei handelt es sich um folgende sechs Trugschlüsse, die relativ häufig auftreten.

Falle 1: Negative Selbsteinschätzung

Judy: «Ich bin einfach zu zerstreut. Ich schaffe es nie, rechtzeitig mit allem fertig zu werden. Was ich auch tue, irgend etwas geht immer kaputt oder läuft schief. Ich brauche schon gar nicht damit zu rechnen, daß etwas klappt. Und außerdem bin ich sowieso eine miserable Köchin.»

Das Herzstück dieser Auffassung ist eine schlechte, abwertende Sicht seiner selbst, der es allerdings an handfesten Beweisen fehlt. Tatsächlich ist Judy die Vize-Präsidentin eines angesehenen Bostoner Bankhauses. Offensichtlich verdankt sie ihre Karriere nicht ihrer Zerstreutheit oder ihrem ständigen Pech. Indem sie der Situation den Charakter eines sich permanent wiederholenden Ereignisses verleiht, also gröbstens verallgemeinert, setzt sie sich vor sich selbst in ein ungünstiges Licht. Wie einer von Seligmans hilflosen Probanden nimmt sie an, daß es sich um einen unabänderlichen Dauerzustand handelt, gleichsam den Grundtenor ihres Lebens. Dabei vermittelt Judys Küche den Eindruck von Ordnung und Effektivität – Töpfe und Kochutensilien stehen in Reichweite und sind praktisch zu handhaben. Nichts deutet auf eine chaotische Hausfrau hin. Entgegen ihrer inneren Überzeugung gehen Dinge, die sie anfaßt, nicht öfter kaputt als bei anderen Leuten auch. Judy hat sich selbst das Image der zerstreuten Köchin und des ewigen Pechvogels zugelegt, das nicht einmal entfernt mit dem Bild übereinstimmt, das ihre Freunde von ihr zeichnen.

Wenn man ein Problem nicht wegdiskutieren kann, ist es naheliegend anzunehmen, daß es an der eigenen Unzulänglichkeit liegen muß. Irgendeine künstlich aufgeblasene Schwäche ist schnell gefunden und muß nun für alles herhalten. Wer sein Kind unfreundlich anfährt und dann daraus schließt, «na ja, ich kann eben keine Kinder erziehen», wirft kein klärendes Licht auf die Situation. Solche Schlußfolgerungen fragen nie nach den eigentlichen Ursachen für unser Verhalten. Von vornherein ist klar, daß nichts, was man tut, gut genug sein kann und auch, daß man die

Schuld an der Situation trägt, nicht aber *die ebenso große Verantwortung, nach den Hintergründen des eigenen Verhaltens zu fragen.* Man tut so, als gäbe es keinen freien Willen und keine Entschlossenheit, ja nicht einmal die Möglichkeit einer persönlichen Entscheidung.

Menschen, die dieser Auffassung anheimfallen, quälen ihr angeknackstes Selbstbewußtsein oft zusätzlich mit völlig verzerrten Schönheitsidealen. Steve Maurer, stellvertretender Direktor der Körper/Geist-Klinik, erzählte uns einmal von einer Frau, die in ihren Kreisen als unbestrittene Schönheit galt. Ihre Nase wurde oft mit der von Sophia Loren verglichen. Eines Tages erschien sie mit einem Verband im Gesicht und erklärte, daß sie sich die Nase habe operieren lassen. Ihr ganzes Leben lang habe sie unter dieser häßlichen Nase gelitten!

Im Extremfall kann eine solche Abneigung gegen das eigene Aussehen zu Bulimie führen, zu krankhaften Heißhungeranfällen, verbunden mit anschließendem, provoziertem Erbrechen, zu Magersucht oder sogar zum Tod. Obwohl derart krankhafte Veränderungen des Eßverhaltens vor allem bei Frauen auftreten, sind sie auch bei Männern latent vorhanden. Sie brauchen sich nur den ausgemergelten Körper eines Langstreckenläufers anzusehen. Leider ermutigt das wachsende Gesundheitsbewußtsein in unserer Zeit auch völlig unrealistische Vorstellungen über den eigenen Körper. Diäten werden dutzendweise angeboten, Fitness-Studios sprießen wie Pilze aus dem Boden, Fitness-Videos bringen die Gesundheit direkt ins Haus. Und immer lockt die perfekte Figur. Eine Kollegin kehrte von einem zweiwöchigen Urlaub ziemlich abgekämpft zurück. Besorgt machte ich eine Bemerkung darüber, daß sie abgenommen habe. Zu meinem Erstaunen faßte sie es jedoch als Kompliment auf. «Danke, Joan. In unserer Gesellschaft kann man eigentlich nie reich genug und nie schlank genug sein», lautete ihr bemerkenswerter Kommentar.

Nicht bei jedem manifestiert sich die negative Selbsteinschätzung in so dramatischer Form. Doch bei allen gehen die Gedanken in dieselbe Richtung. Nichts an einem ist, wie es sein sollte oder könnte, und es wird auch nie so werden. Eine negative Selbsteinschätzung macht Ihrem Selbstbewußtsein in null Komma nichts den Garaus.

Falle 2: Gesellschaftliche Normen

Judy: «Er hätte mich nicht so anzublaffen brauchen. Als der Toast verbrannte, wäre ich am liebsten wieder ins Bett gekrochen. Er hätte mehr Verständnis aufbringen müssen, statt mir Vorwürfe zu machen. Ich dachte, in einer Ehe sollten sich beide gegenseitig unterstützen. Aber wenn ich es mir recht überlege, läuft in unserer Ehe nichts so, wie es sollte.»

Hinter dem kleinen Wörtchen *sollte* steht immerhin die Meinung einer Mehrheit, nämlich der Gesellschaft. Jeder Mensch besitzt gewisse Vorstellungen davon, wie sein Leben verlaufen sollte. Jeder einzelne profitiert davon, wenn wir übereinkommen, bei Rotlicht an der Ampel stehenzubleiben, die Zehn Gebote zu befolgen und den Gebrauch von Schußwaffen zur Beilegung persönlicher Streitigkeiten zu untersagen. In unserer Gebrauchssprache verwenden wir das Wort *sollte*, um unser Mißfallen darüber zum Ausdruck zu bringen, daß unsere *Erwartungen* nicht erfüllt werden. Judy rechtfertigt sich vor sich selbst, daß sie sich schließlich wegen ein paar verbrannten Toastscheiben gar nicht den Kopf zerbrechen müßte, wenn sie einen verständnisvolleren Ehepartner hätte. Zwar ist es durchaus möglich, trotz angebranntem Toast glücklich zu sein, aber diese Möglichkeit kommt für Judy gar nicht in Betracht. *Ich werde nicht eher glücklich sein*, nimmt sie sich trotzig vor, *bis meine Erwartungen sich erfüllen*.

Aber wer eine andere Person mit wütenden Vorwürfen attackiert, provoziert nur immer mehr Leid. Das Wörtchen *sollte* impliziert nämlich, daß man selbst perfekt, der andere aber mit Fehlern behaftet und daher an allem schuld ist. Wer will es John schon übelnehmen, daß er sich erst einmal verteidigt und dann verärgert zum Gegenangriff übergeht. Aber Judy sieht nur sich. *Ich muß leiden, weil John sich unmöglich benimmt*, glaubt sie.

Es gibt noch eine Variante zum Thema *sollte*, die zugegebenermaßen auch zu keinem glücklicheren Ausgang führt. Judy hätte ihren Ärger auch an sich selbst auslassen können: *Ich hätte wissen müssen, daß das nicht gutgehen kann, gleichzeitig Make-up aufzutragen und zu toasten.* Mit dieser Variante hätte Judy die geringe Meinung, die sie von sich hat, nur noch bestärkt und wäre ebenfalls wütend geworden.

Falle 3: Rechthaberei

Judy: «Es liegt doch auf der Hand, wer die Hauptarbeit mit der Wohnung hat. John hat nicht die Spur einer Ahnung davon, was alles nötig ist, damit so ein Haushalt funktioniert. Ich habe die ganze Arbeit, und er kommt sich vor wie Superman persönlich, weil er jeden zweiten Morgen das Frühstück macht. Pah! Von jetzt ab soll er sehen wie er zu seinem verdammten Toast kommt!»

Von den bisher geäußerten Auffassungen ist Nummer 3 die aggressivste. Die bedrückte, hilflose Einstellung vom Anfang bröckelte in Trugschluß Nummer 2 ab, als Judy wütend wurde. Jetzt treibt sie ihren Ärger auf die Spitze und gibt John die alleinige Schuld, wobei sie sich als außerhalb stehend und deshalb unbeteiligt an dem Toastfiasko sieht.

Ab diesem Punkt distanzieren wir uns zwangsläufig von unseren Mitmenschen, weil wir so vollkommen von der Richtigkeit unseres Standpunkts überzeugt sind, daß wir keinen Millimeter davon abweichen werden. Um jeden Preis wollen wir recht behalten, es ist uns wichtiger als alles andere. Jugendliche entwickeln so ihren eigenen, von den Eltern unabhängigen Willen. «Es ist mein Ohr, und wenn es mir gefällt, trage ich eben eine Sicherheitsnadel im Ohr, basta!»

Als Justin und ich über das nicht existierende Auto für Tante Sandy diskutierten, hätte unsere Unterhaltung genausogut wie die von John und Judy ausgehen können. Wir hätten uns hinter unseren gegensätzlichen Standpunkten verbarrikadiert, jedes Verständnis füreinander wäre erstorben. Keiner wäre sich der eigentlichen Vorgänge bewußt geworden. Wir hätten uns selbst Fesseln angelegt. Ehen erstarren eines Tages, wenn die Partner in die Gewohnheit verfallen, zu viele Gespräche dieser Art zu führen. Rechthaberische Menschen können aber auch den Respekt vor ihren Mitmenschen verlieren und eine den anderen verachtende Einstellung entwickeln, die manchmal bis zu kriminellen Handlungen führen kann.

Im Fall von Justin und mir gelang es uns beiden, die unerfreulich werdende Debatte loszulassen, weil ich die Sackgasse erkannte, die Verantwortung für mein Verhalten übernahm und unseren Gedankenaustausch dazu benutzte, um uns beide auf die eigentlichen Vorgänge hinter unserer Unterhaltung aufmerksam zu machen.

Falle 4: Rationalisieren

Judy: «John war heute morgen sicherlich total fertig, deshalb hat er mich gleich so angefahren. Sicher hat sein Tennisarm ihm die ganze Nacht über weh getan, und er konnte kein Auge zutun. Ja, das muß es sein. Es geht mir ja genauso, wenn ich mal schlecht schlafe. Dann bin ich auch überreizt und übertreibe alles. Heute abend entschuldigt er sich bestimmt.»

Rationalisieren bedeutet, wir suchen nach einer Reihe von möglichen Erklärungen, die uns intellektuell befriedigen, weil sie in unser Denkschema passen. Das kann so weit führen, daß wir andere Menschen mit bestimmten Gefühlen oder Charaktereigenschaften ausstatten und uns dann wundern, wenn sie sich wie sie selbst verhalten und nicht wie unsere Wunschvorstellung von ihnen. Judy hat keinerlei Anhaltspunkte dafür, daß John schlecht geschlafen haben könnte oder daß sein Tennisarm ihm Schmerzen bereitet hat. Aber nach der unerfreulichen Auseinandersetzung vom Morgen muß Judy eine plausible Erklärung für sein Verhalten finden.

Die Erklärung hat nur einen Haken. Wie den anderen Fallen auch, mangelt es dem Rationalisieren an einer realen Grundlage.

Wir tun nichts anderes, als unsere eigenen Gefühle, Gedanken und oft auch Schwächen in den anderen hineinzuprojizieren. Aber weil jeder ein wenig anders denkt und empfindet, haben wir mit dieser Strategie wenig Erfolg. Außerdem merken wir meistens selber, wenn wir in dieses Fahrwasser geraten. Hätte Judy ihrer Erklärung wirklich Glauben geschenkt, hätte sie aus dem verbrannten Toast keine Affäre und John aus seinem Verhalten keinen Vorwurf gemacht. Aber weil sie instinktiv weiß, daß Johns Tennisarm gar nichts damit zu tun hat, fühlt sie sich trotz der zurechtgebastelten Erklärung unglücklich. Immer wenn Sie sich eine Erklärung zurechtlegen, die sich vernünftig *anhört*, aber auf Ihr Herz ohne Wirkung bleibt, sind Sie in Falle Nummer 4 getappt.

Falle 5: Desillusionierung

Judy hält es in der Bank nicht lange aus und kommt schon früh von der Arbeit nach Hause. Dann fällt ihr ein, daß John vor halb sieben gar nicht zurück sein kann, weil er heute eine längere Besprechung hat. Sie mixt sich einen Drink, wirft sich unlustig in den Sessel und greift nach den Zigaretten, die sie sich unterwegs gekauft hat. Sie hat das Rauchen vor drei Jahren eigentlich aufgegeben, aber es geht einfach nichts über einen Drink und eine Zigarette, wenn man sich so richtig deprimiert fühlt.

Judy: «Ich muß mir endlich einmal eingestehen, daß sich zwischen uns nicht mehr viel verändern wird. Wenn wir uns nach sieben Ehejahren immer noch nicht besser verstehen, ist es doch einfach verrückt, an Kinder zu denken. Aber ich weiß schon, ich bin nicht für die Ehe gemacht. Vielleicht sollte ich mich scheiden lassen.»

Wenn die anderen «Erklärungen» nicht funktioniert haben, kommt unweigerlich der Augenblick der Desillusionierung. Wir haben es doch versucht, oder etwa nicht? Wir haben unser Bestes gegeben, aber das war einfach nicht genug. Was wir jetzt brauchen, ist eine schnelle Ablenkung von dem Dilemma, in dem wir uns befinden, zum Beispiel eine Zigarette, einen Drink, eine Tasse Kaffee, irgend etwas, um uns das Bewußtsein unseres Versagens vom Leib zu halten.

Judy nippt an ihrem Martini und läßt ihre Ehejahre vor ihrem inneren Auge Revue passieren, erinnert sich auch an Begegnungen mit anderen Männern und hat schnell ihre Unfähigkeit zur Partnerschaft postuliert. Kein Wunder, daß es mit John auch nicht geklappt hat! «Ich bin eben nicht für die Ehe geschaffen», und «Ich habe mein Bestes gegeben, aber das war einfach nicht genug», sind uns allen bekannte, negative Selbsteinschätzungen, die sie heranzieht, um ihre Desillusionierung zu bekräftigen und ihr Selbstmitleid noch zu verstärken.

Doch ihren Gedanken fehlt die reale Basis. Zu glauben, man wisse, wo der Hund begraben liegt, wenn man sich selbst in eine gedankliche Sackgasse hineinmanövriert hat, ist eine gefährliche Sache. Wer denkt, daß er Bescheid weiß, macht sich nicht mehr die Mühe, nach den wirklichen Gründen für sein Versagen zu suchen.

Falle 6: Verzweiflung

Judy: «John mißbraucht mich, alle mißbrauchen mich. Das Leben ist wirklich unfair. Und wenn mir ausnahmsweise doch einmal etwas Gutes widerfährt, mache ich das auch noch kaputt. Als nächstes werde ich wahrscheinlich gefeuert. Mein Rücken tut höllisch weh, und außerdem habe ich Kopfschmerzen. Ich glaube, ich brauche noch einen Drink.»

Alkohol, Drogen und eine ganze Reihe weiterer, selbstzerstörerischer Verhaltensweisen bis hin zum Selbstmord sind oft die Antwort auf Verzweiflung. Es mag zwar paradox klingen, aber gerade tiefes Leid motiviert uns dazu, unser Leben neu zu überdenken. In den Mythologien aller Völker kommen Menschen vor, die in Zeiten schwerer persönlicher Anfechtung, manchmal sogar im Angesicht des Todes, bestehen und so zu ihrer vollen Reife gelangen oder zu Helden werden. Das chinesische Wort für *Krise* setzt sich aus den Schriftzeichen für *Gefahr* und *Möglichkeit* zusammen. Die Vorstellung vom persönlichen Sieg in Zeiten der Krise ist tief im Denken aller Kulturen verhaftet.

Judy ist zum Glück noch nicht an diesem Punkt extremer Verzweiflung angelangt. Sie greift nicht zur Flasche, sondern legt sich ins Bett. Zwar kann sie ihr Problem so auch nicht lösen, aber sie verschafft sich auf diese Weise eine «Denkpause» und unterbricht die Kette ihrer destruktiven Gedanken. Kurze Schlaf- oder Meditationspausen sind ein Mittel, dessen wir uns bedienen können, um unsere Gedanken loszulassen. Judy erwacht erfrischt und stellt fest, daß die Sache sooo ausweglos ja auch wieder nicht ist.

Als nächstes wollen wir nun sehen, was Judy tun kann, um ihr Verhalten zu hinterfragen und solch nervenaufreibende Situationen künftig zu vermeiden.

Die drei Ebenen des Verstehens

1. Ebene: Ich weiß, daß ich nichts weiß

Judy: «Also wirklich, ich verstehe überhaupt nicht, warum wir immer diese Auseinandersetzungen haben oder warum ich immer so überreagiere. Man sollte annehmen, ich wüßte warum. Aber dem ist nicht so. Ich weiß nur, daß wir immer öfter streiten und ich keine Ahnung habe, warum. Worum geht es eigentlich?»

Am Anfang allen Begreifens steht das Eingeständnis der eigenen Ignoranz. Ein Gleichnis aus dem Zen-Buddhismus verdeutlicht dies sehr anschaulich:

Der Ruf von der Weisheit eines Mönchs dringt bis an das Ohr eines Universitätsprofessors. Dessen Neugierde wird geweckt, und er beschließt, diesen alten Mönch einmal zu besuchen. Der Mönch heißt seinen Gast willkommen, führt ihn in den Tempel und bittet ihn, Platz zu nehmen.

«Darf ich Euch Tee anbieten?» fragt er und reicht dem Professor ein Teeschälchen. Der nickt dankend. Der Mönch gießt daraufhin den Tee in einem dünnen Strahl aus einem schweren Eisenkessel in das Schälchen des Professors, der sich im Tempel umschaut. Als die Schale bereits ganz voll ist, hört der Mönch noch immer nicht auf nachzuschenken, und schon läuft der Tee über.

Der Professor springt erschrocken auf und läßt die Schale fallen. «Was tut Ihr da?» fragt er verunsichert.

Der Mönch hält inne, hebt die Schale wieder auf, füllt sie erneut und reicht sie dem Professor. «Dieses Gefäß ist wie Euer Geist. Ihr könnt nichts Neues aufnehmen, weil er bis zum Rand voll ist.»

Solange wir überzeugt davon sind, die Gründe für unser Leid bereits zu kennen, wird es uns gehen wie dem Professor. Es tut not, unsere alten, überkommenen Betrachtungsweisen einmal loszulassen, an denen wir, manchmal ohne zu wissen, warum, festhalten, um Platz für andere Betrachtungsweisen zu machen. Judy hat den ersten Schritt in Richtung echten Verstehens gemacht, als sie sich die Oberflächlichkeit ihrer sogenannten Lösungen eingestand. Wer es wagt, einen Fehler zuzugeben, stellt fest, daß der ungeheure Druck, unbedingt recht haben zu müssen, verschwindet. Er befreit sich dadurch auch von Schuld- und anderen negativen Gefühlen, die ein Streit in der Regel mit sich bringt.

Der große Zen-Meister Suzuki Roshi hat das so ausgedrückt: «Im Geist eines Anfängers existieren viele Möglichkeiten; im Geist des Meisters nur einige wenige.» Er ermahnte seine Schüler, sich die Offenheit des Geistes zu erhalten, die sie als Anfänger mit in die Meditation brachten, weil sie die Voraussetzung für jegliches Verstehen sei. Wenn Sie etwas gegen Ihre leidvollen Erfahrungen unternehmen wollen, müssen Sie die Aufgabe mit einem leeren Teegefäß angehen – mit dem Geist eines Anfängers.

2. Ebene: Verantwortung übernehmen

Judy: «Ich frage mich, ob irgend etwas an *mir* John gereizt haben könnte. In letzter Zeit stelle ich immer wieder fest, daß er gerade dann wütend wird, wenn ich mich besonders schlecht fühle.»

Ohne zu wehleidigen Selbstvorwürfen Zuflucht zu nehmen,

gesteht Judy sich ein, daß sie möglicherweise nicht ganz unschuldig ist an ihren Eheproblemen. Sie erkennt einen Zusammenhang zwischen Johns Ärger und ihren Selbstzweifeln. Ein so gewaltiger Durchbruch ist nur dann möglich, wenn man seine liebgewordenen Schlupfwinkel einmal im Licht der Objektivität betrachtet und radikal entrümpelt. Sie können offenkundige Zusammenhänge erst dann erkennen, wenn Sie bereit sind, sie zu sehen. Verantwortung für das eigene Verhalten zu übernehmen hat nichts mit «sich selbst die Schuld in die Schuhe schieben» zu tun. Vielmehr impliziert es, daß Sie an Ihre Fähigkeit, etwas ändern zu können, glauben und bereit sind, die negativen Denkweisen des Ego zu überwinden.

Plötzlich geht es nicht mehr um Schuld oder Nicht-Schuld, sondern um bestimmte Verhaltensweisen, und automatisch sinkt der emotionale Pegel der Auseinandersetzung auf ein Minimum. Sie kann mit John über ihre Beobachtung sprechen und gemeinsam mit ihm die gewonnene Einsicht überprüfen. Bis zum wirklichen Verstehen ist dann zwar noch ein weiter Weg, aber die beiden haben begonnen, aufmerksam zu werden und zu versuchen, aus der Rolle des Opfers in die des wachsamen Beobachters zu schlüpfen. Sie beschließen, sich eventuell einer Ehetherapie zu unterziehen, sollte es ihnen nicht möglich sein, diese neue Perspektive des Hinterfragens ihrer Denkweisen aufrechtzuerhalten, zu dem auch das offene Gespräch miteinander gehört. Doch bereits jetzt sind sie zu einer für sie neuen, wichtigen Einsicht gelangt. Die eingeschliffenen Mechanismen, die ihre Beziehung belasten, sind nicht die Endstation. Sie können sich verändern.

3. Ebene: Weisheit

Verstehen ist ein ständiger Lernprozeß. Niemand kann die Gewohnheiten eines Lebens überwinden, ohne nicht immer wieder mit ihnen kämpfen zu müssen. Die drei aufeinander aufbauenden Ebenen des Verstehens sind als Modell gedacht.

Auf der ersten Stufe wird ausgeführt, wie wichtig es ist, sich selbst und anderen mit offenem Geist zu begegnen, das heißt mit der Bereitschaft, neue Erfahrungen zu machen.

Auf der nächsten Stufe werden Sie mit der Notwendigkeit konfrontiert, selber Verantwortung zu übernehmen. Das ist notwendig, weil daraus die Bereitschaft resultiert, etwas zu verändern.

Stufe 3 endlich soll die Weisheit repräsentieren, die aus der ruhigen Beobachtung des Geistes resultiert, der frei ist von Gefühlen der Schuld und Unzulänglichkeit.

Judy hat die ersten beiden Hürden genommen. Sie analysiert ihre Situation nicht mehr länger unter dem verzerrten Blickwinkel ihrer alten, auf irrigen Annahmen beruhenden Denkschemata und hat sich so endlich die Möglichkeit geschaffen, ihre Probleme anzugehen.

«Ich habe festgestellt, daß John immer dann wütend wird, wenn ich anfange, ihn für meine Schwierigkeiten verantwortlich zu machen. Ich hatte verschlafen und wußte eigentlich, daß die Zeit für Anziehen, Schminken, Frühstückmachen und Noch-rechtzeitig-aus-dem-Haus-Kommen nie reichen würde. Ich bildete mir ein, John müsse Feuerwehr spielen und mir das Frühstückmachen abnehmen, ohne das ich ihn extra darum bitte. Als er das nicht tat, habe ich die alte Leier von wegen «Nie unterstützt du mich» vom Stapel gelassen und daß niemand sich darum kümmere, wie ich zurechtkomme. Daß der Toast verbrannte, machte alles noch schlimmer. Als nächstes drängte ich ihn zur Eile und warf ihm vor, daß ich morgens viel zuviel zu tun hätte. Ich wollte, daß er sich schuldig fühlt. Ganz schön fies, wenn ich es mir recht überlege. Ich versuche, ihm Schuldgefühle einzureden, und wundere mich, wenn er zurückschlägt. Ich tue das oft, fast schon aus Gewohnheit. Es fällt mir scheinbar schwer, um Hilfe zu bitten, wenn ich sie brauche. Irgendwie erwarte ich stillschweigend, daß John meine Bedrängnis von selbst sehen muß oder daß er Gedanken lesen kann.»

Anregungen

Vorsicht!!!

Wenden Sie diese Liste der sechs häufigsten Fallen des Ego nur auf sich selbst an, niemals auf Ihre Mitmenschen, sonst besteht die Gefahr, daß Sie in Falle Nummer 3 tappen und eine Menge Ärger verursachen. In der Regel fehlen uns nämlich die notwendigen Informationen, um einen Menschen zu analysieren, und außerdem neigen wir dazu anzunehmen, daß die geistigen Prozesse anderer den eigenen gleichen. Sie tun es aber nicht, und wir sollten ihnen unsere Projektionen ersparen. *Jeder kann nur für sich selbst verantwortlich sein.*

Sicher kennen Sie selbst Situationen, die der Szene zwischen Judy und John gleichen. Nehmen Sie drei solcher Vorfälle, und schreiben Sie Ihre Gedanken dazu nieder. Denken Sie darüber nach. Identifizieren Sie die Fallen, die Ihnen gefährlich werden können. Achten Sie dabei auf den inneren Dialog und die tatsächlichen Beweggründe, die dahinterstehen, denn sie stellen die eigentliche Ursache für das Leiden dar.

Auch wenn diese schonungslose Vorgehensweise Ihnen umständlich, wenn nicht gar schmerzlich erscheinen mag, führen Sie sich vor Augen, daß es viel schmerzlicher ist, in dem unbewußten Zustand zu verharren, in dem Sie handeln, ohne zu denken.

Möglicherweise werden Sie feststellen, daß Ihre Gedanken immer wieder zu ein oder zwei Lieblingsfallen zurückkehren. Meine ist die Rechthaberei. Immer recht behalten zu müssen ist anstrengend! Doch sobald der Mechanismus erkannt ist, können wir ihm entgegenwirken. Nachstehend finden Sie einige Beispielsätze mit positiver Aussagekraft, sogenannte Affirmationen, die helfen, den Fluß konditionierter Gedankenmuster zu unterbrechen.

Vielleicht entwickeln Sie im Laufe der Zeit Ihre eigenen Positivsätze. Je mehr persönliche Bedeutung in solch einem Satz steckt, um so größer ist seine ausgleichende Wirkung.

* Ich weiß nicht. (Gebrauchen Sie diesen Satz, wenn Sie zwischen mehreren Fallen hin- und herpendeln, ohne zu einem Ergebnis zu kommen.)
* Geht es mir darum, recht zu behalten oder glücklich zu sein?
* Lohnt es sich überhaupt, immer nach Schema F zu denken, zu fühlen, zu handeln?
* Wie kann ich diese Situation in eine kreative umwandeln?
* Laß endlich diese Banane los!
* Frieden ist mir wichtiger (auch von Jampolsky).
* Und wenn ich mich noch so sehr aufrege, es kommt doch so, wie es kommen soll.
* Was würde Soundso tun? (Falls einer der Religionsstifter oder eine andere Lehrerfigur für Sie von Bedeutung ist.)

Es gibt kein Wunder- oder Allheilmittel gegen Leiden, auch keine magische Formel. Es gibt nur Schritte auf einem Weg, der zu mehr Achtsamkeit und größerem Verstehen führt. Alte, oft geübte Denk- und Handlungsmuster besitzen eine enorme Kraft. Der Mensch lernt durch Assoziation und Wiederholung – daher fällt es ihm schwer, überkommenen Ansichten und Gewohnheiten Lebewohl zu sagen, die im Laufe des Lebens zu guten alten Bekannten geworden sind. Man kann sie auch mit einem Flußbett vergleichen. Man baut einen Damm, leitet den Fluß um – und dann kommt ein Unwetter, der Damm bricht, und der Fluß ergießt sich wieder mit aller Macht in sein früheres Bett.

Fangen Sie bei der Analyse der «Geistesfallen» nicht gleich mit den großen Katastrophen in Ihrem Leben an. Üben Sie sich an den vielen kleinen Aufregungen, gehen Sie dabei gründlich vor. Dann fällt es Ihnen schon bald leichter, die Kraft der konditionierten größeren Probleme zu brechen.

6 Reframing und kreative Imagination

Wir betrachten die Welt in der Regel entsprechend einem für uns typischen Bezugsrahmen, der den Dingen erst ihre Bedeutung verleiht. Eine Situation, die sich uns also so oder so darstellt, kann sich einer anderen Person mit einem anderen Bezugsrahmen völlig anders darstellen.

Rhoda war eine zweiunddreißigjährige Software-Ingenieurin, die innerhalb von drei Jahren viermal den Arbeitsplatz gewechselt hatte, als sie zu uns in die Geist/Körper-Klinik kam. Rhoda erklärte, daß ihre männlichen Vorgesetzten Frauen nicht als gleichwertig betrachtet und ihr das Leben vorsätzlich erschwert hätten. Doch es stellte sich heraus, daß gar nicht so sehr die Männer an Rhodas Problem schuld waren als vielmehr die Brille, durch die sie die Welt – und zwar speziell die Männerwelt – betrachtete.

Rhodas Vater spielte hierbei die Schlüsselrolle. In der Familie, aus der er stammte, gab es fünf Brüder – die Männer waren also tonangebend. Ihm selbst wurden jedoch «nur» drei Töchter beschert, die seine Enttäuschung darüber zu spüren bekamen. Als Kind hatte Rhoda sich oft gewünscht, daß er sterben möge. Als er dann wirklich starb – Rhoda war gerade vierzehn Jahre alt –, fühlte sie sich schuldig an seinem Tod. Die Erinnerungen an den Vater waren in schmerzvoller Weise mit hilfloser Wut, Frustration und Schuldgefühlen gekoppelt. Diese Gefühle – ihr negativer Bezugsrahmen – übertrug Rhoda auf alle Vertreter des männlichen Geschlechts. Es war ihr unmöglich, ein ungezwungenes Verhältnis zu Männern herzustellen.

Rhoda sträubte sich gegen den Gedanken, daß die Wurzel des Übels in ihrer grundsätzlichen Einstellung gegenüber dem männlichen Geschlecht liegen könnte. Sie bezeichnete sich selbst als eine emanzipierte Frau, die die Männer sah, wie sie wirklich waren. Aber das stimmte nicht. Sie mußte ihren Bezugsrahmen korrigieren – eine Übung, die *Reframing* genannt wird.

Reframing-Übung

Sie brauchen für die folgende Denkaufgabe ein Blatt Papier und einen Bleistift.

Gehen Sie folgendermaßen vor:
1. Verbinden Sie alle neun Punkte durch *vier gerade verlaufende Linien*.
2. Sie dürfen den Stift dabei nicht absetzen, das heißt, die Linien dürfen nicht unterbrochen sein.

Versuchen Sie es ein paarmal in aller Ruhe, ehe Sie weiterlesen.

Sollten Sie sich erfolglos bemüht haben, befinden Sie sich in bester Gesellschaft. Ich gebe Ihnen eine kleine Hilfestellung. Lassen Sie sich von den scheinbar vorgegebenen Grenzen der Figur nicht täuschen; genau das hindert Sie nämlich daran, auf die Lösung zu kommen.

Versuchen Sie es noch ein paarmal, bevor Sie weiterlesen.

Wenn Sie die Lösung gefunden haben, herzlichen Glückwunsch. Sie sind eine(r) der wenigen, die es schaffen, selbst nach der Hilfestellung. Um die Aufgabe zu lösen, müssen Sie über die imaginären Grenzen des Quadrats hinausdenken.

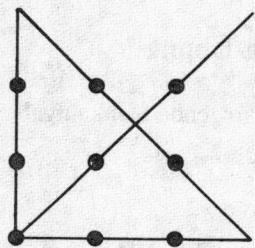

Die Lösung ist erst dann möglich, wenn der irrtümlich vorausgesetzte Bezugsrahmen (Quadrat) erkannt und korrigiert wird. Das blieb auch Rhoda nicht erspart. Erst als sie begann, sich selbst als für ihre Situation verantwortlich zu betrachten und sich einzugestehen, daß ihr Bezugsrahmen keine absolute Größe darstellte, machte sie erkennbare Fortschritte.

Richard Bandler und John Grinder sind die Begründer einer Methode, die sich Neurolinguistisches Programmieren (NLP) nennt, ein außerordentlich wirkungsvolles Training zur Neudefinierung von Verhaltensmustern bzw. Bezugsrahmen. Sie berichten von einer Frau, die ihre Familie mit einem wahren Sauberkeitswahn terrorisierte. Unermüdlich saugte sie die Teppiche und regte sich fürchterlich auf, wenn jemand achtlos darüberlief. Bandler und Grinder halfen ihr, sich in einen entspannten Zustand zu versetzen, in dem Denkmuster leichter erkennbar sind und neue Assoziationen etabliert werden können. Dann stellten Sie der Frau die Aufgabe, sich vorzustellen, wie ihr Zuhause aussehen würde, wenn es keine die Sauberkeit störenden Faktoren mehr gäbe – keinen liebevollen Ehemann, keine fröhlichen

Kinder, nur sie und die sauberen Teppiche. Sie begann, die perfekt an Ort und Stelle liegenden, sauberen Teppiche mit einer einsamen Wohnung zu assoziieren und schuf sich so einen neuen Bezugsrahmen. Von ihrem entspannten «Beobachtungspunkt» aus erschienen ihr die Teppiche als bedeutungslos im Vergleich zu ihrer Familie, und sie freute sich darauf, daß alle zurückkommen und über ihre geliebten Teppiche laufen würden!

Reframing im Alltag

Wir alle haben Reframing schon oft angewendet, ohne uns dessen bewußt zu sein. Als ich noch die Highschool besuchte, verdiente ich mir manchmal ein zusätzliches Taschengeld als Babysitter. Eines Tages hatte ich Mark, einen sechsjährigen Jungen, zu betreuen. Als seine Mutter fortging, erklärte sie mir entschuldigend, daß Mark selten mit einem Babysitter auskäme und daß er sich sicher weigern würde, ins Bett zu gehen. Sie riet mir, ihn einfach in seinem Zimmer spielen zu lassen, bis er am Boden von selbst einschlief.

Etwa eine halbe Stunde nachdem seine Eltern fort waren, sagte ich zu ihm, daß es Zeit fürs Bett sei. Mark schaute kaum von seinem Puzzle auf und erklärte in patzigem Ton: «Du bist eine blöde Kuh, und ich hasse dich. Ich gehe nicht ins Bett, und du kannst mich nicht dazu zwingen.»

Seine Feindseligkeit verwunderte und verletzte mich, aber es gelang mir, mich zu beherrschen. Glücklicherweise fiel mir eine Taktik ein, die mein Bruder Alan manchmal mir gegenüber angewendet hatte, wenn ich nicht ins Bett wollte. Eine Beleidigung schien mir der passende Einstieg zu sein. «Du machst einen ziemlich langsamen Eindruck», begann ich. «Ich wette, du bist im Turnunterricht der Lahmste von allen.»

Das saß. Mark schaute mich an. Jetzt war er wirklich wütend. «Bin ich nicht!» schrie er böse.

«Bist du doch», beharrte ich ruhig.

«Nein, bin ich nicht!» heulte er, außer sich vor Wut.

«Ach ja?» provozierte ich gelassen weiter. «Dann zeig's mir doch. Ich wette, du schaffst es nicht, deinen Schlafanzug anzuziehen, während ich bis dreißig zähle.»

Wie der Blitz war er verschwunden. Als ich achtundzwanzig zählte, stand er siegessicher grinsend vor mir.

Ich gab mich unbeeindruckt. «Nicht schlecht, aber bestimmt schaffst du es nicht, dir Gesicht und Hände zu waschen, während ich bis sechzig zähle.» Wieder sauste er mit Lichtgeschwindigkeit davon, nur um exakt siebenundvierzig Sekunden später triumphierend und sauber gewaschen vor mir zu stehen.

Ich gab mich versöhnlicher. «Na ja, gar nicht so schlecht. Du bist schneller, als ich dachte. Jetzt zähle ich bis vierzig, und wenn du es schaffst, bis dahin deine Sachen ordentlich hinzulegen und ins Bett zu schlüpfen, dann lese ich dir eine Geschichte vor.»

Danach waren Mark und ich dicke Freunde. Das kleine Spiel war nichts anderes als eine Reframing-Übung – Marks Zubettgeh-Bezugsrahmen wurde ein wenig zurechtgerückt. Natürlich wußte ich damals nichts davon. Ich erlangte Marks ungeteilte Aufmerksamkeit, indem ich mich seiner zänkischen Stimmung stellte und seine sportliche Leistungsfähigkeit anzweifelte. Der erste Schritt zu einer Korrektur des Bezugsrahmens führt über das Verständnis für den Standpunkt einer anderen Person bzw. den eigenen. Als ich Marks Aufmerksamkeit vom Zubettgehen auf seine Schnelligkeit lenkte, gab ich ihm die Möglichkeit, mir zu beweisen, wie sehr ich mich irrte – bis er im Bett lag. Ich bediente mich seiner ganz auf Widerstand eingestellten, aufgestauten Energien und lenkte sie um – eine der Grundübungen in den verschiedenen Schulen der Selbstverteidigung, wo subtilste Verlagerungen des Gleichgewichts es ermöglichen, die gegen einen gerichteten Energien des Opponenten zum eigenen Vorteil zu nutzen. Beim Reframing ist der Opponent unser geistiger Bezugsrahmen.

Blockaden

Wir sind dann zu einer Korrektur unseres Bezugsrahmens bereit, wenn wir feststellen, daß der alte uns nicht mehr weiterhilft. Manchmal merken wir nicht gleich, daß wir an kurzsichtigen Überzeugungen festhalten, obwohl eine umfassende Sicht der Dinge uns mehr nützen würde – wie zum Beispiel all jene Kollegen, die Akupunktur, ohne weiter darüber nachzudenken, in die Schublade «Hypnose und andere verrückte Phänomene» stecken. Andere geistige Schranken, die wir uns selbst gesetzt haben, sind leichter zu erkennen – siehe etwa Bandler und Grinders putzwütige Hausfrau oder Rhodas Fall. Auch eine Krankheit kann eine tückische Falle sein, weil sie einerseits unser Selbstmitleid und das Gefühl der Hilflosigkeit nährt – beides führt zu einem Verlust an kreativen Energien –, aber auch, weil sie uns oft als das letzte rettende Mittel erscheint, um vernachlässigte Bedürfnisse zu befriedigen. Wir haben das weiter oben den indirekten Profit genannt.

Meine Migräneanfälle sind ein wunderbares Beispiel für so einen indirekten Profit. Das mag paradox klingen. Wo soll denn hier der Vorteil liegen? werden Sie vielleicht fragen. Was kann an einer Krankheit so segensreich sein, daß man an ihr festhält? Die Antwort ist gar nicht so schwer. Ich hatte mir als Lebensziel Perfektion in allen Bereichen gesteckt, nicht mehr, aber auch nicht weniger. In der Schule wollte ich die Beste sein; außerdem brauchte ich das Gefühl, beliebt zu sein, wie die Luft zum Atmen. Ohne Anerkennung für meine Leistungen fühlte ich mich leer und nutzlos. Dauernd war ich auf der Suche nach Herausforderungen, denen ich mich stellen und durch deren Bewältigung ich glänzen konnte. Für vieles fehlte mir jede Begabung, dennoch hieß mein Ziel, es so gut wie möglich zu machen. Diese Einstellung hat offensichtlich einen großen Vorteil – sie spornt zu außergewöhnlichen Leistungen an – und einen ebenso großen Nachteil: Sie führt zu selbstauferlegtem Hochleistungszwang und panischer Angst vor einem möglichen Versagen. Ich hatte mir auferlegt, perfekt zu sein – wollte ich mich also selbst ernst nehmen, durfte ich nicht versagen. Damit saß ich auch schon in einer ebenso perfekten Falle! Ich brauchte eine Fluchtmöglichkeit. Migräneanfälle waren die ideale Lösung.

Eines Tages kam ich von der Schule nach Hause und sperrte mich in meinem Zimmer ein. Ich wußte nicht mehr ein noch aus. Alles kam zusammen. Unser Französischlehrer war eine Woche lang nicht da und hatte mir die Aufsicht über die Klasse anvertraut; die Theatergruppe unserer Schule sollte mit einem Stück, in dem ich eine der Hauptfiguren spielte, an einem regionalen Festival teilnehmen; ich hatte bei einem wissenschaftlichen Nachwuchswettbewerb an unserer Schule im Bereich Physik gewonnen und sollte nun im Rahmen eines landesweiten Nachwuchswettbewerbs antreten. Zu allem Übel hatte ich auch noch Streit mit meinem Freund.

Ich reagierte auf diesen immensen Druck, indem ich die anderen dafür verantwortlich machte. Es war mir gänzlich unmöglich zu sehen, daß ich selbst schuld an meiner prekären Lage sein könnte, weil ich mich derart verzettelt hatte. Es gab nur eine Möglichkeit, zur Ruhe zu kommen und zugleich den anderen zu zeigen, was sie mir antaten, wenn sie solchen Druck auf mich ausübten. Ich bekam einen vier Tage dauernden Migräneanfall! Wer so leben will, wie ich es mir vorgenommen hatte, braucht ein Ventil – die Krankheit –, um Überdruck abzulassen. Es war ein langer Weg bis zu der Erkenntnis, daß mein Selbstwertgefühl eben *nicht* von meinen Leistungen abhängig war und daß ich einen Freiraum und Zeit für mich selbst brauchte. Die Meditation wurde zu meinem Überdruckventil, und mir wurde klar, daß ich die Migräne nicht mehr brauchte. Sie war Bestandteil einer Denkweise, eines Bezugsrahmens, der sich überlebt hatte.

Meine eigenen Erfahrungen helfen mir, ähnliche Verhaltensweisen bei meinen Patienten zu entdecken. Vor einigen Jahren nahm ein junger Mann namens Bruce an unserer Geist/Körper-Gruppe teil. Bei unserem ersten Gespräch klagte er über chronische Schmerzen, die ihn von seinen Eltern abhängig machten, da er auf ihre Hilfe angewiesen war. Deswegen habe er Arbeit weit unter seiner Qualifikation annehmen müssen, denn er mußte ja im Heimatort bleiben. Außerdem hatte er Schwierigkeiten, Kontakt zum weiblichen Geschlecht zu finden. Er sei völlig verzweifelt und wolle alles tun, um nur endlich diese Schmerzen loszuwerden.

Nun gehörte Bruce zu den glücklichen Menschen, die eine Veranlagung zur Meditation haben. Nach wenigen Wochen schon konnte er sich mühelos konzentrieren und mit Hilfe der Atmung seine Schmerzen und Krämpfe loslassen. In der siebenten Woche erschien Bruce in unserer Gruppe. Er befand sich in einer schrecklichen Verfassung. Als jemand ihn fragte, was denn los sei, ob er wieder Schmerzen habe, brach er in Tränen aus. «Aber das ist ja das Problem», schluchzte er. «Seit zwei Wochen bin ich relativ schmerzfrei. Und jetzt weiß ich nicht, was ich mit mir anfangen soll! Ich bin siebenundzwanzig Jahre alt und lebe immer noch bei meinen Eltern. Ich habe keine Freundin. Ich könnte vielleicht noch einmal etwas lernen, aber ich habe Angst. Ich weiß nicht, wie ich jetzt leben soll. Fast wünschte ich mir, ich wäre wieder krank!»

Wir waren verblüfft. Bruce hatte seine physischen Beschwerden fast mühelos in den Griff bekommen. Nun sah er sich mit einer anderen Art von Schmerz konfrontiert, den die pathologischen Symptome die ganzen Jahre hindurch überschattet hatten, nämlich mit einem tiefsitzenden Gefühl der Unsicherheit. Bruce unterzog sich einer psychotherapeutischen Behandlung, in der er die geistige Konditionierung verstehen lernte, die seiner Lebensangst zugrunde lag. Als er sich der psychophysiologischen Zusammenhänge bewußt wurde, hatte er erstmals die Möglichkeit, auch diesen tiefer sitzenden, seelischen Schmerz loszulassen, der sich in ihm angestaut hatte, nachdem sein Vater die Familie verlassen hatte, als Bruce fünf Jahre alt war. Er fühlte sich von seinem Vater verraten, und als die Mutter drei Jahre später einen anderen Mann heiratete, zu dem Bruce keine Beziehung fand, fühlte er sich auch von ihr abgelehnt. Sein Schmerz vertiefte sich und begann, ihn regelrecht von innen heraus aufzufressen.

Die Krankheitsgeschichte von Bruce illustriert sehr deutlich, wie wichtig es ist, konsequent nach einem möglichen indirekten Profit zu forschen, zu dem eine chronische Krankheit, an der man leidet, einem verhilft. Erlangt man damit Nachsicht, Aufmerksamkeit, Sicherheit? Liefert sie möglicherweise die Entschuldigung für ein Versagen? Lenken wir mit ihrer Hilfe von einem anderen Problem ab? Von verletzten Gefühlen vielleicht? Wir haben es hier mit außerordentlich starken, unbewußten Kräften zu tun. Meistens ist die ganze Familie darin verwickelt, weshalb es ratsam ist, alle Familienmitglieder in das notwendige Gespräch miteinzubeziehen, wenn Sie Ihr chronisches Leiden loslassen wollen. Ihre Denk- und Verhaltensmuster, Ihre Reaktionen sind mit denen der anderen Familienmitglieder eng verknüpft. Es ist keineswegs ungewöhnlich, daß ein oder mehrere Familienmitglieder aus Ihrer Krankheit einen indirekten Nutzen ziehen. Vielleicht erlangen sie ein gesteigertes Selbstwertgefühl, indem sie Sie pflegen – oder das Mitleid der anderen, weil sie Sie pflegen müssen. Vielleicht gibt die Pflege ihnen auch ein Gefühl der Autorität, weil Sie in der Position des Bedürftigen sind. Die Familientherapie hilft in vielen Fällen, unproduktive Verhaltensweisen zu identifizieren, die einzelne Familienmitglieder in bestimmte Rollen drängen und geradezu aneinanderketten.

Wenn sich ein Familienmitglied verändert, verändert sich das ganze System, das sich innerhalb der Familie gebildet hat. Allerdings ist zu bedenken, daß in den meisten Fällen nicht alle bereit sind, diese Veränderung mitzumachen. Darauf sollten Sie vorbereitet sein, dann werden Sie die nun ablaufenden Vorgänge besser verstehen. Wer ein chronisches Leiden hinterfragt, wird fast immer auf überkommene, veraltete Denkweisen stoßen, die sich nur schwer ablegen lassen. René Magritte, der große belgische Künstler, hat eine Reihe von Bildern über das menschliche Bewußtsein gemalt. Auf einem dieser Bilder sitzt eine einsame Gestalt am Strand. Der Mann hat anstelle der Brust einen Vogelkäfig, in dem zwei Vögel sitzen. Die Tür des Käfigs steht weit offen. Ein Vogel sitzt im Käfig, der andere hockt unschlüssig in der Tür und schaut hinaus, wagt aber nicht, das vertraute Territorium zu verlassen, obwohl draußen die Freiheit lockt. Alte Ansichten sind wie ein Käfig – beengend, aber vertraut. Es gehört eine gehörige Portion Mut dazu, sie hinter sich zu lassen und die eigenen Flügel zu erproben.

Die Kunst der Veränderung

Beim Reframing, wie auch bei anderen Methoden, kann es vorkommen, daß jemand, der den Sinn der Übung nicht richtig erfaßt hat, sich ihrer bedient, um die eigenen, erstarrten Denkmuster noch weiter zu verfestigen. Ich hatte eine Freundin, die diese Kunst geradezu perfekt beherrschte. Sie konnte jederzeit jede Situation, in der jemand sie eines Fehlers bezichtigte, ihrem Bedürfnis, recht haben zu müssen, anpassen. Immer war es der Neid der anderen oder deren Kurzsichtigkeit, niemals ihre eigene. Sie benutzte Reframing, um alles beim alten zu lassen, anstatt darüber hinauszuwachsen. Die Übung des Reframing stellt eine Herausforderung dar, die eigenen Grenzen weiter zu stecken und alte Konditionierungen loszulassen, um fähig zu werden, den Augenblick zu erfassen. Im folgenden stelle ich eine Auswahl verschiedener Möglichkeiten vor, die sich anbieten, um Reframing zu üben.

Humor

Was ist gleichzeitig schwarz, weiß und rot? heißt es in einem Kinderrätsel. Wir suchen angestrengt nach einer Antwort, finden aber keine passende. Es geht uns wie beim Neun-Punkte-Puzzle. Und warum? Weil die Antwort – eine Zeitung – nicht in den kleinen Bezugsrahmen paßt, von dem wir ausgehen. Wir müssen unsere Fühler auf eine andere «Bezugsebene» ausstrecken, unser Verständnis von der Realität etwas zurechtrücken und gewinnen durch diese geistige Dehnübung ein neues Verständnis und außerdem körperliches Wohlbefinden.

Justin ist ein unverbesserlicher «Reframer» und bringt uns damit immer zum Lachen. Als er gerade drei Jahre alt war, besuchten wir meine Eltern. Spät am Abend ertönten plötzlich die Sirenen der Rettungswagen und der Feuerwehr. Meine Mutter gab sich allerlei schrecklichen Mutmaßungen hin, in die wir anderen einstimmten, bis Justin sich vernehmen ließ. «Mach dir keine Sorgen, Omi. Es ist doch nur Siren und Garfunkel.» Wir brachen allesamt in ein befreiendes Gelächter aus. Mutters negative Gedankenkette war wirksam durchbrochen worden. Noch heute denke ich an Justins lustige Bemerkung, wenn ich Sirenen höre.

Steve Maurer erzählt gern eine andere amüsante Geschichte, die ein besonders gutes Beispiel für die Kunst des Reframing ist:

Jesus und Moses spielen Golf miteinander. Jesus eröffnet das Spiel und legt den Ball auf die Abschlagstelle. Er zielt auf ein weit entferntes Loch, greift schließlich nach dem Sack mit den Schlägern und zieht ein Eisen heraus. Moses schüttelt den Kopf.

«Jesus, die Entfernung ist zu groß. Mit einem Eisen schaffst du das nicht. Nimm lieber den Driver.»

Jesus lächelt nachsichtig. «Arnold Palmer schafft es.» Dann holt er aus, der Schläger durchschneidet surrend die Luft, trifft den Ball und schickt ihn auf die lange Reise. Er landet mitten in einem nahe gelegenen Teich. Moses bietet dem Freund großzügig an, es noch einmal zu versuchen, dann schlendert er zu dem Teich hinüber, teilt mit einer selbstsicheren Armbewegung das Wasser und schnappt sich den Ball. Jesus legt ihn erneut auf die Abschlagstelle und greift wieder zum Eisen.

Moses beginnt zu jammern. «Nimm doch Vernunft an, Jesus. Du hast es eben mit dem Eisen probiert. Es klappt nicht. Glaub mir, das Loch ist zu weit weg. Hier, nimmt den Driver.»

Jesus schüttelt sanft den Kopf. «Arnold Palmer schafft es.» Wieder holt er schwungvoll aus, der Ball erreicht schwindelnde Höhen und plumpst dann unweit von ihnen in den Teich. Diesmal bedeutet Jesus seinem Kumpel, sich nicht zu bemühen. Er nähert sich dem Teich, geht trockenen Fußes übers Wasser und fischt nach dem Ball. In der Zwischenzeit hat ein anderes Spielerteam die beiden eingeholt und sieht den Vorgängen staunend zu.

«Für wen hält der sich eigentlich?» spöttelt einer von ihnen. «Für Jesus Christus vielleicht?»

«Leider nicht», entgegnet Moses betrübt, «er denkt, er sei Arnold Palmer.»

Nur allzuoft ähneln wir der Figur des Jesus in dieser Geschichte. Obwohl unser wahres Selbst eine Quelle unbegrenzter Möglichkeiten ist, identifizieren wir uns doch andauernd mit unserem beschränkten Ego.

Affirmation

Am Ende des vorangegangenen Kapitels war von affirmativen Sätzen die Rede, deren Anwendung nützlich ist, wann immer wir uns bei eingefahrenen Denkmustern ertappen. Affirmationen weichen allmählich den alten Bezugsrahmen auf und ersetzen ihn durch einen neuen. Man kann sie nicht nur von früh bis spät als probates Mittel gegen konditioniertes Denken anwenden, besonders wirkungsvoll erweisen sie sich zu den Zeiten, in denen wir relativ ungehindert Zugang zu den unbewußten Ebenen unseres Bewußtseins haben, nämlich während der Einschlafphase und direkt nach dem Aufwachen. So kann man sich beispielsweise ein paar affirmative Sätze merken, die man zu gegebener Stunde immer wiederholt. Die Sätze sollten Ihr Ziel nicht vage ins Auge fassen, sondern Sie positiv stimmen, das Ergebnis sozusagen schon vorwegnehmen. Also nicht: «Ich werde mich nicht mehr mit meinem Mann streiten», sondern «Ich bin liebevoll und verständnisvoll». Oder statt «Ich werde abnehmen» versuchen Sie es mit «Jeden Tag werde ich schlanker». Achten Sie gut auf die Gedanken, die Ihnen beim Aufwachen durch den Kopf gehen. Wenn Sie den Tag mit Gejammer beginnen, weil niemand Sie liebt, weil Sie nicht genug Geld für dies und jenes haben und weil Ihnen für alles mögliche die Zeit fehlt, haben Sie die Weichen für Ihre Tagesverfassung bereits gestellt. Sie haben sich auf Mangel programmiert. Wirken Sie solchen Gedanken unverzüglich entgegen. «Ich bin stark und meinen Aufgaben gewachsen.»

Ein weiterer günstiger Zeitpunkt für eine Begegnung mit unserem unbekannten Unbewußten ist die Meditation. In diesem entspannten Zustand sind wir einerseits empfänglicher für neue Erkenntnisse, andererseits können wir tief vergrabene, nie aufgearbeitete Probleme, Gefühle und konditionierte Verhaltensmuster besser erkennen, weil die Verteidigungsmechanismen des Ego abgestellt sind. Viele meiner Patienten haben diese Erfahrung bestätigt. Am Anfang fühlt man sich dadurch manchmal verunsichert – schließlich hat unser Geist eine Menge Energie investiert, um beispielsweise ein bestimmtes Trauma zu verdrängen. Doch sobald die Erinnerung daran einmal ans Tageslicht gebracht wurde, fühlt man sich nicht mehr ängstlich, sondern erleichtert. Es erscheint einem längst nicht mehr so furchterregend wie damals, als wir es in den hintersten Winkel unseres Unterbewußtseins verbannten.

Aber ebenso wie unsere tief verborgenen Ängste in Form monströser Projektionen während der Meditation in unser Bewußtsein aufsteigen können, so haben wir auch die Möglichkeit, unser Unterbewußtsein im meditativen Zustand neu zu programmieren. Das Ende der Meditationssitzung ist ein günstiger Zeitpunkt für die Affirmation, aber auch für eine kurze Phase der Betrachtung, der Kontemplation, wo man sich einem neuen Gedanken widmen kann, indem man ihn einfach festhält und wirken läßt. Unser Unterbewußtsein ist eine wahre Schatzkammer an Erfahrungen, die sich dort im Laufe unseres Lebens angesammelt haben und die ein völlig neues Licht auf eine Situation werfen können. Es lehrt uns eine umfassendere Betrachtungs- und Seinsweise, wenn wir lernen, Verbindung zu ihm aufzunehmen.

Hypnose

Viele Menschen wissen nicht genau, was sie sich darunter vorzustellen haben. Die Wirkung der Hypnose basiert auf dem gleichen Prinzip wie die der Meditation. Die Aufmerksamkeit wird in einem Punkt verankert, damit der Geist zur Ruhe kommt. Dr.

Herbert Benson und andere, die mit dieser Technik arbeiten, haben gezeigt, daß die erste Phase der Hypnose, die zum Beispiel in einer Atemtechnik oder einer anderen Entspannungstechnik bestehen kann, die physiologischen Symptome der Entspannungsreaktion hervorbringt. Die zweite Phase der Hypnose ist die der Suggestion. Hier wird oft eine bestimmte festgefahrene Denkweise in einen neuen Bezugsrahmen gestellt, der ebenso den Tatsachen entspricht. Man kann den Vorgang auch eine Neuinterpretation der Wirklichkeit nennen.

Die Hypnose begegnet uns im täglichen Leben oft, ohne daß wir es bemerken. Wenn jemand uns seine ungeteilte Aufmerksamkeit schenkt, ist der Betreffende in gewisser Weise empfänglich für das, was wir zu sagen haben – eine wichtige Voraussetzung dafür, daß Kommunikation stattfinden kann. Das ist auch die Grundlage der Hypnose.

So manche Politiker wären gute Hypnotiseure geworden. In gekonnter Weise verwenden sie Gesten und Stimmodulationen, um die Aufmerksamkeit ihrer Zuhörer zu fesseln. Es ist eine Tatsache, daß das Unterbewußtsein auf solche Signale reagiert, wenn die Aufmerksamkeit erst einmal in einem Punkt verankert wurde. Es registriert Veränderungen der Stimmlage ebenso wie solche der Gestik. Jeder Mensch praktiziert bewußt oder unbewußt eine abgemilderte Form von Hypnose im täglichen Umgang mit seinen Mitmenschen. Hypnose ist also keineswegs eine zweifelhafte Praxis, derer sich Scharlatane bedienen, vielmehr ist sie eine dem Menschen innewohnende, natürliche Fähigkeit. Um den kleinen Mark ins Bett zu kriegen, wandte ich eine Art indirekter Form von Hypnose an. Ich führte keinen Trancezustand herbei, aber ich fesselte gezielt seine Aufmerksamkeit, indem ich ihn herausforderte.

Träume

Träume sind Fenster, durch die wir in unser Unterbewußtsein schauen können. Im Schlaf – wie auch in der Meditation oder einem anderen Zustand der Entspannung – ist der Richter vorübergehend ausgeschaltet, der normalerweise sämtliche Eindrücke zensiert. Manchmal erinnern wir uns an einen besonders lebhaften oder einen immer wiederkehrenden Traum, und ohne seinen Inhalt explizit zu verstehen, ahnen wir doch, daß ihm eine Bedeutung zukommt. Träume sind oft Versuche des Unterbewußtseins, die Verzerrungen des Geistes aufzudecken, zu heilen, deshalb kann ein Verständnis unserer Träume zu größerer Achtsamkeit führen, die uns neue, konstruktive Bezugsrahmen aufzeigt.

Janine, eine junge Frau Anfang Dreißig, hatte als Kind monatelang denselben Traum, aus dem sie stets schreiend aufwachte. Selbst fünfundzwanzig Jahre später, als sie uns aufsuchte, erinnerte sie sich noch an jede Szene. In dem Traum stand sie mit ihrem Vater am Ufer eines Sees. Am gegenüberliegenden Ufer stand ebenfalls ein kleines Mädchen, etwa in ihrem Alter. Es war allein und weinte. Ihr Vater gab ihr ein Päckchen und sagte Janine, sie solle hinüberschwimmen und es dem kleinen Mädchen geben. Nun lebte in dem See aber eine riesige Schlange, und Janine fürchtete sich über die Maßen vor dem Tier. Aber ihr Vater blieb unerbittlich. Jede Nacht sprang Janine also in den See, und auf halbem Weg tauchte plötzlich die Schlange auf. Janine wachte jedesmal in Angstschweiß gebadet und mit einem Schrei des Entsetzens auf.

Janine lernte, die Entspannungsreaktion herbeizuführen und mit ihrer Hilfe in den Traum einzugreifen. Auf die Atmung konzentriert, entspannt und wissend, daß sie ja nicht wirklich in Gefahr schwebte, begann sie, den Traum wiederzuerleben, ohne ihn abbrechen zu müssen. Ihre Aufgabe war es, kraft der Imagination den Traum zu Ende zu führen. Es gelang ihr, trotz der Schlange das andere Ufer sicher zu erreichen und dem weinenden Kind das kleine Päckchen zu geben. Das Mädchen strahlte vor Glück. In dem Päckchen waren Süßigkeiten, kleine Spielsachen, Goldmünzen und ein blaues Samtbeutelchen, auf dem «Liebe» stand. Sie umarmten sich. Janine fühlte sich wunderbar.

Als nächstes bat ich Janine zurückzuschwimmen. Erneut sprang sie ins Wasser, etwas zuversichtlicher als zuvor, und wieder begegnete ihr die Schlange. Diesmal hatte sie allerdings mehr Ähnlichkeit mit einem freundlichen Drachen. Der packte Janine, setzte sie sich mit einem Schwung auf den Rücken und tollte mit ihr im See herum. Schließlich trug er sie zurück zu ihrem Vater, der seine Tochter voller Stolz empfing und in die Arme nahm. Er strich ihr liebevoll übers Haar und gestand ihr, wieviel Angst er um sie gehabt hatte. Aber er mußte sie ans andere Ufer schicken, weil es zu seiner Aufgabe gehörte. Er mußte ihr helfen, sich ihren tief sitzenden Ängsten zu stellen, damit sie sie loslassen konnte, um nicht zu ihrem Sklaven zu werden.

Dieser Wachtraum half Janine, die Beziehung zu ihrem Vater neu zu definieren. Er war immer sehr kritisch gewesen, und die heranwachsende Janine hatte ihm gegenüber starke Ressentiments entwickelt, weil sie es ihm anscheinend nie recht machen konnte. Sie hatte seine Kritik stets als Abwertung ihrer Person verstanden. Nun betrachtete sie sein Verhalten etwas anders. Sie verstand, daß er ihr geholfen hatte, ihre Angst zu überwinden und über sich selbst hinauszuwachsen, wodurch sie neue, wichtige Erfahrungen und ein neues Selbstvertrauen gewann. Wenn sie nun ihren Vater traf, waren diese Begegnungen frei von den stillen Vorwürfen, die sie ihm ein Leben lang gemacht hatte, und sie reagierte nicht mehr mit konditionierten Selbstverteidigungsmechanismen. Erstmals waren sie in der Lage, sich zu verstehen. Das weinende Mädchen am anderen Seeufer stand natürlich ebenfalls für Janine. Als sie ihre Furcht überwand und den See durchquerte, konnte sie die Geschenke ihres Vaters annehmen. Sie war nicht nur Überbringerin, sondern zugleich auch Empfängerin. Nur wenigen Menschen gelingt diese Art von Traumarbeit allein; in der Regel bedarf es der Anleitung durch einen Therapeuten.

Kreativität

In uns schlummert ein unbegrenztes Potential an schöpferischen Energien. Träume und traumähnliche Zustände werden schon seit alters her mit kreativem Schaffen in Verbindung gebracht.

Kreativität gedeiht unter besonderen Umständen. Wurde eine bestimmte Problemstellung zwar erkannt, ohne daß man jedoch die passende Lösung dafür findet, so liegt die Annahme nahe, daß der eigene Bezugsrahmen zu eingeschränkt ist, nicht, daß es keine Lösung gibt. Indem man seinen Blick also suchend über den engen Bezugsrahmen hinausschweifen läßt, ihn gewissermaßen losläßt, entdeckt man neue Horizonte. Die bisherigen Fakten stehen plötzlich in einem neuen Zusammenhang, erweisen sich als unzureichend oder erlauben neue Schlußfolgerungen. Jede Forschungsarbeit ist in der Regel eine Synthese aus wissenschaftlicher Problemlösung und Kreativität. In unserem Büro hängt ein Cartoon: Zwei Wissenschaftler stehen vor einer Tafel. Der eine erklärt dem anderen eine komplizierte Gleichung. Ganz rechts steht die Lösung, in der Mitte ist ein Stück Tafel frei geblieben. Auf das deutet der eine Wissenschaftler. «Und dann passiert ein Wunder», heißt es in der Sprechblase.

Aber wie geschehen Wunder denn? Sei es, daß man Inspiration für ein göttliches Geschenk hält oder von einem Einbruch des Unbewußten ins Bewußtsein spricht oder von einer Neuordnung bekannter Faktoren, es gibt gewisse Bedingungen, die das Auftreten eines «Wunders» begünstigen.

Die wichtigste Voraussetzung für Kreativität ist ein offener, unbelasteter Geist. Kreative Vorgänge können sich nur dann entfalten, wenn nicht irgendwelche Zwänge ihnen den Weg versperren. Später, wenn eine Idee geboren wurde, haben wir immer noch die Möglichkeit, sie kritisch unter die Lupe zu nehmen.

Dennoch scheint es kreative Vorgänge zu geben, die nicht so einfach zu erklären sind. Jane Roberts hat stets behauptet, daß ihr Buch *Das Seth-Material* nicht von ihr geschrieben wurde, sondern daß eine geistige Persönlichkeit namens Seth der Urheber dieses

Werks sei. Ein anderes Buch, *A Course in Miracles*, ist auf dieselbe Weise entstanden, wie die Psychologin Judith Skutch, die es niederschrieb, erklärt hat. Diese Art von Kreativität erfordert einen Zustand völligen Loslassens, unabhängig von der kreativen Quelle.

Am Ende der Meditation oder während der Einschlafphase können wir ganz konkreten Gebrauch von dem für kreatives Denken günstigen Zustand der Entspannung machen und uns zum Beispiel mit einem bestimmten Problem beschäftigen, das wir in einfachen Worten klar formulieren sollten. Eine Frage wie, warum sind alle so gemein zu mir, hat allerdings wenig Aussicht auf befriedigende Beantwortung – außer den üblichen Vermutungen wird sie kaum etwas Greifbares zutage fördern. Formulieren Sie das Problem präzise, zum Beispiel folgendermaßen: «Wie kann ich mein Verhältnis zu Soundso verbessern?» Wenn Sie auch nach einigen Tagen keine Antwort finden, denken Sie am besten noch einmal über die Frage selbst nach – vielleicht ist sie ja das eigentliche Hindernis, der falsche oder zu enge Bezugsrahmen.

Kreative Imagination

Als der berühmte Psychiater Milton Erickson in jungen Jahren an Kinderlähmung erkrankte, gab es noch keine Rehabilitationszentren. Stundenlang saß er jeden Tag auf der vorderen Veranda seines Elternhauses und betrachtete das Leben, das sich vor seinen Augen abspielte. Er verfiel aber keineswegs in Selbstmitleid, sondern wurde zu einem scharfsinnigen Beobachter menschlichen Verhaltens und der Körpersprache. Selbst subtilste Eigenarten in Haltung und Tonfall sowie deren versteckte Bedeutung registrierte er.

Eines Tages gingen seine Eltern aus und ließen ihn in einem Schaukelstuhl festgeschnallt zurück, damit er nicht herausfallen konnte. Erickson hätte aber lieber aus dem Fenster geschaut und reckte sich in seinem Schaukelstuhl, um wenigstens einen kurzen Blick nach draußen werfen zu können, als er feststellte, daß der

Stuhl jedesmal sanft zu schaukeln begann, wenn er sich reckte. Das interessierte ihn. Je intensiver er daran dachte, wie viel schöner es wäre, aus dem Fenster zu schauen, um so mehr reckte er sich und um so mehr geriet der Schaukelstuhl in Bewegung. Den ganzen Nachmittag über beschäftigte Erickson sich mit seiner Vorstellung, um sie noch stärker werden zu lassen und dadurch noch mehr Schwung zu erzielen. Es gelang ihm schließlich, sich selbst samt Schaukelstuhl bis zum Fenster hinüberzubewegen! Die Erfahrung spornte ihn zu einer ganzen Reihe von Experimenten über den direkten Einfluß der Gedanken auf Bewegungsabläufe an, bis er sich nach und nach selbst von der Lähmung heilte. Seine genauen Beoachtungen und Erfahrungen aus dieser Zeit bildeten später die theoretische Grundlage seiner ungewöhnlichen Arbeiten auf dem Gebiet der medizinischen Hypnose und des Reframing.

Es ist allgemein bekannt, daß die geistige Vorstellung einer körperlichen Tätigkeit entsprechende Muskelbewegungen hervorruft. Sportler haben diesen Effekt längst in ihr Training integriert. Die Trainer sowjetischer Spitzensportler verwenden diese Imaginationstechnik, um ihren Schützlingen über die körperliche Fitness hinaus auch eine geistige Fitness, eine Art mentaler Überlegenheit, anzutrainieren. Je intensiver wir uns geistig mit einer Sache beschäftigen, je detaillierter wir sie uns vorstellen, um so tiefer wird der Eindruck, den wir schaffen. In der Meditationsliteratur stoßen wir immer wieder auf die Ermahnung, daß der Geist zu dem wird, womit er sich am meisten oder gewohnheitsmäßig beschäftigt.

Steven Locke, Psychiater an der Harvard University, fordert seine Patienten zu folgender Übung auf: Atmen Sie tief aus, dann zählen Sie, weiteratmend, von drei bis eins zurück ... Als nächstes stellen Sie sich vor, daß Sie in Ihrer Küche stehen ... Gehen Sie in Gedanken zum Kühlschrank, und suchen Sie nach der großen, gelben Zitrone, die sich dort befindet. Nehmen Sie sie heraus, und fühlen Sie ihr Gewicht in der Hand ... Schauen Sie sich genau das spitze Ende an, wo früher die Blüte war, dann das flache Ende, wo sich der Stengel befand. Lassen Sie die Finger über die glatte, gewachste Schale gleiten... Kratzen Sie die Schale mit einem Fingernagel vorsichtig an, und spüren Sie den austretenden Saft, riechen Sie das fruchtigsaure Aroma... Legen Sie die Zitrone jetzt auf den Tisch, und holen Sie ein Messer. Schneiden Sie sie in zwei Hälften, und lecken Sie mit der Zunge darüber.

Hat die Kraft Ihrer Imagination eine physiologische Reaktion hervorgerufen? Die meisten stellen fest, daß sich ihre Lippen unwillkürlich zusammenziehen und eine vermehrte Speichelproduktion einsetzt. Der Grund für diese Reaktion ist einfach. Der Körper kann nicht zwischen dem unterscheiden, was tatsächlich passiert, und dem, was wir uns nur vorstellen. Wenn wir uns vergegenwärtigen, mit wieviel negativen Gedanken wir uns täglich belasten, wundert es nicht, daß der Körper voller Verspannungen ist.

Jeder Gedanke ist zugleich eine Vorstellung. Zwar gibt es individuelle Unterschiede, aber jeder hat die Fähigkeit, etwas zu visualisieren, sich etwas vorzustellen, und jeder tut es. Wir haben positive und negative Vorstellungen, Wunschvorstellungen über unsere Körper, reagieren auf Lieblingsdüfte und Geschmacksrichtungen. Wir tun es sogar andauernd, es gibt nichts, was wir da lernen müßten, und nichts, was wir dabei falsch machen könnten. Wenn Sie aber immer noch zweifeln, stellen Sie sich vor, daß Sie einen Fensterputzer engagieren möchten, der wissen will, wie viele Fenster er zu putzen hat, um den Preis festzulegen. Schließen Sie Ihre Augen, und zählen Sie im Geist die Fenster ihres Hauses. Das war einfach, nicht wahr?

Zu den verbreitetsten Krankheitsursachen zählen die Angst und die vollständige Identifizierung mit dem Ego-Aspekt unseres Geistes. Kreative Imagination ist ein geeignetes Gegenmittel, das es ermöglicht, die Identifikation mit den ewigen Sorgen des Ego aufzuheben und so zugleich einem gut Teil der Furcht, die uns beseelt, den Nährboden zu entziehen. Des weiteren bewirkt sie ein gesteigertes Wohlbefinden, zu dem ganz natürlich eine vollkommene Entspannung gehört. Aus diesem Grund beginnen viele

Entspannungsübungen mit der Anweisung, sich in Gedanken an einen angenehmen Ort zu begeben und ihn sich bis ins Detail vorzustellen. Hierbei werden alle Sinne angesprochen. Unsere Aufmerksamkeit wird von den Gedanken, die uns gerade beschäftigen, abgezogen und auf etwas Erfreuliches gelenkt. Am Ende dieses Kapitels haben Sie Gelegenheit, es gleich selbst einmal auszuprobieren.

In mancher Hinsicht ähneln sich kreative Imagination und Hypnose. Um «hineinzugelangen», muß man erst loslassen. An erster Stelle steht daher die Konzentration auf die Atmung oder einige Minuten der Meditation. An zweiter Stelle wird der bestehende Bezugsrahmen durch einen anderen, einen suggerierten oder imaginären, ersetzt. Es gibt besonders empfängliche Menschen – laut Statistik sind das fünf Prozent der amerikanischen Bevölkerung –, die sich so sehr auf eine Suggestion einstellen können, daß sie drastische körperliche Reaktionen hervorbringen. Wenn man eine solche Person in Hypnose mit einem Bleistift berührt und ihr suggeriert, es sei ein glühendes Eisen, bildet sich auf der Haut eine Brandblase. In gleicher Weise kann aufgrund einer suggerierten Unempfindlichkeit ein operativer Eingriff vorgenommen werden, ohne daß eine zusätzliche Narkose nötig wäre. Nun, das sind die Ausnahmen, und die meisten von uns sind bei weitem nicht so suggestibel. Aber daß auch wir alles andere als unbeeinflußbar sind, beweist die Imaginationsübung mit der Zitrone.

Es gibt jedoch einen entscheidenden Unterschied zwischen kreativer Imagination und Meditation. In der Imagination wird der Geist mit einem bestimmten Ziel auf eine bestimmte Vorstellung hin ausgerichtet, die er völlig absorbiert. Man spricht auch von geleiteten Phantasien. Die Meditation hingegen ist nicht zielgerichtet in diesem Sinne, denn sie übt den Anwender in der Technik, sich selbst zu beobachten, den Geist zu beobachten und loszulassen. Wir empfehlen unseren Patienten, die Imaginationsübungen nicht isoliert, sondern gegen Ende der Meditationssitzung zu machen, wenn das Unterbewußtsein am empfänglichsten dafür ist. Auf diese Weise verstärkt sich das körperliche Wohlbefinden, aber man profitiert auch von den nicht minder wichtigen und heilsamen Auswirkungen der Gedankenkontrolle und übt sich in der Achtsamkeit. Die Imaginationsübung kann mehrere Minuten oder auch länger dauern.

Hier nun einige Schritte, die Ihnen den Ablauf einer solchen Übung verdeutlichen sollen. Da wir alle auf unterschiedliche Bilder ansprechen, scheuen Sie sich nicht, die von mir gewählten durch andere zu ersetzen, die Ihnen mehr liegen. Sie können sich die einzelnen Schritte einprägen oder auch das Ganze auf Kassette sprechen, mit oder ohne Musikuntermalung. Musik kann Ihre Phantasie anregen und die Erfahrung noch bereichern.

Atmen Sie tief ein und wie bei einem Seufzer der Erleichterung durch den Mund hörbar wieder aus...
Während der nächsten Atemzüge lassen Sie Ihre Verspannungen mit jedem Ausatmen ein wenig mehr los und lassen sich selbst zurücksinken...
Nun zählen Sie, gleichmäßig weiteratmend, von zehn bis eins zurück und entspannen sich bei jedem Ausatmen noch ein wenig mehr. Sie können dieses Gefühl mit einer geeigneten Vorstellung unterstützen.
Stellen Sie sich vor, daß Sie in einem Heißluftballon schweben. Sie spüren das leichte Schwanken des Passagierkorbs und steigen mit jedem Atemzug ein wenig höher. Sie genießen das Gefühl der Leichtigkeit und des Schwebens. Oder stellen Sie sich vor, daß Sie am Strand liegen, gerade nahe genug am Wasser, daß die auslaufenden Wellen Sie sanft umspülen, wenn Sie einatmen, und zurückplätschern, wenn Sie ausatmen, wobei sie die angestauten Spannungen und Krankheiten mit sich davonspülen...
Vielleicht steigt aus Ihrem Innern ein anderes Bild empor...
Erhalten Sie die Ihnen angenehme Vorstellung aufrecht, und atmen Sie langsam, von zehn rückwärts zählend, bis eins...
Stellen Sie sich nun einen sonnigen Tag vor. Sie befinden sich an einem friedlichen Ort, vielleicht ein Ort, den Sie kennen,

oder einer, dessen Bild jetzt in Ihrem Geist entsteht ... Nehmen Sie die Einzelheiten mit all Ihren Sinnen wahr. Wie fühlt sich die Erde unter Ihren Füßen an? ... Spüren Sie die wärmenden Sonnenstrahlen? Baden Sie in dem warmen, strahlenden Licht, und nehmen Sie es ganz in sich auf, lassen Sie sich von ihm durchdringen. Spüren Sie, wie die Energie des Lichts jede Körperzelle erneuert ... Wie fühlt sich der laue Wind an? ... Wie sehen die Farben im Sonnenlicht aus? ... Genießen Sie alle schönen Aspekte der Szene vor Ihrem inneren Auge. Welche Geräusche hören Sie? Vögel? Meeresrauschen? Lauschen Sie aufmerksam, und atmen Sie tief ein und aus, genießen Sie die stille Kraft des Ortes, an dem Sie sich befinden ...
Setzen Sie sich nun bequem hin ... Stellen Sie sich Ihren Atem als einen ununterbrochenen Strom heilender, warmer Energie vor. Lenken Sie diese Energie behutsam in Ihren Kopf ... in den Nacken ... die Schultern ... Atmen Sie einen Strom warmer Energie in Ihre Arme und Hände ... in Ihr Herz ... in den ganzen Oberkörper ... Lassen Sie sich von dem Gefühl völlig durchdringen ... Atmen Sie die Energie in Ihren Bauch ... das Becken ..., und lassen Sie sie in die Beine und durch sie hindurch bis zu den Fußsohlen hin wandern.
Stellen Sie sich nun vor, daß Sie gesund aussehen und sich stark und voller Frieden fühlen. Die Sonne strahlt mit ungebrochener Kraft. Wenn Sie einatmen, lassen Sie sie wie einen Strahl durch Ihren Scheitel in Sie eintreten. Lassen Sie das Licht mit jedem Einatmen ein wenig intensiver leuchten. Das Licht ist friedlicher, liebender Natur. Überlassen Sie sich ihm ... Bleiben Sie noch eine Weile sitzen, und erlauben Sie Ihrem Geist, die Erfahrung zu absorbieren und zu vertiefen. Dann, wenn Sie soweit sind, kommen Sie langsam zurück und öffnen die Augen.

Anregungen

1. Üben Sie auch weiterhin die affirmativen Sätze als wirksames Mittel gegen negative Programmierungen. Wenn sie morgens auf-

wachen, achten Sie als erstes auf die Natur Ihrer Gedanken. Wenn Ihr Geist um negative Vorstellungen kreist, ersetzen Sie sie durch positive, bejahende. Schalten Sie sich auch untertags immer wieder in Ihr Denken ein, und überprüfen Sie Ihren Bezugsrahmen. Vermeiden Sie es, sich in Stimmungen treiben zu lassen, in denen Sie sich hilflos fühlen. Beugen Sie dem vor, handeln Sie, wenn Sie die Möglichkeit dazu haben, oder atmen Sie und lassen Sie los. Scheuen Sie sich nicht, Ihren Bezugsrahmen kritisch zu beleuchten und, wenn nötig, zu korrigieren. Denken Sie an das Neun-Punkte-Puzzle; die Lösung eröffnet sich erst, wenn wir über die scheinbar vorgegebenen Grenzen des Quadrats hinausschauen.

2. Fragen Sie sich immer, wie Sie eine Situation auch anders betrachten können, als sie sich Ihnen gerade darstellt. Wie können Sie sie in eine konstruktive Lernerfahrung umwandeln, die Sie stärkt, anstatt Sie in Selbstmitleid, Frustration oder Wut zu stürzen, wonach Sie sich außerdem noch schuldig fühlen? Eine hervorragende Übung ist es, sich vor Augen zu führen, was man hat, und sich daran zu erfreuen, Kraft daraus zu schöpfen, anstatt unzufrieden nach dem zu schielen, was man nicht hat.

3. Wenn Sie das nächste Mal in eine schwierige Situation geraten, versuchen Sie die Technik der kreativen Imagination. Stellen Sie sich vor, daß Sie ihren weisen, inneren Ratgeber befragen, oder formulieren Sie das Problem vor dem Einschlafen oder in der Meditation noch einmal klar und präzise für Ihr Unterbewußtsein.

4. Verwenden Sie die Anweisungen am Ende dieses Kapitels, um eine längere Imaginationsübung auszuprobieren. Vielleicht gibt es in Ihrer Nähe auch einen Buchladen, in dem Sie ergänzende Literatur oder Kassetten zu diesem Thema finden oder bestellen können. Obwohl es da natürlich qualitative Unterschiede gibt, können die meisten Ihnen doch weitere Anregungen vermitteln.

7 Heilung der Gefühle

Peg ist eine reizende, gütige und kontaktfreudige junge Frau, verheiratet mit einem attraktiven Mann und Mutter zweier Söhne. Sie suchte uns wegen schwerer Migräneanfälle auf, die manchmal tagelang andauerten. Ihrer eigenen Beschreibung nach war sie eine «Super-Mutter» und «Super-Ehefrau». Dann berichtete sie, was sich am letzten Wochenende zugetragen hatte, und begann, bitterlich zu schluchzen. Sie hatten unangekündigt Besuch von den beiden Schwestern ihres Mannes und deren Familien erhalten, die sich bei solchen Gelegenheiten gern an den Pool in die Sonne legten und sich verwöhnen ließen. Peg regte sich innerlich fürchterlich auf, spielte nach außen hin jedoch die perfekte Gastgeberin und hatte für jeden ein freundliches Lächeln. Außerdem schluckte sie auf einen Sitz ihre ganze Tagesration Fiorinal, ein rezeptpflichtiges Medikament, das bei Migräne oft verschrieben wird. Als die Verwandten schließlich wieder fort waren, schleppte sie sich ins Bett und lag trotzdem die ganze Nacht wach.

Es machte ihr nichts aus, *mir* zu gestehen, wie wütend diese verwandtschaftlichen Überfälle sie immer machten, aber ihrem Mann konnte sie das nicht sagen. Sie hielt ihre Schwägerinnen für den Grund ihrer stillen Wut, aber in Wirklichkeit gab es noch einen anderen Faktor, den sie nicht berücksichtigte, ja, nicht einmal sah, und das waren ihre Eltern. Sie erzählte mir, daß sie ihrem Ärger manchmal Luft mache und ihren Mann oder die Kinder anfahre, aber dann wies ihr Mann sie jedesmal energisch zurecht. Sie sei überempfindlich und vergesse sich zu leicht. Dann fühle sie sich schlecht, habe Gewissensbisse, weil sie sich so kindisch benommen habe, und ärgere sich gleichzeitig. Sie glich einer Zeitbombe, so wenig war sie sich ihrer Gefühle und der sie auslösenden Faktoren bewußt. Wenn der Druck zu groß wurde, explodierte sie entweder oder erlitt einen schweren Migräneanfall. Als sie versuchte, mit ihrer Mutter darüber zu sprechen, tat diese das Ganze als prämenstruelles Syndrom ab. Für Peg gab es überhaupt nur zwei Erklärungen. Entweder waren die anderen unglaublich selbstsüchtig und nutzten sie aus, oder sie war einfach nicht gut genug. Sie war gleich in drei Fallen gefangen: der negativen Selbsteinschätzung, dem «Ach, wenn doch nur»-Gedanken und der Rechthaberei. In ihrem Elternhaus war sie zur perfekten Tochter/Ehefrau/Mutter erzogen worden, die tat, was man von ihr verlangte, und deren Aufgabe das Glück der anderen war. Mit vierunddreißig Jahren hatte sie immer noch nicht gelernt, nein zu sagen. Sie fühlte sich wie ein Fußabstreifer.

Emotionale Fallen

Eine der wichtigsten Fähigkeiten im Leben ist es, Emotionen zu verstehen und richtig mit ihnen umzugehen. Unsere Gefühlswelt sollte keine Terra incognita für uns ein. Zu begreifen, wie Gefühle entstehen und wie wir uns ihrer konstruktiv bedienen können, ist daher von grundlegender Bedeutung für unser Glück. Betrachten wir also einmal die drei häufigsten Arten von Fehlverhalten im Umgang mit unseren Emotionen.

Leugnung

Es gibt Menschen, die ihre Emotionen leugnen oder sie ablehnen. Wenn man sie nach ihrem Befinden fragt, antworten sie «Danke, gut», und meinen es auch so, egal wie es in Ihrem Innern aussieht.

In solchen Fällen ahnen andere manchmal mehr, was in einem vorgeht, als der Betroffene selbst es tut. Viele psychosomatische

Erkrankungen, darunter Migräne und Rückenschmerzen, werden zurückgeführt auf die Unfähigkeit, Gefühle auszudrücken. Während der bewußte Geist blind ist für die Emotionen, spürt sie der unbewußte Geist um so schmerzlicher. Da die Anspannungen, die sich hinter den Emotionen verbergen, nicht bewußt aufgelöst werden können (etwa indem man darüber redet oder irgend etwas ändert), sucht sich die angestaute Energie ein anderes Ventil und findet es, indem der Körper ein Symptom bildet.

Überbewertung

Diese Fehlhaltung ist das genaue Gegenteil der Leugnung von Emotionen. Die hiervon Betroffenen identifizieren sich völlig mit einem Gefühl. Sie empfinden nicht Wut, sie *sind* Wut. In diesem Zustand ist die Vernunft verdunkelt, und man verliert die Kontrolle.

Unterdrückung/Verdrängung

Angesiedelt zwischen Leugnung und Überbewertung, geht es bei dieser Falle um Emotionen, die man durchaus spürt und ausdrükken möchte, es sich aber nicht gestattet, weil man meint, nicht das Recht dazu zu haben. Diese Haltung ist um so gefährlicher, als sich zu dem Schmerz der Emotion auch noch der Schmerz des Widerstands gesellt. Peg glaubte, sie habe nicht das Recht, wütend zu sein, worin ihre Familie sie ja auch noch bestätigte, also unterdrückte sie ihre Wut. Durch diesen Irrtum beschwor sie unzählige Situationen herauf, in denen sie es zuließ, daß andere auf ihr herumtrampelten und so ihren Ärger immer weiter vergrößerten.

Finden Sie zu einer gesunden Einschätzung Ihrer Emotionen

Es gibt drei mögliche Standpunkte, die uns zu einer gesunden Einschätzung unserer Emotionen führen und uns erlauben, konstruktiv mit ihnen umzugehen.

1. Emotionen sind natürlich und menschlich. Was wäre unser Leben ohne Schmerz und Wut, ohne Liebe und Freude? Unsere Gefühlswelt ist eine Bereicherung unseres Lebens, das Salz in der Suppe, wenn Sie so wollen.

2. Sie haben ein Recht darauf, sich so zu fühlen, wie Sie es tun. Niemand hat das Recht, Ihnen Vorhaltungen zu machen, weil Sie sich so oder so fühlen. Aber Sie sollten versuchen, herauszufinden, warum Sie sich so fühlen, nur dann werden Sie ein größeres Verständnis für sich selbst erlangen. Wenn jemand eine Bemerkung von Ihnen falsch auffaßt und beleidigt reagiert, nutzt es nichts, ihm zu versichern, daß er sich irrt. Wenn hingegen beide Teile bereit sind, zu fragen, wie es dazu kommen konnte, dann wird echtes Verständnis möglich.

3. Gerade die negativen Emotionen sind eine Gelegenheit zu größerem Selbst-Verständnis. Je besser wir Situationen und unsere Reaktionen darauf hinterfragen können, um so weniger werden wir auf die Tricks unseres Ego hereinfallen. Wir müssen lernen, das Ego mit seiner Furcht, die uns in die Isolation treibt, auszuschalten, dann werden wir feststellen, daß unser natürlicher Zustand nicht der angstvoller Unruhe, sondern der friedvoller Ruhe ist. All unsere positiven Gefühle wie Liebe, Freude, Zuversicht, Ausgeglichenheit sind Ausdruck unseres wahren Selbst. Obwohl sie immer vorhanden sind, führen sie dennoch ein Kümmerdasein im Schatten des Ego. Wenn wir jedoch den ausgewogenen Umgang mit unseren Gefühlen beherrschen, befreien wir sie aus diesem Schattendasein.

Der Mythos von den negativen Emotionen

Negative Emotionen sind etwas Natürliches, zutiefst Menschliches. Meistens sind sie sogar angebracht. Wenn jemand, der Ihnen viel bedeutet hat, stirbt, ist es nur natürlich, daß Sie um ihn trauern. Wenn Sie diesen Schmerz verdrängen, verschafft er sich auf andere Weise Ausdruck und die Wunde, die der Verlust Ihnen zugefügt hat, kann nicht heilen. Wenn Sie erkranken, ist es nur natürlich, daß Sie sich schlecht fühlen oder frustriert sind, weil Sie nun dies oder das nicht tun können, was Sie sich vorgenommen hatten. Nur – und das ist der große Unterschied –, Sie sollten sich nicht in diese Gefühle verrennen. Es ist gut, sie zu erfahren, wie sonst sollten wir für jemand anders in einer ähnlichen Situation Verständnis aufbringen?

Zu Beginn des Buches haben wir über das Gefühl der Hilflosigkeit gesprochen, das in vielen Fällen mit Herzerkrankungen, Krebs oder verschiedenen Ulkuserkrankungen in direktem Zusammenhang steht. Das Gefühl der Hilflosigkeit reflektiert eine Haltung der Schwäche, eine Opferhaltung. Wenn ein Krebspatient mich aufsucht und mir erzählt, daß die dauernden Aufregungen zu Hause oder mit den Ärzten bestimmt zu einer Verschlechterung seines Zustands führen, erkläre ich ihm, daß er sich irrt und daß nicht die Umstände ihn krankmachen, sondern seine Angst vor den Umständen und den Emotionen, die sie in ihm hervorrufen, die er sich aber nicht gestatten will. Das daraus resultierende Gefühl, diesen Umständen hilflos ausgeliefert zu sein, führt fast immer zu einer gefährlichen emotionalen Verfassung mit einer entsprechenden medizinischen Diagnose.

Negative Emotionen sind nur solche Emotionen, die Sie sich oder anderen nicht zugestehen wollen. Sie schaden niemandem, wenn Sie lernen, sie in adäquater Form auszudrücken und anschließend loszulassen. Wie, das soll im folgenden erläutert werden. Auf jeden Fall ist nichts schlimmer, als sie irgendwo in sich zu vergraben.

Zwei Hauptfaktoren, die an jeder Genesung maßgeblich beteiligt sind, heißen Lachen und Zuwendung. Nun können wir Frohsinn und Zuversicht nicht einfach wie eine Salbe auf unsere Schmerzen streichen, Watte darüber packen, und fertig ist der Heilverband. Wir müssen schon mit etwas mehr Geduld an die Sache herangehen.

Wie man seine Emotionen wieder ins Gleichgewicht bringt

Ehe wir uns daranmachen, unsere Gefühlswelt wieder ins Lot zu bringen, müssen wir uns über unseren emotionalen Stil klarwerden, das heißt, die Art und Weise, wie wir mit unseren Emotionen umgehen. Stehen wir unseren Gefühlen ablehnend gegenüber? Oder messen wir ihnen zuviel Bedeutung bei? Unterdrücken wir sie? Manchmal kommen wir mit bestimmten Emotionen wunderbar zurecht, andere hingegen kriegen wir nicht in den Griff. Unser emotionaler Stil hat auch etwas mit unserem Elternhaus und unserer Erziehung zu tun. In manch einer Familie mag es in Ordnung sein, Wut zu zeigen, aber nicht Trauer oder Hilflosigkeit. In einer anderen ist es keine Schande, sich mal schwach zu fühlen, aber Wut wird nicht toleriert. In wieder anderen Familien sind überhaupt nur positive Gefühle gestattet.

Im allgemeinen werden Männer dazu erzogen, ihre Gefühle zu verbergen. Sie werden sogar dafür belohnt, daß sie stark und unerschütterlich *erscheinen* – daher sind sie sich ihrer Gefühle oft wirklich weniger bewußt als Frauen. Viele meiner verheirateten Patientinnen bestätigen das, obwohl es natürlich auch Ausnahmen von dieser Regel gibt.

Der Ehemann klagt über seine hypersensible Frau. Die Ehefrau klagt über seinen Mangel an Verständnis für ihre und sogar für seine eigenen Gefühle. Sie: «Ich fühle mich gräßlich. Ich hatte mit meiner besten Freundin einen schrecklichen Streit.» Doch anstatt sie zu trösten, beginnt der Göttergatte unverzüglich mit einer rationalen Darstellung des Sachverhalts, aus der eindeutig hervorgeht, wie unsinnig der Streit überhaupt war, und versucht, die Schuldfrage zu klären. Sie kommt zu der Ansicht, daß ihr Mann ein unsensibler Büffel ist und sie wohl nicht mehr liebt, weil er einfach so auf ihren Gefühlen herumtrampelt. Er dagegen hält sie für hysterisch, weil seine Versuche, ihr Problem rational zu lösen, damit enden, daß sie sich noch schlechter fühlt als vorher.

Jede engere Beziehung erfordert einen bestimmten Grad an Vertrautheit mit dem emotionalen Stil des Partners, aber auch mit dem eigenen. Das heißt nicht, daß beide dieselbe Veranlagung haben müssen, nur daß jeder die des Partners verstehen und respektieren sollte. Wenn der Ehemann in dem oben genannten Beispiel weiß, daß seine Frau ihre Gefühle stärker erlebt als er, und wenn er des weiteren davon ausgeht, daß dies weder etwas Besonderes noch etwas Krankhaftes ist, lassen sich viele Unstimmigkeiten von vornherein vermeiden. Wenn er sich klarmacht, was der Streit mit der Freundin für sie bedeutet, sie in die Arme nimmt und einfach nur sagt, «Liebling, das wird sich bestimmt wieder einrenken», fühlt sie sich unterstützt und verstanden. Wahrscheinlich wird sie nun sogar für seine rationale Betrachtungsweise aufgeschlossen sein und von seinem neutralen Standpunkt profitieren.

Andererseits kann sie ebenso dazu beitragen, daß es erst gar nicht zu einer häßlichen Szene kommt. Wenn sie nämlich seinen Gefühlshaushalt kennt, kann sie sich sagen, daß er eben nicht so emotional reagiert wie sie, und wird in diesem Augenblick Verständnis für ihn aufbringen, anstatt ihn einen gefühllosen Büffel zu nennen. Er ist in Ordnung, sie ist in Ordnung. Sie sind nur verschieden. Nur, weil er ihre Erregung nicht nachvollziehen kann, heißt das ja noch lange nicht, daß er sie nicht mehr liebt. Ein solches Verständnis kann beide vor einer unliebsamen Eskalation bewahren, und sie kann ihn, ohne ihm eine Schuld zuzuweisen, wissen lassen, daß sie sich eben wieder einmal in eines ihrer berühmt-berüchtigten Mißverständnisse hineinmanövriert hatten – Ratio versus Gefühl. Keiner braucht sind schlecht zu fühlen, beide haben voneinander gelernt.

Wie man lernt, seinen emotionalen Stil zu verstehen

Beobachten Sie sich in der kommenden Woche ganz genau. Wenn Sie feststellen, daß Sie sich aufgeregt haben oder aufregen möchten, versuchen Sie, den Grund dafür einem der sechs Fallen des Ego zuzuordnen, und analysieren Sie Ihre Erregung. Die folgende Übung soll Ihnen dabei helfen.

Ist es Ihnen schon einmal passiert, daß Sie sich an eine unerfreuliche Begebenheit und die damit verbundenen Gefühle genau erinnern konnten? Beispielsweise plagte mich jahrelang die Erinnerung an eine Party, die ich als Teenager besucht hatte und die so aus der Kontrolle geriet, daß die Nachbarn die Polizei riefen. Glücklicherweise ließ man uns alle laufen, aber eine Freundin erzählte es ihrer Mutter und die wiederum meinen Eltern. Noch Jahre später schämte ich mich, wenn ich an diese Party dachte, wurde verlegen, wenn jemand darüber sprach, und versuchte, das Thema zu wechseln.

Diese Begebenheit illustriert sehr deutlich die Macht unseres Geistes. Die nachstehende Übung soll Ihnen den Umgang mit erlebnisfixierten Emotionen erleichtern.

1. Übungsteil: Negative Emotionen

Legen Sie sich ein Blatt Papier und einen Stift zurecht. Schreiben Sie zwei oder drei Erlebnisse aus der Erinnerung auf, die mit Ärger verbunden waren, und zwar so detailliert wie möglich. Was genau passierte? Was wurde gesprochen? Achten Sie darauf, welche Gefühle die Erinnerung in Ihnen wachruft. Stellen Sie fest, wo diese Gefühle im Körper sitzen. Manche Menschen empfinden Ärger und Wut als ein schmerzhaftes Ziehen in der Magengegend; andere verspüren ein Brennen in der Herzgegend oder ein beklemmendes Gefühl im Hals; wieder andere verkrampfen sich völlig. Schreiben Sie Ihre Empfindung nieder. Welche anderen Gefühle tauchen noch auf? Traurigkeit? Enttäuschung? Wie haben die sich angefühlt? Sie sehen, es geht im wesentlichen um drei Punkte:

1. die in der Erinnerung gespeicherten Emotionen, in diesem Fall Wut;
2. die durch die Emotion ausgelöste körperliche Empfindung;
3. andere im Zusammenhang mit der Erinnerung aufgetretene Emotionen und die damit verbundenen Körpergefühle.

Wiederholen Sie diese Übung auch mit anderen Emotionen, mit Angst, Schuldgefühlen, Scham, Trauer und anderen negativen Emotionen, die Sie bewegen.

2. Übungsteil: Positive Emotionen

Dieselbe Übung läßt sich selbstverständlich auch mit positiven Gefühlen wie Liebe, Zuversicht, Freude, Friede usw. durchführen. Schreiben Sie beispielsweise unter dem Begriff «Zuversicht» auf, welche Vorhaben Sie verwirklichen konnten und welche Gefühle Sie dabei erlebten. Dazu gehören auch Ihre persönlichen kleinen Erfolgserlebnisse. So erinnere ich mich zum Beispiel noch sehr gut an meinen Kampf mit den Buchstaben, als ich lesen lernte. Wie schwer fiel es mir, *a* und *o* auseinanderzuhalten, oder *p* und *q*. Eines Tages saß ich im Auto und blickte auf die vorbeisausenden Verkehrsschilder, als sich plötzlich die Buchstaben eines Schildes zu einer bedeutungsvollen Einheit zusammenfügten: STOP. Es war ein Augenblick des stillen Triumphs für mich!

In der Geist/Körper-Gruppe führen wir diese Übung während der Meditation durch. Die Teilnehmer stellen dabei häufig fest, daß sich manche Emotionen sehr leicht nachempfinden lassen, andere dafür fast gar nicht. Genau jene Emotionen sind es aber, die uns wichtige Hinweise liefern. Nur in den seltensten Fällen wird Wut oder Neid richtig gemeistert, wird tatsächlich verziehen, so daß das Gefühl gewissermaßen ausradiert ist. Wo also befindet es sich? Was haben Sie damit angestellt, daß es sich nicht wieder einstellen will? Haben Sie es zum Ausdruck gebracht und anschließend losgelassen? Haben Sie sich mit ihm identifiziert und die Kontrolle verloren? Oder haben Sie es erfolgreich verdrängt? Welchen Grund würden Sie heute für Ihr Verhalten nennen? Wie wurden solche Emotionen in Ihrer Familie ausgedrückt, als Sie heranwuchsen?

Vielleicht verhilft Ihnen die Übung zu einem tieferen Selbstverständnis, vielleicht auch nicht. In manchen Fällen ist es nützlich, über die Ergebnisse, zu denen man gelangt, mit jemandem zu sprechen, der einen gut kennt und sich unserer emotionalen Eigenart und so mancher Facette unserer Persönlichkeit bewußt ist, für die wir gar keine Antenne haben. Und schließlich gilt auch hier, daß mancher sie sicherlich hilfreich findet, jemand anders weniger. Wenn Sie also bei dieser Übung keine nennenswerten Gefühle erleben, so heißt das nicht, daß Sie sich zu denen zählen müßten, die ihre Gefühle unterdrücken. Fragen Sie sich aber, ob das Ergebnis der Übung mit Ihrer eigenen Erfahrung in alltäglichen Situationen übereinstimmt.

Unsere Patienten stellen oft fest, daß die nachempfundenen Gefühle ähnliche Körperreaktionen auslösen wie die tatsächlich erlebten positiven bzw. negativen Emotionen. So rufen positive Gefühle körperliches Wohlbehagen hervor, schaffen Offenheit und sind Grundlage für neue Erfahrungshorizonte. Die Welt, das Leben stellt keine Bedrohung, sondern eine Herausforderung dar, der man sich gewachsen fühlt. Man ist entspannt und locker, obwohl stark empfundene Freude zum Beispiel eine sehr energiegeladene Empfindung ist. Im Gegensatz dazu führt eine negative Emotion zu Anspannungen und starker Ich-Bezogenheit. Positive Gefühle bestärken immer auch soziales Verhalten, negative dagegen führen in die Isolation.

Wer nun aber lernt, auf seine Emotionen zu achten, sieht sich alsbald in der glücklichen Lage, selbst zwischen Zuversicht und angstfreier Offenheit oder Angst und Isolation wählen zu können. Damit soll nicht gesagt werden, daß dies leicht zu bewerkstelligen wäre, aber es ist längst nicht so schwer, wie man meinen könnte.

Wer einmal eine gewisse innere Ruhe und Stabilität erreicht hat, der braucht sich nicht mehr mit den Ängsten des Ego zu identifizieren. Statt dessen kann er das Auf und Ab der Emotionen gelassen beobachten, ohne Bewertungen abgeben zu müssen. Als nächstes kann man sich fragen, welchen Nutzen man aus dem Wissen um die eigene emotionale Veranlagung ziehen kann und ob eine aufsteigende Emotion, Ärger vielleicht oder Enttäuschung, bedeutet, daß man konkret etwas unternehmen oder seine Einstellung ändern sollte, und was sie einem wirklich vor Augen führt.

Aus Gefühlen kann man lernen

Aus der Position des Beobachters können wir einen negativen Umstand oder ein solches Gefühl mit dem nötigen Abstand betrachten, ohne von ihm überwältigt zu werden. Wenn Sie also spüren, daß Sie im Begriff sind, sich aufzuregen, erhöhen Sie Ihre Aufmerksamkeit. Was genau empfinden Sie, und wo sitzt diese Empfindung im Körper? Vielleicht stellen Sie fest, daß das, was Sie spontan als Ärger eingestuft hatten, eigentlich mehr ein Schmerz ist. *Geben Sie dem Gefühl einen Namen.* Was fühlen Sie wirklich? Denken Sie darüber nach, warum Sie sich so fühlen. Das Ego wird selbstverständlich alle möglichen Erklärungen abgeben, warum die anderen die Schuld daran trifft, aber nicht einen selbst. Dabei geht es gar nicht darum, einen Schuldigen zu finden, sondern darum, die Gründe für die empfundene negative Emotion aufzudecken, und zwar ohne Ansehen der Umstände, die dazu führten. Sie waren zwar der Auslöser, sind aber nicht die eigentliche Ursache. Ebenso ist es nicht notwendig, eine Rechtfertigung zu finden, weil Ihre Gefühle nicht gerechtfertigt werden müssen. Es ist in Ordnung, sich zu ärgern. Ohne unsere Gefühle würden wir herzlich wenig über uns erfahren.

Wenn Sie also die Emotion benannt und über ihre Entstehung reflektiert haben, sind Sie in der Lage, eine klare Entscheidung zu treffen, nämlich ob Sie etwas unternehmen oder aber das Gefühl loslassen wollen, weil Sie erkannt haben, wie unwichtig es im Grunde genommen ist.

John war ein vierundfünfzigjähriger Geschäftsmann, der nach einem Herzanfall zu uns kam. Eines Tages, auf dem Weg zu einer Geist/Körper-Sitzung, fuhr er eine Delle in seinen funkelnagelneuen Mercedes. John ärgerte sich dermaßen, daß sein Herz wie verrückt zu schlagen begann und er in akute Atemnot geriet. Er erkannte schlagartig, daß die Delle ein solche Aufregung, die sein Herz derart belastete, ja gar nicht wert war! Also atmete er tief aus, ging zur Bauchatmung über und wiederholte während der folgenden Atemzüge bei jedem Ausatmen spontan den Satz «Es ist unwichtig».

Gefühle zu haben ist etwas zutiefst Menschliches und ein wichtiger Aspekt des persönlichen Reifeprozesses. Probleme treten nur dann auf, wenn wir uns mit einem Gefühl, sei es positiver oder negativer Art, zu sehr identifizieren, es festhalten oder uns dessen gar nicht bewußt sind. Bei den negativen Emotionen sind es vor allem zwei Varianten des Schuldgefühls, die sich als besonders hartnäckig erweisen. Die eine Variante heißt Selbstbezichtigung. Wenn wir uns nämlich selbst für alles die alleinige Schuld zuweisen, fühlen wir uns über die Maßen schuldig, bedrückt und hoffnungslos. Wenn wir die alleinige Schuld andererseits den anderen in die Schuhe schieben, empfinden wir ihnen gegenüber Ablehnung oder Hochmut, und das oft über die Problemsituation und in besonders tragischen Fällen sogar über den Tod hinaus!

Wenn Sie vorwurfsvoll an eine Person denken, kommt es, ob Sie wollen oder nicht, zu einer physischen Reaktion. Das Herz schlägt schneller, der Magen produziert vermehrt Säure, die Muskeln sind angespannt. Sie schaden sich selbst, während das Objekt ihres Vorwurfs unbeschadet bleibt. Dieser leicht verständliche Zusammenhang ist Gegenstand vieler Aphorismen. Buddha verglich eine solche nachtragende Haltung mit einer glühenden Kohle, die man in die Hand nimmt, um sie gegen den anderen zu schleudern. Man will nicht wahrhaben, daß man sich selbst verbrennen wird. Erst, wenn es zu spät ist, sieht man es zähneknirschend ein. Ein Meditationsmeister unserer Tage, Swami Chidvilasananda, vergleicht einen vorwurfsvollen, nachtragenden Menschen mit einem Mann, der sein Haus niederbrennt, um eine Ratte loszuwerden, ohne zu erkennen, daß die Ratte, die er vertreiben will, in ihm selbst nagt – und niemand kann vor sich selbst davonlaufen.

Groll, Schuldgefühle, Wut und dergleichen richten keinen Schaden an, wenn wir richtig damit umgehen, und zwar bereits in dem Augenblick, wo sie auftreten und uns dadurch ein Fehlverhalten signalisieren. In der Regel empfangen wir die Botschaft sogar, vergessen dann aber, den Sender wieder abzuschalten. Da Schuldgefühle immer Ärger auslösen, kommt es häufig zu Kettenreaktionen. Nehmen wir an, Sie wollen Ihre kranke Tante besuchen. Sie haben es sich fest vorgenommen, obwohl Sie sehr beschäftigt sind. Die Zeit vergeht. Jedesmal, wenn Sie anrufen, fragt die Tante, wann Sie denn nun endlich kämen und daß sie schon so sehr auf Sie wartet. Es dauert nicht lange, da ist es Ihnen peinlich, die Tante anzurufen, und noch ein wenig später fangen Sie an, ihr im stillen Vorwürfe zu machen, weil sie Ihnen das Gefühl vermittelt, unzuverlässig zu sein. Wenn Sie den richtigen Augenblick verpassen, diesem Gefühl zu begegnen, etwa indem Sie der Tante klarmachen, daß Sie es leider doch nicht schaffen, oder aber sich einfach die Zeit für den Besuch nehmen, wird der entstandene Riß sich nur vertiefen.

Loslassen von Groll und Schuldgefühlen

Die meisten von uns schleppen ein ziemliches Übergewicht an Groll und Schuldgefühlen mit sich durchs Leben und wundern sich, warum sie es als Last empfinden. Vorwürfe jeglicher Art beeinflussen unser Verhalten, selbst wenn es sich um solche handelt, die mit unserer augenblicklichen Siutation gar nichts zu tun haben. Menschen, die mit sich selbst unzufrieden sind, lassen oft genug ihre Aggressionen an ihren Mitmenschen aus – vorwiegend an denen, die ihnen freundlich entgegentreten und sie nicht einschüchtern. Menschen, die mit anderen hart ins Gericht gehen, schonen sich in vielen Fällen selbst auch nicht. Aber sie machen sich das Leben doppelt schwer, weil die Angegriffenen sich ihnen natürlich widersetzen, verärgert oder gar wütend reagieren, und so kommt alles wie ein Bumerang wieder zu einem zurück.

Bevor wir Groll und Vorwürfe, die gegen uns selbst oder andere gerichtet sind, jedoch loslassen können, müssen wir verstehen, warum zum Beispiel eine Person, die uns verletzt hat, so handelt. Es steckt durchaus nicht immer die böse Absicht dahinter, die wir gern und schnell unterstellen. Viele Menschen machen sich die Konsequenz ihres Tuns nicht bewußt. Sie sind nicht böse, aber ignorant. Wenn Sie dem anderen allerdings die Folgen seines Handelns im konkreten Fall nicht vor Augen führen, das heißt, in dem Augenblick, da er Sie verletzt, ist auch für ihn eine wichtige Gelegenheit, zu lernen, verlorengegangen. Sie aber leben fortan mit einem gewaltigen Groll.

Andere sind nicht aus Ignoranz verletzend, sondern aus Rache, weil auch sie selbst verletzt wurden. Das Gefühl der Hilflosigkeit sitzt tief in ihnen, und die dazugehörigen, konditionierten Wut- und Schuldgefühle laufen programmgemäß immer wieder ab. Dieser Mechanismus läßt sich erst dann durchbrechen, wenn die Wunden des Aggressors heilen. Menschen verletzen sich nur selten vorsätzlich, fast immer bemühen wir uns doch, uns richtig zu verhalten und unser Bestes zu geben. In den meisten Fällen geschieht es aus Ignoranz oder durch Wiederholung unbewußter, konditionierter Verhaltensmuster. Auch hat es wenig Zweck, sich im nachhinein zu züchtigen, nur weil man jetzt etwas weiß, was einem zu einem früheren Zeitpunkt noch nicht klar oder zugänglich war.

Vor kurzem fuhr ich mit meinem Wagen auf eine Ampel zu. Vor mir stand ein Kombiwagen mit heruntergelassener Heckscheibe, aus der sich ein kleiner, vielleicht zehn Jahre alter Junge beugte. Er sah mich an, kräuselte verächtlich die Oberlippe und zeigte mir den Finger, normalerweise ein Grund, sich ordentlich aufzuregen.

Doch ich überlegte mir, was dieser kleine Kerl schon alles erlebt haben mußte, daß er ein so feindseliges Verhalten an den Tag legte. Ich sah ihn also ebenfalls an und versuchte, soviel Liebe wie möglich in diesen Blick zu legen. Er reagierte mit einem breiten Grinsen und winkte mir zu, bis sein Wagen außer Sichtweite war.

In diesem Fall fiel mir die Übung nicht schwer – wir kannten einander nicht. Wenn eine nahestehende Person uns jedoch verletzt, fällt es schon sehr viel schwerer, nach dem verborgenen Schmerz hinter ihrer Handlungsweise zu suchen.

Von der Notwendigkeit, geliebt zu werden

Der Therapeut Robin Casarjian hat sich im Rahmen seiner Arbeit besonders mit dem Aspekt des Verzeihens beschäftigt. Von ihm stammt die folgende Geschichte über einen amerikanischen Aikidoschüler in Japan. Aikido ist eine Selbstverteidigungsdisziplin, ihr wesentlicher Inhalt die Lehre von der inneren Mitte. Aikidoschülern ist es strengstens untersagt, von ihren Fähigkeiten Gebrauch zu machen, es sei denn, ihr Leben ist bedroht.

Besagter Aikidoschüler fuhr also an einem heißen Sommertag mit der U-Bahn, als ein betrunkener Arbeiter einstieg, herumschwadronierte, eine junge Frau mit ihrem Baby anrempelte und sich aggressiv umschaute. In dem Abteil waren jedoch nur die junge Mutter, ein alter Mann, ein älteres Ehepaar und eben der Aikidoschüler. Der Betrunkene und der junge Mann gingen in Angriffsstellung, als plötzlich der alte Mann den Arbeiter am Ärmel zupfte und freundlich bemerkte, daß er wohl gern einen trinken würde. Der Arbeiter fluchte, aber der Alte ließ sich nicht beirren. Er erzählte, daß er mit seiner Frau jeden Abend im Garten unter dem Pfirsichbaum eine Flasche Reiswein trinke und daß sich beide darüber freuten, wie der Baum, der bei einem Sturm beschädigt worden war, sich langsam wieder erholte.

Der Betrunkene war dermaßen verblüfft, daß ihm die Worte fehlten und er widerwillig zuhörte. Der alte Mann fragte ihn dann, ob er auch gern Sake mit seiner Frau trinken würde, und der

Arbeiter brach in Tränen aus. Seine Frau sei vor einem Jahr im Kindbett gestorben, brachte er schluchzend heraus. Dann habe er seine Arbeitsstelle verloren und zu trinken angefangen. Der alte Mann hörte ihm aufmerksam und verständnisvoll zu und schon bald lehnte der Arbeiter seinen Kopf an die Schulter des alten Mannes und redete sich seinen Kummer vom Herzen. Der junge Amerikaner aber erkannte, daß er einem wahren Meister des Aikido begegnet war.

Theoretisch wissen wir alle, daß wir über niemanden urteilen sollten, weil unser Eindruck sich mit Sicherheit ändern würde, sobald wir einmal für eine Weile mit dem anderen tauschen könnten. Aber das hilft uns in den konkreten Situationen des Alltags wenig. Dabei wäre das menschliche Zusammenleben so viel einfacher, wenn wir uns den Schmerz eines anderen wirklich vergegenwärtigen und ihm vergeben und vergessen könnten. Dr. Gerald Jampolsky bemerkt dazu in seinem aufschlußreichen Buch *Lieben heißt, die Angst verlieren*, daß Angriffe als Hilferufe zu verstehen sind, als ein Notsignal. Es bedeutet, daß jemand in seelischer Bedrängnis ist, und die einzig mögliche Antwort darauf ist Liebe. Mit Kindern verhält es sich ebenso. Ein müdes Kind wird gereizt, brüllt, weint oder benimmt sich bockig. Aber deswegen schreien wir noch lange nicht zurück oder greifen nun unsererseits das Kind an – wir wissen nämlich, daß es in diesem Fall Zuwendung und vor allem ein paar Stunden Schlaf braucht.

Es ist also einerseits wichtig, die Beweggründe für das aggressive Verhalten eines anderen Menschen zu verstehen, um zu erkennen, daß man nicht mit demselben Verhalten reagieren muß und sich dadurch womöglich mehr schadet als dem vermeintlichen Aggressor. Damit meine ich allerdings nicht, daß man demütig die andere Wange hinhalten sollte. Im Augenblick eines Angriffs sollten wir noch so weit Herr bzw. Frau der Lage sein, um eine wichtige Entscheidung treffen zu können: Wenn Ihrer Meinung nach ein Gegenangriff die konstruktivere Lösung ist – sei es für einen selbst oder für den anderen, der dadurch vielleicht zu einem größeren Verständnis der Situation gelangt –, dann handeln Sie beherzt und bestimmt. Wenn Sie allerdings das Gefühl haben, es sei besser, loszulassen, dann verbeißen Sie sich auch gar nicht erst in die Sache. Packen Sie die Gelegenheit beim Schopf, den Rachemechanismus zu unterbrechen und Ihr vorgefaßtes Feindbild positiv abzuändern. Ihr Feind greift nicht an, sondern ruft um Hilfe. In keinem Fall bringt es einem etwas, an der Wut festzuhalten, wenn sie ihren Zweck erfüllt hat.

Der Feind ist der beste Lehrmeister

Der Schriftsteller und Anthropologe Carlos Castaneda erzählt von einem Mann, einem ausgekochten, bösartigen Geizhals, der seinen Arbeiter Don Juan vorsätzlich beleidigt, kritisiert und sogar mißhandelt. Don Juan, ein Yaqui-Indianer, ist ein Wissender, dessen Lehre das Kernstück der Bücher von Carlos Castaneda bildet. Don Juan flieht schließlich und entzieht sich dem Einflußbereich seines Peinigers, um bei seinem Lehrer Zuflucht und Rat zu suchen. Zu seinem Erstaunen schickt dieser ihn wieder zurück, ja, er versichert ihm, daß er auf diesem Weg schnell und gründlich lernen werde, sein inneres Gleichgewicht zu finden, und daß er so lange bei seinem Herrn bleiben müsse, bis nichts, kein Wort und keine Tat, seinen Standpunkt der inneren Mitte mehr gefährden könne. Jeder müsse froh sein über einen so gewissenhaften Lehrer, weil diese Lektion zu den wichtigsten im Leben gehöre.

Ich denke oft an diese Geschichte, wenn ich selbst solchen «Peinigern» begegne. Dann atme ich tief durch und versuche, loszulassen, versuche, den Platz des Beobachters einzunehmen, anstatt mich selbst zum Opfer zu machen. Ich übe mich darin, mich von den unverständlichen und verrückt anmutenden Manövern anderer nicht aus dem Gleichgewicht bringen zu lassen, nicht meinen Frieden zu verlieren. Manchmal gelingt es mir, manchmal nicht, aber jedesmal habe ich etwas über mich gelernt. Die Begegnung mit solchen Menschen ist ein sehr wirkungsvolles Mittel, um die eigenen konditionierten Verhaltensmechanismen zu durchbrechen oder unseren zu engen Horizont zu erweitern. Je schneller wir in einer solchen Situation die richtigen Überlegungen anstellen können, um so größer ist unsere Chance, selbst gar nicht erst wütend zu werden.

Unerledigtes zu Ende bringen

Das Loslassen von Groll und Selbstvorwürfen ist ein wirkungsvolles Mittel, um sich von den Fesseln der Vergangenheit zu befreien. Erst, wenn all unsere Kräfte und Energien ungehindert fließen, anstatt durch unerledigte Dinge blockiert zu werden, können wir den Augenblick richtig erleben. Ich studierte bereits, als ich eines Tages einen Brief von einem jungen Mann erhielt, in den ich auf der Highschool verliebt war.

Mark und ich stritten am laufenden Band. Es schien, als könne ich ihm nichts recht machen. Er versicherte mir jedoch immer wieder, wie sehr er mich liebe, und, wie die meisten Jungs in seinem Alter, von Sex konnte er gar nicht genug bekommen. Aber seine Taten und seine Beteuerungen stimmten nicht überein. Ich war wütend und verletzt, als wir uns schließlich trennten, weil ich nicht verstehen konnte, was ich falsch gemacht hatte. In dem Brief, den er mir vier Jahre später schrieb, entschuldigte Mark sich für sein Verhalten. Er erklärte, daß er damals in ein anderes Mädchen verliebt war, das eine Internatsschule besuchte. Ich spielte die Rolle der Lückenbüßerin. Doch anstatt mich so zu nehmen, wie ich war, ließ er mich spüren, daß ich nicht sie war. Zudem fühlte er sich schuldig, hatte aber nicht den Mut, mir die Wahrheit zu gestehen. Vier Jahre lang hatte sein Verhalten ihm auf der Seele gelastet. Jetzt wollte er mir sagen, wie leid ihm alles tue, und reinen Tisch machen. Er wollte die Vergangenheit loslassen.

Jene Mitglieder unserer Geist/Körper-Gruppe, die zu den Anonymen Alkoholikern (AA) gehören, kennen dieses Prinzip sehr gut. Das Programm der AA setzt sich aus zwölf Verpflichtungen zusammen, und eine davon lautet, daß jeder furchtlos mit sich selbst ins Gericht gehen und eine ehrliche Bestandsaufnahme seiner «Verfehlungen» anfertigen solle. Wenn jemand einen anderen Menschen beleidigt oder ihm sonstwie Unrecht zugefügt hat, entschuldigt er sich bei dem Betroffenen und versucht, es wieder gutzumachen. Dann endlich kann die leise innere Stimme schweigen, die einem sonst immer vorhält, wie verwerflich man sei.

Mit lang gehegtem Groll und Vorwürfen kann man auf dieselbe Weise verfahren. Schreiben Sie einen Brief, in dem Sie der betreffenden Person erklären, was er oder sie tat und warum Sie noch böse darüber sind. Manchmal braucht man solche Briefe nicht einmal abzuschicken, weil schon die Formulierung dazu beiträgt, daß man sich innerlich ehrlich mit der Sache auseinandersetzt und so in manchen Fällen die Ursache des Grolls beseitigt. Andere wiederum schicken den Brief auch ab. Wenn Sie es tun, legen Sie nicht zuviel Gewicht auf das Ergebnis. Vielleicht sieht der Betreffende die Situation in einem ganz anderen Licht und reagiert verärgert. Es kann aber auch passieren, daß der andere sich entschuldigt. Wie die Reaktion auch immer ausfallen mag, wichtig ist in diesem Fall nur, daß Sie selbst etwas tun, um eine in der Vergangenheit errichtete Blockade abzubauen.

Bei meiner Arbeit mit Schwerkranken mache ich oft die Erfahrung, daß spontan der Wunsch auftritt, Unerledigtes zu erledigen. Bob, ein Ingenieur Mitte Dreißig, wußte, daß er an Leukämie sterben würde. Vom Krankenhaus aus rief er seine geschiedene Frau in New York an und bat sie, ihn zu besuchen. Die beiden verbrachten einen bemerkenswerten Nachmittag miteinander, an dem sie sich gegenseitig von den Schuldgefühlen und den Vorwürfen befreiten, die eine geschiedene Ehe meistens mit sich bringt. Bob wiederholte diese «Übung» mit seinem Vater, seinem Bruder und einem ehemaligen Arbeitgeber. Er beschrieb sein Handeln als ein «Abwerfen von Ballast», damit er in seinem Heißluftballon in den Himmel aufsteigen könne. Erst der nahende Tod läßt in uns den dringenden Wunsch entstehen, reinen Tisch zu machen, dabei wäre es so heilsam, wenn wir nicht nur den Tod, sondern unser Leben als einen ebenso triftigen Grund betrachten könnten, die Vergangenheit zu bewältigen.

Was es bedeutet, vergeben zu können

Das Wort *Vergebung* ist ein umstrittener Begriff, über dessen tatsächliche Bedeutung es die verschiedensten Ansichten gibt. Für manche kommt er einem religiösen Gebot gleich, das theoretisch gar nicht schlecht klingt, praktisch jedoch kaum zu verwirklichen ist. Man verbindet damit Bilder des sterbenden Gottessohnes am Kreuz, der seinen Vater bittet, seinen Peinigern zu verzeihen, weil sie nicht wüßten, was sie tun. Es gibt Menschen, denen diese religiöse Vorstellung wirklich etwas bedeutet, andere reagieren ablehnend darauf, weil sie damit den Gedanken verbinden, zum Opfer zu werden, sich erniedrigen zu müssen oder die Verantwortung für das eigene Leben auf andere abschieben zu wollen.

Es gibt jedoch eine Definition dieses Begriffs, die sowohl theoretisch plausibel als auch in der Praxis und im Rahmen jedes religiösen oder philosophischen Denksystems anwendbar ist. *Vergebung bedeutet, jedem anderen Menschen denselben Wesenskern zuzugestehen wie sich selbst und niemanden zu verurteilen.* Man kann sich eine klare Meinung über das Verhalten einer Person bilden, ohne sie deshalb verurteilen zu müssen. Psychologen raten Eltern, niemals ihr Kind als Person zu kritisieren, sondern nur ein bestimmtes Verhalten. Der Vorwurf «Du bist dumm» hat eine andere Wirkung als «Was du da getan hast, war nicht richtig». Wenn jemand weiß, daß Sie ihn als Menschen respektieren und schätzen, wird Ihr Kommentar zu einer Verhaltensweise auf fruchtbaren Boden fallen, anstatt Wut und Frustration auszulösen. Wenn Sie hingegen den Charakter eines Menschen angreifen, wird alles, was Sie sagen, und sei es noch so wohlmeinend oder scharfsinnig, umgehend abgelehnt werden. Vergebung fängt immer bei uns selbst an und greift dann auf andere über. Wenn Sie akzeptieren können, daß Ihr Wesenskern genauso wertvoll und liebenswert ist wie der Ihrer Mitmenschen, machen Sie sich selbst und den anderen das schönste Geschenk.

Lernen Sie *jetzt*, sich zu akzeptieren, nicht später. Auch wenn Sie noch keine zwanzig Pfund abgespeckt haben, auch wenn Sie noch nicht Aufsichtsratsvorsitzender geworden sind oder immer noch nicht sämtliche Fenster geputzt haben, sind Sie deswegen doch völlig in Ordnung. Manchmal höre ich von einem Patienten, daß er so sein möchte wie ich. Ich frage dann immer, was denn so schlecht daran sei, wenn sie einfach sie selbst blieben? Ich kann Mozart bewundern und mir wünschen, so musikalisch und begabt zu sein wie er, aber es ist nun einmal so, daß ich absolut unmusikalisch bin. Was würde es mir nützen, wenn ich den Rest meines Lebens unzufrieden mit mir selbst verbrächte und meinen Mangel an Musikalität beweinen würde? Ich muß anfangen, zu erkennen, daß es gar nicht so schlecht ist, ich zu sein. Jemand anders ist anders. Die Welt ist voll der verschiedensten Persönlichkeiten – das macht das Leben ja erst interessant.

Als Myrin und ich heirateten, gaben wir uns gegenseitig das Versprechen, daß jeder frei sein sollte, seiner inneren Stimme zu folgen. Auch das ist Vergebung. Ich kann ich sein. Er kann er sein. Im Laufe der vergangenen vierzehn Jahre haben wir das ganze Ausmaß dieses Versprechens verstehen gelernt! Manchmal war es ein Kampf, doch auch diese Auseinandersetzungen waren wichtig. Mittlerweile ist es uns möglich, den anderen in seiner Eigenart wirklich zu akzeptieren und zu achten.

Die aufschlußreichsten und vielleicht bewegendsten Zeugnisse über Vergebung und Selbstannahme verdanken wir den umfangreichen Studien von Dr. Kenneth Ring, einem Psychologen. In seinem Buch *Den Tod erfahren – das Leben gewinnen* berichtet er über die Bedeutung von Nah-Todes-Erfahrungen für jene Menschen, die sie erlebt haben. (Einer Umfrage von George Gallup jr. zufolge hatte jeder zwanzigste Amerikaner bereits eine Nah-Todes-Erfahrung.)

Ring fand heraus, daß die Nah-Todes-Erfahrungen trotz individueller Ausprägungen in mehreren Punkten bei allen Befragten übereinstimmen. Am Anfang steht ein überwältigendes Gefühl von innerem Frieden und Wohlbefinden, ein ausgesprochenes Glücksgefühl. Man empfindet keinerlei Schmerz und hat sein Körperbewußtsein verloren. Man schwebt in einer anderen, körperlosen Form, beobachtet den Körper, der zu einem gehörte, und verfolgt die Gespräche der Umstehenden, fühlt sich jedoch nicht betroffen. Man empfindet diesen Zustand als Wirklichkeit, so wie zuvor die Existenz im Körper, und nicht als Traum oder Halluzination. Zu einem bestimmten Zeitpunkt wird man einer Lichterscheinung oder eines Lichtwesens gewahr, welches reine Liebe ausstrahlt. Die Beschreibungen dieses Lichts sind atemberaubend. Dann setzt ein Lebensrückblick mit stark emotionalen Komponenten ein. Einer der Betroffenen berichtet: «Dein Leben läuft vor dir ab, und du bildest dir selbst ein Urteil... Die kleinen Dinge zählen, das verletzte Kind, dem du einmal geholfen hast, oder andere Dinge, die du aus Mitleid getan hast... Du siehst, daß dir vergeben wird, aber kannst du selbst dir auch vergeben? All die Dinge, die du nicht getan hast, obwohl du's besser wußtest, und die kleinen Betrügereien, die du dir hast durchgehen lassen? Kannst du dir selbst vergeben? Das ist ein Urteil, das du selbst fällen mußt.»

Die Erfahrung enthüllt eine Realität, die uns in unserem alltäglichen Bewußtseinszustand nur bruchstückhaft deutlich wird – einen Zustand reiner Liebe, reinen Mitgefühls für alle lebenden Wesen. Aus dieser Sicht fügen sich die Puzzleteile des Lebens zu einem sinnvollen Ganzen zusammen, Leiden und Schmerzen rücken in ein neues Licht, in dem Verurteilen überflüssig ist. Viele Menschen, die ein solches Nah-Todes-Erlebnis hatten, würden am liebsten nicht mehr in ihren Körper zurückkehren, verstehen aber gleichzeitig, daß ihre Zeit noch nicht gekommen ist, weil noch Unerledigtes auf sie wartet. Zu den erstaunlichsten Einsichten gehört jedoch die Tatsache, daß nicht die berufliche Karriere oder sonstige äußere Erfolge von Bedeutung sind, sondern das Mitgefühl, das man für andere aufgebracht hat.

Jene, die ein solches Erlebnis hatten, berichten auch, daß sie nachsichtiger mit sich selbst und anderen geworden sind – sie verurteilen nicht mehr. Statt dessen richten sie ihr Hauptaugenmerk auf das Mitgefühl. Der bisherige Bezugsrahmen ihres Lebens ist wertlos geworden, weil sie ihn von einer anderen, einer höheren Warte aus betrachten konnten. Doch auch wir, die wir keine solche Erfahrung gemacht haben, können daraus etwas lernen, nämlich wie wichtig es ist, unser innerstes Wesen zu erkennen und unseren Mitmenschen dasselbe zuzugestehen. Es ist dies eine Grunderkenntnis aller philosophischen Schulen wie auch der großen Religionen. So mahnt die Bibel, daß man Gott und den Nächsten lieben soll wie sich selbst, und in den Philosophien des Ostens heißt es, daß es keinen Gott gibt außerhalb von uns selbst, daß «Gott» gleichsam in uns wohnt und wir uns deshalb gegenseitig mit Respekt begegnen sollten.

Anregungen

1. Machen Sie sich mit ihrem eigenen emotionalen Stil vertraut, das heißt, lernen Sie verstehen, wie Sie mit Emotionen umgehen. Die Übung auf Seite 184 kann Ihnen dabei helfen.

2. Akzeptieren Sie Ihre Gefühle – es ist vollkommen in Ordnung und menschlich, daß Sie welche haben –, und denken Sie daran, daß nur solche Empfindungen sich negativ auswirken, die Sie unterdrücken, weil Sie so versäumen, etwas Wichtiges aus ihnen zu lernen.

3. Setzen Sie sich mit Ihren Emotionen immer gleich auseinander. Vermeiden Sie eine Anhäufung von emotionalen Störungen indem Sie
   - das auftretende Gefühl genau untersuchen und benennen (verspüren Sie wirklich Ärger, oder ist es eher Schmerz?);
   - tief einatmen und die Postion des Beobachters einnehmen;
   - darüber nachdenken, warum Sie sich so fühlen;
   - darüber nachdenken, was Sie normalerweise mit diesem Gefühl anfangen würden (Ihr persönlicher emotionaler Stil):

Würden Sie es zum Ausdruck bringen? In welcher Form? Würden Sie sich damit völlig identifizieren? Oder es leugnen? Unterdrücken? Oder können Sie es annehmen und lernen, welches Signal es Ihnen gibt?
- die für den jeweiligen Fall beste Lösung wählen:
Loslassen.
Reframing, Korrektur Ihres Bezugsrahmens bzw. Neudefinition.
Konkret handeln.

4. Bringen Sie Unerledigtes zu Ende. Fertigen Sie eine Liste an von Schuldgefühlen und Vorwürfen, die Sie anderen machen. Seien Sie absolut ehrlich und streng mit sich selbst. Fragen Sie sich immer wieder, ob das oder das wirklich der eigentliche Grund ist, ob Sie sich nicht vielleicht doch noch ein bißchen etwas vormachen. Sie haben nichts zu verlieren, aber viel zu gewinnen.
Dann machen Sie sich daran, die nötigen Schritte zu unternehmen, um diese Geschäfte zu erledigen. Rufen sie jemanden an, schreiben Sie einen Brief, ob Sie ihn nun abschicken oder nicht. Entschuldigen Sie sich für etwas, das Ihnen leid tut und Ihnen auf der Seele lastet. Versuchen Sie, das eine oder andere wiedergutzumachen. Fürchten Sie sich nicht davor, Ihren Mitmenschen auf vernünftige Weise zu sagen, wie Sie sich fühlen und warum.

5. Seien Sie nicht länger nachtragend. Lassen Sie Ihre Vorurteile los, und gestatten Sie sich und den anderen, sie selbst zu sein. Respektieren Sie sie in ihrer Andersartigkeit, anstatt ihnen im stillen Vorwürfe zu machen, weil sie nicht Ihren Erwartungen entsprechen.
Vergessen Sie nicht, daß Ihr persönlicher Bezugsrahmen keineswegs eine unfehlbare, absolute Größe darstellt und daß Ihre Sicht der Welt nicht unbedingt mit der Weltsicht eines anderen übereinstimmen muß.

6. Respektieren Sie Ihr eigenes Selbst und das Ihrer Mitmenschen. Der indische Gruß *Namaste* entspricht hebräischen und hawaiianischen Grußworten, die alle soviel bedeuten wie: «Mein Selbst ehrt und grüßt dein Selbst.»

8 Sams Geschichte

In den letzten fünfzig Jahren haben rasante technologische Fortschritte auch den medizinischen Wissenschaften neue Perspektiven eröffnet und die Erwartungen von Arzt und Patient gleichermaßen verändert. Früher verliefen Infektionskrankheiten bei Kindern oft tödlich. Die Ärzte von damals konnten in vielen Fällen nichts weiter tun, als den Patienten während seiner Krankheit so fürsorglich wie möglich zu betreuen. Dann wurden das Penicillin und in der Folge andere Antibiotika entdeckt, und die Gefahr war gebannt.

Im Vergleich zu früher vollbringen Ärzte heutzutage wahre Wunder bei der Behandlung akuter Erkrankungen, wohingegen chronische Leiden sich als weitaus schwieriger therapierbar erweisen. Herzerkrankungen, Diabetes, ja selbst Krebs lassen sich eine bestimmte Zeit lang unter Kontrolle halten. Doch bei allen Fortschritten hat sich an einer Tatsache nichts geändert: Eines Tages müssen wir alle sterben. Der einzige Unterschied zu früher besteht darin, daß wir das Sterben aus unserem Bewußtsein so weit wie möglich verdrängt haben, es längst nicht mehr gewohnt sind, das Vergehen ebenso wie das Werden als einen natürlichen Daseinsprozeß zu betrachten. Wir neigen immer mehr zu der Ansicht, daß es sich dabei um ein medizinisches Versagen handelt. Der Tod ist zum Feind geworden, dem wir den Kampf angesagt haben.

Viele meiner Patienten leben mit der Ungewißheit, ob ihre Krankheit heilbar ist oder, falls nicht, wie lange sie noch leben werden. Und es ist gerade dieser Zustand des Hoffens und des Ringens um ein Verständnis größerer Zusammenhänge, der zu neuen, heilsamen Erkenntnissen führt, die sonst entweder sehr viel später oder auch gar nicht erworben worden wären. Wenn alte Ansichten im Bewußtsein des herannahenden Todes über Bord geworfen werden, ist endlich Platz für ein neues, umfaßenderes Verständnis, das sich manchmal unerwartet rasch einstellt.

Ich habe meine tiefgreifendsten Erfahrungen bei der Arbeit mit Menschen gemacht, die den Tod als eine Möglichkeit begriffen, alles Sein, einschließlich der eigenen Existenz, unter einem anderen Blickwinkel zu betrachten. Ein solcher Mensch war mein Patient Sam; durch ihn lernte ich, mich selbst neu zu sehen.

Wir lernten uns im Winter 1983 kennen, als die psychiatrische Abteilung des Beth Israel Hospital mich bat, seinen Fall zu übernehmen. Sam, ein junger Arzt in den Dreißigern, hatte erfahren, daß er an der Immunschwäche AIDS erkrankt war. Er war mit *Pneumocytis carinii* eingeliefert worden; einer Infektionskrankheit, die oft mit AIDS assoziiert ist. Die Nachricht stürzte Sam in große seelische Not, und in seiner Verzweiflung hoffte er, durch Meditation sein Gleichgewicht wiederzufinden. Ich wurde also benachrichtigt.

Als ich mich auf den Weg zu Sam machte, begann es zu schneien, und ich hätte den Termin am liebsten verschoben, als ich an die lange Heimfahrt dachte. Doch dann versetzte ich mich in seine Lage. Er brauchte Hilfe und wartete.

Die Tür zu Sams Krankenzimmer war mit Instruktionen gepflastert, die den Umgang mit Blut, Sekreten und Exkrementen betrafen. Außerdem stand neben der Tür ein Tischchen, auf dem sterile Einmalhandschuhe, Mundschutzmasken und Kittel lagen, die man vor Betreten des Zimmers anzulegen hatte.

Diese Vorkehrungen sollten den Patienten schützen, falls Personal oder Besucher an einer infektiösen Erkrankung der Atemwege litten. Schon eine Erkältung kann sich auf das geschwächte Immunsystem eines AIDS-Kranken fatal auswirken. Ich zögerte und fragte mich, was mich hinter dieser Tür wohl erwartete. Ich hatte Angst, nicht einmal so sehr vor einer möglichen Ansteckung als davor, die Erwartungen des jungen Mannes nicht erfüllen zu können. Ich atmete tief durch und trat ein.

Das Zimmer lag im Halbdunkel. Eine Krankenschwester kontrollierte den Tropf, an dem Sam hing. Die untergehende Sonne warf lange Schatten ins Zimmer. Sam lag blaß in seinem Bett, die blonden Haare klebten an der Stirn.

Ich blieb kurz in der Tür stehen und ließ die Eindrücke auf mich wirken. War die Krankheit wirklich so ansteckend? AIDS war damals noch eine relativ unerforschte Krankheit – niemand wußte Genaueres darüber zu sagen. Es war noch nicht einmal gelungen, das Virus zu isolieren. Ich dachte an Myrin und die Kinder und fragte mich, ob ich überhaupt hier sein dürfte. In diesem Augenblick öffnete Sam die Augen, sah zu mir herüber und lächelte. Dann streckte er mir seine Hand entgegen. «Sie sind Dr. Borysenko, nicht wahr?» Ich trat an sein Bett und schüttelte seine Hand. Sam dankte mir für mein Kommen. Mit schwacher Stimme begann er, mir seine Geschichte zu erzählen.

Vor sechs Monaten war er ernstlich erkrankt. Die Diagnose seines Arztes lautete zunächst auf Hepatitis. Doch trotz strenger Bettruhe trat keine Besserung seines Zustandes ein, statt dessen kam noch eine Pilzerkrankung der Haut und der Schleimhäute dazu. Sam dachte zu diesem Zeitpunkt zum ersten Mal daran, daß er sich mit AIDS infiziert haben könnte. Die Lungenentzündung bestätigte diese Vermutung. Wir sprachen darüber, wie es zur Ansteckung gekommen sein könnte und welche Gefühle das in ihm auslöste. Sam war schwul und hatte eine befriedigende, feste Beziehung. Ansonsten entsprach er in keiner Weise den Klischeevorstellungen, die man sich damals noch von AIDS-Kranken machte. Sam war ungewöhnlich offen, strahlte Würde und Zuversicht aus und schaffte es, mit den Vorurteilen und Ängsten zu leben, die seine Umwelt ihm entgegenbrachte.

Ich fragte ihn, warum er mich hatte rufen lassen. Sam gab mir zunächst eine rationale Antwort, sprach von den schädlichen Auswirkungen von Streß auf das Immunsystem und daß er zu der

Ansicht gekommen sei, daß die Entspannungsreaktion ihm helfen könnte, seinen Streß besser abzubauen und damit seinem Immunsystem die bestmögliche Unterstützung zu bieten. Doch schon bald kamen seine wahren Beweggründe zum Vorschein.

«Mein Leben lang habe ich gedacht, daß es darum ginge, etwas zu erreichen. Ich wurde Arzt – und nicht einmal ein schlechter. Ich habe mich bemüht, ein guter Sohn zu sein, ein guter Freund, ich habe viel in meine Beziehung investiert. Jeder denkt doch, daß diese Dinge wichtig sind – Ansehen, ein Haus, ein Auto, genug Geld, um sich seine Wünsche erfüllen zu können.» Er unterbrach sich und hustete, rang nach Luft und stützte sich auf einen Ellbogen. «Ich habe mich auch um ein Verständnis meiner selbst bemüht und bin jahrelang zu einem Therapeuten gegangen. Warum fühle ich mich trotzdem so leer? Wonach sehne ich mich eigentlich? Warum kann ich mich nicht zufriedengeben? Ich möchte endlich in Frieden mit mir selbst leben. Deshalb habe ich Sie zu mir gebeten. Gibt es eine Möglichkeit, inneren Frieden zu erfahren?»

Nur das Geräusch des Tropfs war im Zimmer zu hören, als er geendet hatte. Ich dachte an meine eigene Suche nach Antworten, nach innerem Frieden, und fragte mich, ob ich dieser Herausforderung gewachsen war. Wie konnte ich Sam helfen, wenn ich mir selbst nicht sicher war?

Zu meinem eigenen Erstaunen hörte ich mich Sam mit einer Festigkeit antworten, die uns beide gleichermaßen aufhorchen ließ. «Ich kann Sie gar nicht lehren, inneren Frieden zu finden, weil er schon in Ihnen ist. Ich kann Ihnen nur dabei helfen, ihn wieder zu erleben.» Wir starrten uns schweigend und aufmerksam an. Nur wenige Male in meinem Leben habe ich ein derart intensives Gefühl der Verbundenheit mit einem anderen Menschen erlebt. Wir spürten beide augenblicklich eine Übereinstimmung und ein Vertrauen zueinander, das für unsere Zusammenarbeit ausschlaggebend wurde.

Ich erläuterte Sam die Grundlagen der Meditation. Er bat mich um eine Konzentrationshilfe, um seine Aufmerksamkeit besser auf den inneren Frieden ausrichten zu können, nach dem er sich so sehnte, und entschied sich schließlich für *Ham Sah*. Danach meditierten wir einige Minuten, bis die Krankenschwester hereinkam, um seinen Puls zu messen und den Tropf neu einzustellen. Sie bemerkte erfreut, daß er erholt aussähe.

Die Dunkelheit war schon hereingebrochen, und von Sams Zimmer aus hatte man einen beeindruckenden Blick auf das Lichtermeer der Stadt. Es schneite immer noch. Sam schenkte mir ein warmes, dankbares Lächeln, das ich ebenso erwiderte. Wir vereinbarten meinen nächsten Besuch für den folgenden Morgen.

Auf dem Nachhauseweg ging Sam mir nicht aus dem Kopf. Wie eigenartig das Leben manchmal war. Ich hatte eben eine Stunde mit einem todkranken jungen Mann verbracht und fühlte mich nicht die Spur deprimiert. Im Gegenteil, schon lange hatte ich mich nicht mehr so friedlich gefühlt.

Am nächsten Morgen ging es Sam viel besser. Die Antibiotika, die er intravenös erhielt, um die Lungenentzündung zu bekämpfen, begannen, ihre Wirkung zu entfalten, und er empfing mich aufrecht im Bett sitzend. Er hatte bereits eine Meditationsübung hinter sich und stellte die üblichen Fragen über die Tendenz des Geistes, abzuschweifen. Irgendwie kamen wir auf sein Lieblingshobby, das Skilaufen, zu sprechen. Sam erzählte mir, wie ruhig sein Geist sein konnte, wenn er sich auf eine Abfahrt konzentrierte, auf die Strecke, auf das Gleichgewicht seines Körpers, die Schwünge. Während er davon sprach, trat ein intensives Leuchten in seine Augen. Sam fuhr fort, mir zu erläutern, daß er in diesem Zustand der Konzentration verstehen könne, daß Frieden tatsächlich eine konstant vorhandene Grundbefindlichkeit sei, derer man immer dann gewahr werde, wenn der Geist einmal ruhig sei. Wir saßen uns schweigend gegenüber, jeder in seine Gedanken vertieft. Ich erinnerte mich an eine längst vergessene Episode aus meiner Kindheit, als ich tatsächlich einmal ein außerordentliches Gefühl tiefen Friedens empfunden hatte, als Sam meine Gedanken mit einer Frage unterbrach.

«Glauben Sie, daß der Geist im Augenblick großer Gefahr still werden kann? Wenn man vor Schreck wie gelähmt ist, kann es passieren, daß die Angst in Frieden umschlägt, weil der Geist still ist?» Ich war verblüfft. Seine Frage nahm direkten Bezug auf die Begebenheit, an die ich mich eben erinnert hatte. Anstelle einer Antwort erzählte ich sie ihm.

Als ich drei oder vier Jahre alt war, tollte ich mit meinem Vater im Pool herum. Er war ein Delphin, ich eine Meerjungfrau, die auf seinem Rücken ritt. Plötzlich rutschte ich von seiner Schulter. Ich erinnere mich, daß ich vor Schreck tief einatmete. Plötzlich war die Angst wie weggeblasen. Ich trieb bäuchlings auf dem Wasser und erfreute mich an den Sonnenstrahlen, die auf der Oberfläche tanzten, und an den kleinen Kräuselwellen, die selbst wie Licht aussahen. Ich hatte vergessen, mich zu fürchten, weil mein Geist angesichts der unerwarteten neuen Eindrücke ausnahmsweise einmal schwieg.

Sam nickte und suchte nach Gemeinsamkeiten zwischen meiner Erfahrung und den Berichten über Nah-Todes-Erfahrungen in Kenneth Rings Buch *Den Tod erfahren – das Leben gewinnen*, das sein Lebensgefährte David ihm besorgt hatte. Sam fand es erstaunlich, daß jene, die eine solche Erfahrung gemacht hatten, trotz ihrer verschiedenen Ansichten und religiösen Überzeugungen im wesentlichen übereinstimmende Aussagen machen konnten. «Ist es nicht unglaublich», kommentierte er, «daß ein ganzes Leben innerhalb weniger Sekunden wiedererlebt wird? Und was sagt das über unser Verständnis des Begriffs Zeit aus? Das muß man sich einmal vorstellen, daß unser Gehirn in der Lage ist, eine solche Flut von Informationen so zu verarbeiten, daß sie für uns auch noch bedeutungsvoll ist, und das buchstäblich in Sekunden!»

«Darüber habe ich auch schon oft nachgedacht», antwortete ich. «Die Meditation ist ein einfaches Mittel, um zu verstehen, wie relativ unser Zeitbegriff eigentlich ist. Manchmal erscheinen zehn Minuten wie eine Ewigkeit, dann wieder verfliegt eine Stunde im Nu. Einstein hat gesagt, daß zwei Minuten wie zwei Stunden sind, wenn man auf einem heißen Ofen schmort, in den

Armen einer geliebten Person dagegen erscheinen einem zwei Stunden wie zwei Minuten.» Wir lachten. Sam zog die Knie an und stützte nachdenklich sein Kinn darauf. «Wenn dann der Film ihres Lebens abgelaufen ist», fuhr er fort, «berichten sie von einem Tunnel, der sie anzieht. Am anderen Ende des Tunnels treten sie in ein wunderbares, friedliches Licht, das sie spontan als bedingungslose Liebe empfinden. Es geht ihnen wie der kleinen Joan, die ins Wasser fiel. Sie fürchten sich nicht. Sie sehnen sich auch nicht nach der vertrauten Umgebung ihres Zuhauses, sondern überlassen sich ganz der unglaublichen Schönheit, Liebe und dem Frieden, der sie in diesem Licht umgibt. Ab diesem Punkt macht dann jeder individuell ausgeprägte Erfahrungen. Einige treffen längst verstorbene Familienmitglieder, manche Heilige oder andere religiöse Persönlichkeiten. Dann folgt die Erkenntnis, daß man noch nicht hierbleiben kann, manchmal ist das keine innere Erkenntnis, sondern eine Art von Belehrung, und man spürt, daß man durch den Tunnel zurück in seinen Körper gesaugt wird.»

Ich seufzte und dachte an einen Wissenschaftler, den ich erst wenige Monate zuvor getroffen hatte, beschloß aber, Sam doch nichts von ihm zu erzählen. Erst wollte ich noch mehr über ihn wissen. «Und was halten Sie von solchen Berichten, Sam? Erscheinen sie Ihnen absurd oder eher glaubhaft?»

«Letzteres», antwortete er einfach. «Vor einigen Jahren habe ich in der Zeitschrift *Psychology Today* zwar einmal einen Artikel über solche Erfahrungen gelesen, in dem versucht wurde, sie als eine Art vorprogrammierte Täuschung zu betrachten, die entsteht, wenn die Gehirnzellen absterben, und die uns hilft, in Frieden zu sterben. Aber selbst wenn dem so wäre, fällt es mir schwer, eine derart ausgeklügelte Illusion als ein zufällig entstandenes, evolutionäres Produkt zu verstehen. In diesem Fall müßte ich eine außerordentlich intelligente, schöpferische Kraft am Werk vermuten, und dann wird die Sache auch wieder strittig. Wenn es tatsächlich Menschen gibt, die eine solche Erfahrung gemacht haben, dann will ich auf jeden Fall mehr darüber wissen. Sie stellen immerhin meine Vorstellungen über den Tod in Frage!»

Wir sahen uns an und fügten wie aus einem Mund hinzu: «Und über den Sinn des Lebens», dann brachen wir beide in ein befreiendes Lachen aus. Ich reckte mich und bewunderte ein besonders schönes Blumenarrangement, das sein Bruder geschickt hatte. Sams Familie und Freunde hielten in dieser schweren Zeit zu ihm – ein Umstand, aus dem er immer wieder Kraft schöpfte.

«Als wir vorhin über die Nah-Todes-Erlebnisse sprachen, wollten Sie etwas sagen», begann Sam von neuem. «Was war es?»

Ich zögerte. Ganz selten nur wage ich bei Patienten einen Vorstoß auf spirituelles Gebiet. Ich fühlte mich ungemütlich. Ich war in erster Linie Therapeutin, nicht Theologin. Ich erklärte ihm meine Vorbehalte, und wir kamen zu dem Schluß, daß unsere Zusammenarbeit den Rahmen der traditionellen Therapie sprengen würde. Beide waren wir zugleich Lernende und Lehrende. Nachdem wir darüber gesprochen hatten, fühlte ich mich besser und erzählte ihm die Geschichte von Dan.

Auf einer wissenschaftlichen Konferenz lernte ich einen der führenden Wissenschaftler auf dem Gebiet der Immunologie kennen. Ich saß vor dem Morgenvortrag beim Frühstück im überfüllten Hotelrestaurant. Dan nahm an meinem Tisch Platz. Wir stellten uns vor. Ich erzählte ihm unter anderem von meiner Arbeit in der Geist/Körper-Klinik. Da wurde er plötzlich irgendwie nachdenklich, und nach einer Weile fragte er, ob er mir eine Begebenheit erzählen dürfe, die ihm widerfahren sei und ihn seither dauernd verfolge, weil er sie sich nicht erklären könne. Er meinte, daß ich vielleicht mehr damit anzufangen wisse.

Einige Monate zuvor war Dan wegen akuter Unterleibsschmerzen ins Krankenhaus eingeliefert worden, wo man ihm ein starkes Schmerzmittel verabreichte, um seine Schmerzen zu lindern. Offensichtlich kam es zu einer unerwünschten Nebenwirkung, die sich in hohem Fieber und großer innerer Unruhe ausdrückte. Dan fühlte sich seltsam erregt und hatte das starke Gefühl, als steige er in seinem Körper aufwärts bis unter die Schädeldecke, wo er den Körper durch eine Öffnung im Hinterkopf verließ.

«Ich bzw. der denkende, fühlende Teil von mir, den ich vielleicht am besten als meine Identität bezeichnen kann, verließ meinen Körper und schwebte eine Weile unter der Decke. Unter mir sah ich diesen schwitzenden Körper, es war wie im Film. Ich erinnere mich, daß mir auffiel, wie schmutzig der Türrahmen war, und wollte es mir merken, um es später einer Krankenschwester zu sagen, als ich sah, wie die Ärzte im Flur über meinen Fall sprachen. Ich schwebte einfach durch die Wand, ohne sie als Hindernis einzustufen, und beobachtete die Szene. Ich sah, daß der Internist in Gedanken völlig mit familiären Problemen beschäftigt war und daß er sich nicht in ausreichendem Maß um mich kümmern würde. Ich wußte es einfach, fragen Sie mich aber nicht, wieso. Gleichzeitig stieg eine starke Ahnung, meine Krankheitsursache betreffend, in mir auf. Ich litt nicht an Unterleibsschmerzen, sondern an einer Nierenentzündung, die auf den Unterleib ausstrahlte. In diesem Augenblick spürte ich einen starken Sog und hatte das Gefühl, durch die Öffnung in meinem Hinterkopf wieder in meinen Körper zurückgezogen zu werden.

Dann beging ich den Fehler, die Erfahrung mit dem Internisten zu diskutieren, der mich sogleich ruhigstellen lassen wollte, weil ich seiner Meinung nach unter dem Einfluß der Narkotika eindeutig halluzinierte. Er informierte umgehend die Psychiatrie, um sich Rat zu holen, und ich ergriff die Gelegenheit, um aufzustehen, mich in Windeseile anzuziehen, zu packen, ein Taxi zu rufen und samt Fieberkurve die Klinik zu verlassen – natürlich auf eigene Verantwortung und gegen ärztlichen Rat. Ein mir persönlich bekannter Internist arbeitete in einem Krankenhaus am anderen Ende der Stadt, und dort fuhr ich als nächstes hin. Ich hatte Glück. Als ich eintraf, war er gerade auf der Station. Er hörte sich meine Vermutung an, untersuchte mich, und es stellte sich heraus, daß meine Diagnose richtig war. Wie ich zu der Annahme kam, verschwieg ich ihm allerdings. Die meisten Leute würden mir ja doch nicht glauben.»

Ich fragte Dan, was er selbst denn von seiner Erfahrung halte, ob sie sein Selbst-Bild irgendwie verändert hätte. Er lachte schallend.

«Das dürfte die Untertreibung des Jahrhunderts sein. Die Zeiten, in denen ich mich lediglich als einen Körper betrachtete, sind vorbei. Ich empfand meinen Körper eher wie ein Kleidungsstück, aus dem man abends herausschlüpft. So ähnlich war es, als ich meinen Körper verließ. Mein eigentliches Wesen war vom Körper unabhängig, es existierte auch ohne ihn. Aber mehr kann ich darüber auch nicht sagen.»

Wir sprachen dann noch über religiöse Schriften und Texte, die solche Zustände teils mehr, teils weniger detailliert beschreiben, und auch über die Nah-Todes-Literatur, die ähnliche Krankenhauserlebnisse dokumentiert. Dan hatte bisher mit niemandem über seine Erfahrung gesprochen, und es war wichtig für ihn, zu hören, daß er kein Einzelfall war.

«Unser Gespräch ähnelte sehr der Unterhaltung, die auch wir gerade führen», beendete ich meinen Bericht. «Die Frage danach, was eigentlich Geist ist, was Körper, wie unser Denken zustande kommt, beschäftigt immer mehr Menschen. Man kann darauf nicht kurz und bündig antworten. Aber wie auch immer, ich empfahl ihm, das Buch *Die tanzenden Wu Li Meister* von Gary Zukov zu lesen, ein Buch über die neuen Erkenntnisse der Physik und das Wesen des Bewußtseins. Möglicherweise finden auch Sie darin ein paar Erklärungen für Ihre Fragen.» Ich machte eine Pause und dachte an meine eigene Suche nach schlüssigen Antworten. «Wir versuchen immer wieder, das Phänomen des Geistes mit den Mitteln der Wissenschaft zu begreifen und zu analysieren, und stellen nur immer wieder fest, daß er sich auf diese Weise eben nicht vollständig erfassen läßt. Wir können diese Hürde nur nehmen, wenn wir bereit sind, unsere vergleichsweise enggefaßten Konzepte aufzugeben bzw. zu erweitern.»

Ich fühlte mich ein wenig verlegen nach diesem langen Vortrag, aber Sam sah mich aufmerksam an, und dann sagte er etwas, daß ich nie vergessen werde. «Ihre Kinder müssen Sie sehr lieben.» Ich hatte versucht, ihm Denkanstöße zu geben, und er hatte sie mit dem Herzen verstanden.

Unsere Gespräche waren oft von einer solchen zeitlos-friedlichen Grundstimmung geprägt. Dann wieder beschäftigten wir uns mit Sams unmittelbaren Problemen, die uns an die bedrückende Wirklichkeit seiner Krankheit erinnerten. AIDS ist wohl von allen tödlich verlaufenden Krankheiten diejenige, die die meisten Kontroversen heraufbeschwört. Da sie vor allem durch ungeschützten Sexualverkehr übertragen wird und zuallererst in der Schwulenszene und dem dazugehörigen Umfeld aufgetreten ist, in einer gesellschaftlichen Randgruppe also, fördert die Konfrontation mit ihr oft tief sitzende Vorurteile und Ängste aller Beteiligten zutage. Doch erstaunlicherweise führt manchmal gerade die schmerzliche Auseinandersetzung mit irrationalen, haßerfüllten Ansichten – AIDS = Strafe Gottes zum Beispiel – zu einem neuen Verständnishorizont, weil sie den Kranken geradezu zwingt, seine eigenen Ansichten einmal gründlich zu überdenken. Dadurch wird er sich vielleicht zum ersten Mal in seinem Leben wirklich bewußt, was er eigentlich glaubt und wie stichhaltig seine Anschauungen sind. Somit hat er die Möglichkeit, seine Gedanken über das Leben und auch über den Tod konsequent zu Ende zu denken.

Eine weitere Schwierigkeit, mit der AIDS-Patienten zu kämpfen haben, ist der ungewisse Krankheitsverlauf. In manchen Fällen beginnt erst in einem relativ späten Stadium der körperliche Verfall, während andere Patienten dauernd krank sind, einen Rückfall nach dem anderen erleben und bald sterben. Es ist diese Unberechenbarkeit der Krankheit, die uns klar vor Augen führt, daß unser Gefühl, alles unter Kontrolle zu haben, uns täuscht und uns unsere Hilflosigkeit vor Augen führt, wie einem, dem plötzlich der Teppich unter den Füßen weggezogen wird. Rapide Gewichtsabnahme führt darüber hinaus zu einer veränderten Einstellung dem eigenen Körper gegenüber. In Sams Fall wurde das äußere Erscheinungsbild noch durch das Auftreten des Karposi-Sarkoms verschlimmert, einem außer bei Immunschwächekrankheiten wie AIDS selten auftretenden, bösartigen Tumor, der Haut und Bindegewebe angreift. Die dunkellila gefärbten Geschwüre entstellten sein ganzes Gesicht und den Oberkörper schon in einem relativ frühen Stadium der Erkrankung und ließen ihn seine

Krankheit auch nicht eine Sekunde lang vergessen. Viele unserer Gespräche drehten sich um seine Hoffnung, wieder gesund zu werden, und die verlorenen Gelegenheiten, falls er nicht genesen sollte. Doch ebensooft saßen wir nur still beieinander, ohne viel zu sagen.

Sam wurde zwei Wochen später aus dem Krankenhaus entlassen. In seinem blauen Trainingsanzug und den weißen Turnschuhen sah er blendend aus, ganz anders als in dem weißen Krankenhaushemd.

Er klagte jedoch über seine instabile emotionale Verfassung. Tiefe Furcht und Verzweiflung konnten sich innerhalb von wenigen Augenblicken in ein erhebendes Gefühl verwandeln, wenn er an das Fortbestehen des Bewußtseins dachte und an den Zustand bedingungsloser Liebe, der für ihn Gott war. Dann focht ihn die Krankheit nicht an, weil er sie für eine kostbare Gelegenheit hielt, sich über die Mauern aus Unverständnis klarzuwerden, die er selbst errichtet hatte, und eine neue Brücke des Verständnisses zu bauen. Sam sprach mir damit aus der Seele, denn mir erging es nicht viel anders. Einmal schien sich alles zu einem wunderbaren Ganzen zusammenzufügen, dann wieder fragte ich mich, ob nicht überhaupt alles eine Täuschung sei.

In unserem letzten Gespräch erzählte ich Sam von den faszinierenden Theorien des belgischen Arztes Ilya Prigogine, der 1977 für seine Theorie der «dissipativen Strukturen» mit dem Nobelpreis ausgezeichnet worden war. Diese Theorie besagt, daß kleine Störungen in einem System von diesem aufgefangen und beseitigt werden können, ohne daß das System als solches eine Veränderung erfährt. Ist jedoch die Störung zu groß, kann das System sie nicht absorbieren und es kommt zu umwälzenden Veränderungen des ganzen Systems, einer Evolution neuer Strukturen auf atomarer Ebene, die Prigogine als «Flucht in eine Ordnung höheren Grades» bezeichnet. Im Fall von AIDS kann man ruhigen Gewissens von einer Störung dieses Ausmaßes sprechen, nur daß sich die Höherentwicklung auf der Ebene des Bewußtseins vollzieht und nicht auf der stofflichen.

Sam kehrte nach Hause zurück, doch blieben wir stets in telefonischem Kontakt miteinander. Ab und zu trafen wir uns zum Essen oder bei ihm zu Hause. Im Laufe des folgenden Jahres wurde er noch dreimal in die Klinik eingeliefert, und wir sahen uns wieder öfter. Das erste Mal machte ihm eine schwere Herpesinfektion zu schaffen, dann eine weitere schwere Lungenentzündung (die für viele AIDS-Kranke den Tod bedeutet) und schließlich eine Darminfektion. Daneben traten unzählige andere Beschwerden auf, die größtenteils Nebenwirkungen der starken Medikamente, vor allem des Interferon, waren. Aber Sam kämpfte jedesmal von neuem um sein Leben, er liebte es und gab nie auf. Er war sich sicher, daß alles, was er versuchte, ihm nutzen würde, und wenn es auch nicht zu seiner eigenen Heilung beitragen würde, dann könnte es doch für jemand anders nützlich sein.

Im Herbst desselben Jahres beschlossen Steve Maurer und ich, eine Geist/Körper-Gruppe eigens für AIDS-Kranke einzurichten. Sams Schicksal und das neue Verständnis, das wir mit seiner Hilfe über die Krankheit erhielten, bewegte uns alle. Wir wollten auch anderen in derselben schwierigen Situation unsere Hilfe anbieten. So mancher Kollege warnte mich davor, mich emotional zu sehr zu engagieren. Sie fürchteten außerdem, ich könnte mich durch den häufigen Kontakt mit einer ganzen Gruppe von AIDS-Kranken anstecken. Schließlich besprach ich die Sache mit Myrin und Steve Maurer, der mir schon seit einiger Zeit bei der Arbeit mit den verschiedenen Geist/Körper-Gruppen half. Steve meinte, daß es Zeiten gäbe, wo man seinem Gefühl folgen müsse, nachdem man alle Fakten geprüft habe. Wir waren beide der Meinung, daß kein erhöhtes Ansteckungsrisiko vorlag.

Die Arbeit mit der Gruppe erwies sich als äußerst schwierig. Die Männer waren von hilfloser Wut erfüllt und ungeheuer mutlos, die meisten schwer krank. Wir fingen mit zehn Teilnehmern an. Bis zum Ende der dritten Woche waren vier von ihnen mit verschiedenen Infektionen ins Krankenhaus eingeliefert worden oder zu krank, um weiter teilnehmen zu können. Jedes Treffen wurde zu einem erschütternden Zeugnis für die Zerbrechlichkeit des menschlichen Körpers, aber auch für die Kraft des uns innewohnenden geistigen Potentials. Steves und meine Probleme erschienen im Vergleich zu dem, was diese Männer durchmachten, überhaupt nicht mehr der Rede wert.

Unser Programm dauerte acht Wochen, fast bis zum Ende des Winters. In der siebenten Woche mußte der bislang stabilste und gesündeste Teilnehmer der Gruppe, Larry, mit einer schweren Lungenentzündung ins Krankenhaus. Larry hatte stets einen Witz parat und ein freundliches Lächeln für jeden. Er engagierte sich aktiv für gesellschaftliche Reformen, interessierte sich schon seit Jahren für die geistigen Aspekte des Lebens und war in der Lage, mit anderen offen darüber zu sprechen. Es fiel einem schwer zu glauben, daß er AIDS hatte. Sein Gewicht blieb konstant, er arbeitete und sah vollkommen gesund aus. Dies und seine positive Ausstrahlung ließen uns hoffen, daß er zu den Ausnahmefällen der Statistik gehören könnte. Als Sam mich an jenem Morgen anrief, um mir mitzuteilen, daß Larry auf der Intensivstation liege, brach eine Welt für mich zusammen.

Sam sprach nur stockend und unter Tränen. «Joan, ich will ihn besuchen und bei ihm bleiben. Es hat ihn voll erwischt. Die Ärzte glauben nicht, daß er es überlebt. Er wird bereits künstlich beatmet. Er kann nicht sprechen. Sein Bruder erzählte mir, daß er sich in einem furchtbaren Zustand befand, als sie ihn verlegten. Man hat versucht, Sie zu erreichen, aber Sie hatten ein dienstfreies Wochenende und waren nicht zu Hause. Ich will bei ihm sein», schluchzte Sam, «und wenn ich nichts weiter tun kann, als seine Hand zu halten. Ich will ihm sagen, daß er keine Angst zu haben braucht.»

Larrys Zustand hatte sich in kürzester Zeit so rapide verschlechtert, daß ich sprachlos war. Ich hatte die Möglichkeit, daß er oder Sam an der Krankheit sterben könnten, vollkommen verdrängt. Ich wollte nicht wahrhaben, daß sie ebenfalls über diese letzte Brücke davongehen würden. Nur mit Mühe konnte ich meine Tränen zurückhalten.

«Sam», erwiderte ich behutsam, «ich weiß, wie Sie sich fühlen und daß Sie Larry beistehen möchten. Aber Sie können nicht auf die Intensivstation. Die Luft ist voller Bakterien. Sie würden sich sofort anstecken.»

Am anderen Ende der Leitung hörte ich nur noch Sams gequältes Schluchzen. AIDS hatte ihn seiner Gesundheit beraubt und nun auch noch der Möglichkeit, einem sterbenden Freund beizustehen. Er weinte um Larry, um sich selbst und wegen all der Leiden, die Menschen zu erdulden haben.

Wir beschlossen, daß ich Larry besuchen und ihm Sams Trost überbringen würde. Sam sollte mich am Nachmittag besuchen, und dann wollten wir gemeinsam meditieren.

Ich fühlte mich wie gelähmt vor Schmerz, als ich die kurze Strecke zur Intensivstation zurücklegte. Im Stationszimmer machte ich halt, um nachzuschauen, in welchem Zimmer Larry untergebracht war. Auf dem Schreibtisch funkelten die Lichter eines kleinen, künstlichen Weihnachtsbaums – für mich in diesem Augenblick ein absolut nichtssagendes Symbol. Dann betrat ich Larrys Zimmer. Er hing an einem Atemgerät. Seine Lungen hatten aufgehört zu arbeiten. Das Gerät machte ein monotones zischendes Geräusch, das sich mit den leisen Klängen einer wunderschönen Melodie verband, die aus einem Kassettenrecorder kam. Später erfuhr ich, daß Larrys Bruder die Schwestern gebeten hatte, sein Lieblingsstück immer wieder laufen zu lassen, damit es ihm leichter falle, friedlich und entspannt zu bleiben.

Larrys Augen waren geöffnet, sein Blick leer und glasig, die Lippen blutleer und ausgetrocknet. Man hatte ihm ein Mittel verabreicht, das ihn lähmte, damit seine eigene Atmung nicht mit dem Respirator interferieren konnte. Ich brauchte all meine Kraft, um mich zu beherrschen und mir immer wieder zu sagen, daß zwar Larrys Körper zerfiel, nicht aber Larry selbst.

Da er durch die Droge gelähmt war, konnte ich nicht eindeutig entscheiden, ob er bei Bewußtsein war oder nicht. Doch selbst wenn er es nicht war, wußte ich, daß er mich hören konnte. Viele Patienten, die vor einer Operation narkotisiert worden waren, berichteten hinterher von Unterhaltungen, die in ihrer Nähe oder im OP geführt wurden. Ich zog einen Stuhl heran und ergriff seine steife, geschwollene Hand, doch sprechen konnte ich nicht. Ich war unsagbar traurig. Schließlich schloß ich meine Augen, um kurz zu meditieren. Dann überbrachte ich Sams Botschaft – wieviel ihre Freundschaft ihm bedeutete und wieviel Kraft er ihm gegeben hatte. Ich erzählte Larry von der Arbeit der Elisabeth Kübler-Ross, die ihr Leben und Schaffen sterbenden Menschen gewidmet hat, und welche tiefen, positiven Erkenntnisse sie durch diese Arbeit gewinnen konnte.

Ich sprach auch über unsere Ängste, seine, Sams, meine, und davon, daß ich hoffte, daß er den Zustand der Angst hinter sich lassen und Frieden erfahren könne. Ich dachte wieder an meine Erfahrung im Swimmingpool vor so vielen Jahren, dann konnte ich nicht mehr weitersprechen. Weinend und stumm saß ich lange Zeit an seinem Bett und lauschte der eigenartigen Harmonie von Musik und Respirator. Je länger ich schwieg, um so ruhiger und zuversichtlicher wurde ich, und um so stärker wurde auch mein Eindruck, daß Larry ruhig und zuversichtlich war.

Als ich ins Büro zurückkehrte, wartete Sam schon auf mich. Ich versuchte, ihm meine Eindrücke zu vermitteln. Kurz darauf stieß Steve zu uns, und zu dritt meditierten wir eine Weile. Wir machten nun alle dieselbe Erfahrung, die ich schon zuvor an Larrys Krankenbett gemacht hatte: Eine große Ruhe kam über uns. Als Sam aufstand, um sich zu verabschieden, fiel mir auf, daß er denselben blauen Jogginganzug trug wie im vergangenen Winter, als er nach überstandener Lungenentzündung aus dem Krankenhaus entlassen worden war. Er sah müde aus und stand ein wenig unsicher auf den Beinen. Wir halfen ihm in den Aufzug und in das wartende Taxi. Ein kalter Dezemberwind ließ uns alle frösteln. Wie stark und blühend und zugleich zart und zerbrechlich das Leben doch war.

Sam wurde zusehends schwächer. Eine chronische Darmentzündung setzte ihm so sehr zu, daß er im Frühling zum letzten Mal in die Klinik mußte. Wir kannten uns jetzt ein gutes Jahr. Sams Lebenskraft war fast verbraucht. Sein Geist geriet immer öfter in Verwirrung, und er hatte große Angst.

An einem Spätnachmittag besuchte ich ihn nach Dienstschluß. Er lag in seine Decken gehüllt und sah aus wie ein kleines, verängstigtes Kind. Als er mich erkannte, fing er an zu weinen und erzählte, wie schwer alles sei, besonders während der langen Nächte. Obwohl ein treuer Freund nachts bei ihm wachte, fühlte er sich seiner Furcht hilflos ausgeliefert. Er deutete auf sein Herz und sagte, daß er dort einen großen Druck verspüre. «Als ob alle Ängste, die ich mein Leben lang nicht wahrhaben wollte, auf einmal herauswollten, meine Angst vor zu großer Vertrautheit und Intimität, die Angst, nicht gut genug zu sein. Ich möchte sie endlich loslassen! Ich hoffe, es gelingt mir.» Er sah mich hilfesuchend an, aber zunächst wußte ich nicht, was ich sagen oder tun sollte.

Dann fiel mir ein ganz bestimmtes Yantra ein (eine visuelle Konzentrationshilfe für die Meditation), und zwar jenes, von dem es eine berühmte Adaption Leonardo da Vincis gibt. In einem Quadrat befindet sich ein Kreis, darin ein Dreieck und in diesem wiederum ein Kreuz. Bei Leonardo da Vinci ist das Kreuz ein Mensch, der in Form eines Kreuzes im Mittelpunkt der Darstellung steht, und zwar auf einem Mann, der Arme und Beine zu Dreiecken gespreizt hat. Ähnliche Darstellungen finden sich in vielen Kulturen und sind Beispiele für interkulturelle Archetypen. Dieses spezielle Yantra ist ein Symbol für das universelle Selbst des Menschen. Ich zeichnete es mit einem farbigen Stift auf die Rückseite eines Papptellers und gab es Sam. Ich sagte ihm nichts über seine Bedeutung, nur, daß er es anschauen und verinnerlichen sollte, wenn seine Ängste ihn befielen.

Früh am nächsten Morgen besuchte ich ihn wieder. Er sah ausgeglichener aus und berichtete mir, daß das Yantra eine beruhigende Wirkung auf ihn habe. Dann teilte er mir mit, daß in zwei Tagen, am Wochenende also, seine Familie ins Krankenhaus käme, um ihn noch einmal zu sehen, da er nun nicht mehr lange leben würde. Er bat mich, auch zu kommen. Ich schluckte, weil ich seine Geste verstand – er zählte mich zu seinen engsten Angehörigen.

Zu Hause ruhte ich nicht eher, bis ich jenes kleine Medaillon wiedergefunden hatte, auf dem das Yantra des universellen Menschen dargestellt war.

Lange Zeit saß ich mit dem Medaillon in den Händen da und dachte daran, wie es manchen Menschen gelang, auch angesichts großen Leids nicht zu verzweifeln, weil sie etwas hatten, was sie das Leben und selbst ein Leben nach diesem furchtlos betrachten ließ. Dann steckte ich es in meine Tasche und legte mich schlafen.

Sonntag war ein wunderbar klarer Vorfrühlingsmorgen, an dem man den Winter innerlich bereits verabschiedet. Die Erde duftete, und in den Gärten spitzten die ersten lila Krokusse. Sam liebte den Frühling und die Krokusse und die herrlich bunten Azaleen.

Im Wagen war es gemütlich warm. Die Winterreifen surrten leise. Meine Gedanken drehten sich um Sam und einige der Veränderungen, die das vergangene Jahr in uns bewirkt hatte. Ich hatte mir selbst eingestehen müssen, daß ich keineswegs frei war von Ängsten. Trotz allem, was ich erreicht haben mochte, war ich innerlich nach wie vor ein unsicherer Mensch, aber ich trug eine nahezu perfekte Maske so überzeugend zur Schau, daß ich manchmal das Gefühl für die Joan verlor, die die Maske trug. Sam hatte mir die Augen geöffnet. Die Auseinandersetzung mit seinen Ängsten zwang auch mich, meine Überzeugungen neu zu überdenken, und führte mich schließlich aus meiner eigenen Krise heraus. Er war ein Katalysator für mich gewesen, so wie umgekehrt ich für ihn. In solche Gedanken vertieft, stieg aus der Erinnerung das alte Spiritual «Amazing Grace» in mir auf. Es versetzte mich in eine solche Stimmung froher Zuversicht, daß ich es immer wieder sang, bis ich das Krankenhaus erreichte.

Im Wartezimmer der Intensivstation, auf die Sam bereits verlegt worden war, traf ich seinen Bruder und dessen Frau. Sie berichteten mir, daß er sehr schnell abbaue, aber noch bei Bewußtsein sei. Dann gingen wir alle gemeinsam zu ihm, wo seine Eltern und David sowie ein paar andere enge Freunde um sein Bett standen. Sam lag bleich und winzig in seinen Kissen, umgeben von Infusionen und verschiedenen Kontrollgeräten. Als ich an sein Bett trat, streckte er mir die Hand entgegen, und ich beugte mich zu ihm hinunter, um ihn zu begrüßen. Dann fiel mir das Medaillon ein, das ich für ihn eingepackt hatte. Ich legte es ihm sachte um den Hals. Ohne die Augen zu öffnen, griff Sam danach, und dann geschah etwas für mich Unfaßbares. Er öffnete die Augen, lächelte mich an und bat mich, «Amazing Grace» zu singen.

Ich war wie vom Donner gerührt. Ich wollte nicht vor lauter halbfremden Leuten singen, aber ich wußte, daß ich diese falsche Scheu loslassen mußte. Dann sang ich und erlebte, wie ich mit jeder Zeile einen größeren Frieden in mir spürte. Immer wieder rufe ich mir diesen Augenblick ins Gedächtnis zurück, wenn Zweifel mich beschleichen. Als ich geendet hatte, war es mucksmäuschenstill im Zimmer, bis Sam alle einlud, gemeinsam zu meditieren.

Nach der Meditation tat Sam noch etwas Ungewöhnliches. Einen nach dem anderen rief er seine Liebsten zu sich ans Bett und schüttete ihnen sein Herz aus. Er sagte jedem, was er für ihn empfand, bat um Verzeihung, wo er dem anderen Unrecht zugefügt hatte, und verzieh, wo er meinte, daß man ihm Unrecht getan habe. Ich kann mit Worten nicht beschreiben, was sich in jenen Stunden ereignete, aber es war eine unglaubliche Heilungserfahrung, deren Zeugin ich sein durfte.

Als Sam geendet hatte, lehnte er sich zurück, um eine Weile auszuruhen, und David ließ Sams Lieblingsmusik vom Band erklingen. Familienangehörige und Freunde saßen in Grüppchen im Zimmer oder gingen vor dem Zimmer auf und ab. Es war ein unaufdringliches Kommen und Gehen, während sie sich unterhielten, Erinnerungen austauschten oder leise weinten. Irgendwann ertönte Leontyne Prices Stimme – sie sang «Amazing Grace». Ich hatte nicht gewußt, daß dieses Lied eines von Sams Lieblingsliedern war.

Gegen Abend wurde es für mich Zeit zurückzufahren. Ein letztes Mal verabschiedete ich mich mit einem Kuß und einer Umarmung von Sam. Während der nächsten Tage rief ich täglich im Krankenhaus an, da ich dienstlich unterwegs war. Sam wurde schnell schwächer. Am Mittwoch mittag starb er in den Armen seines Vaters.

Die Bestattung fand in der darauffolgenden Woche statt. David hatte für den Gottesdienst eine bemerkenswerte Auswahl von Musikstücken getroffen und eine Rede vorbereitet, die Sams Wesenskern genau traf. Erst Monate später kam ich dazu, mir die Bänder in Ruhe anzuhören, da Myrin und ich in New Orleans zu tun hatten. Am Abend der Bestattung gingen wir durch das französische Viertel der Altstadt und bogen in eine schwach beleuchtete Seitenstraße ein. In einem Hauseingang nahm ich undeutlich eine Gestalt wahr, die ein Saxophon in den Händen hielt. Als wir näher kamen, hob sie das Instrument an die Lippen und begann «Amazing Grace» zu spielen!

Einige Wochen nach Sams Tod traf ich mich mit einer seiner engsten Freundinnen, die ihm auch während seiner Krankheit eine unersetzliche Stütze gewesen war. Sie überreichte mir ein kleines Päckchen, ein Geschenk von Sams Familie. Neugierig, weil ich mir nicht vorstellen konnte, was seine Familie mir schenken könnte, packte ich es gleich aus.

In einem kleinen Samtschächtelchen lag, golden funkelnd, das Yantra. Seine Familie hatte es vergolden lassen. Ich war zu bewegt, um sprechen zu können. Wie das Medaillon, so hatte auch ich mich zusammen mit Sam erneuert.

Noch ein weiterer Umstand trug zu meiner Dankbarkeit bei, als ich dieses erneuerte Symbol des universellen Menschen zurückerhielt: Es war an einem Karfreitag. Ich begriff, daß Kreuzigung und Auferstehung mehr als nur zwei Ereignisse sind, die vor zweitausend Jahren stattfanden. Sie sind vor allem Symbole für das Werden und Wachsen des Menschen, für das Einreißen von Mauern und den Bau von Brücken, die jeden einzelnen mit seinem inneren Wesen, mit seinem Selbst und mit den anderen verbinden. Dabei spielt es keine Rolle, wie wir diesen Wesenskern bezeichnen, denn das Ergebnis ist eine neue Art von Gesundheit, Heilung in ihrer umfassendsten Bedeutung.

Anhang

Zwölf Punkte, die Sie nicht vergessen sollten

1. *Sie können zwar Ihre äußeren Lebensumstände nicht direkt beeinflussen, aber Sie können Ihre Reaktionen darauf kontrollieren.*

Wenn Sie in einer schwierigen Situation stecken, denken Sie daran, daß Sie folgende Möglichkeiten haben:

a) Reframing. Betrachten Sie die Situation nicht als Bedrohung, sondern als Herausforderung, der Sie gewachsen sind. Auf diese Weise stärken Sie Ihr Selbstvertrauen. Durch Zweifel und Angst blockieren Sie Ihre inneren Ressourcen.
b) Die Atmung ist Ihr ständiger Begleiter, der Schlüssel zu Ihrem Selbst-Bewußtsein. In schwierigen Situationen machen wir uns noch viel weniger als sonst klar, daß sich die Umstände ja auch wieder ändern werden, daß aber in uns selbst ein unveränderliches Potential großer Ruhe liegt – unser inneres Selbst –, das in der Lage ist, die Bilder des Geistes unbeeindruckt zu verfolgen, ohne von ihnen absorbiert zu werden.
c) Atmen Sie ein, und lassen Sie den Atem langsam und gleichmäßig wieder ausströmen. Der nächste Atemzug erfolgt automatisch, das Zwerchfell zieht sich zusammen, die Bauchdecke wölbt sich. Zählen Sie rückwärts von zehn oder fünf bis eins, oder atmen Sie mit dem Mantra *Ham Sah* («Ich bin das beobachtende Selbst»). Die häufige Anwendung dieser Entspannungsatmung, auch untertags, wirkt dem Gefühl der Hilflosigkeit entgegen.

2. *Optimale Gesundheit ist das Ergebnis sowohl geistiger wie physischer Faktoren.*

Streben Sie folgende Ziele an:

a) Üben Sie wenigstens zwanzig Minuten am Tag, mindestens dreimal die Woche. Je nach Ihrer körperlichen Verfassung entscheiden Sie sich für Aerobic oder für Dehn- und Streckübungen. Die Yoga-Übungen können alle hintereinander oder auch einzeln geübt werden, auf jeden Fall jedoch mehrmals täglich.
b) Werden Sie zu einem bewußten Esser. Erlauben Sie Ihrem Körper, Sie auf seine Bedürfnisse aufmerksam zu machen. Sie können sich zum Beispiel an die folgenden Richtlinien halten, es sei denn, Ihr Arzt hat Ihnen eine spezielle Diät verschrieben:
– Wenig bis gar kein Koffein.
– Wenig Zucker. Zucker führt zu vermehrter Insulinproduktion, was wiederum den Appetit steigert («unbewußtes Essen»), über die wahren Bedürfnisse des Körpers hinaus.
– Wenig Fett. Fett, vor allem tierisches Fett, bedeutet Extrakalorien und erhöht das Risiko für Herzerkrankungen und die Anfälligkeit für manche Krebsarten. Schränken Sie den Genuß von fettem Fleisch nach und nach ein, ebenso den von Gebäck und Torten, Vollfettkäse und anderen Vollfett-Milchprodukten.
– Viele hochwertige Nahrungsmittel. Frische Früchte, frisches Gemüse (nicht stundenlang weichgekocht) und ganze Körner liefern die nötigen Ballaststoffe, die die Verdauung auf natürliche Art und Weise anregen und gleichzeitig auf ihrem Weg durch den Körper andere Essensreste mitabtransportieren. Außerdem regulieren sie den Cholesterinspiegel und haben eine äußerst sättigende Wirkung, was Ihren Appetit zügelt. Sie essen dann wirklich nur noch, was Ihr Körper tatsächlich braucht, und nehmen ab. Und schließlich sind sie eine wertvolle Quelle für Spurenelemente und natürliche Vitamine,

beispielsweise die wichtigen Antioxidationsvitamine A, C und E, die dazu beitragen, daß der Körper verschiedene krebserregende Chemikalien neutralisieren kann.
c) Meditieren Sie jeden Tag. Die tägliche Übung wird sich positiv auswirken, sowohl körperlich als auch seelisch. Lassen Sie nicht nach, sonst graben Sie sich selbst das Wasser ab. Wenn Sie keine zehn oder zwanzig Minuten pro Tag erübrigen können, fangen Sie mit fünf an. Manchmal werden wie von selbst zehn Minuten daraus, und Sie können so langsam verfolgen, wie sich Ihr Gefühl für die innere, geistige Ruhe langsam einstellt. Durch regelmäßiges Üben gewöhnen Sie Ihren Geist allmählich an einen ruhigen, entspannten Zustand. Er wird zwischen Atmung und Entspannung beziehungsweise Konzentration eine starke Assoziation herstellen, so daß mit der Zeit auch kürzere Meditationen und einzelne Atemzüge immer effektiver werden.

3. *Betrachten Sie sich als gesund.*
Die vielversprechende Karriere des Skiläufers und Medaillengewinners Jimmy Huega wurde auf grausame Weise beendet, als er an Multipler Sklerose (MS) erkrankte. Nach dem er zunächst in tiefe Depression versank, faßte er später einen Entschluß: Er hatte die Wahl, ein gesunder Mensch mit MS zu sein, oder aber ein kranker Mensch mit MS. Er stellte sich ein tägliches Trainingsprogramm zusammen, das seinen Energieschwankungen und dem Verlauf der MS entsprach, und setzte außerdem auf vollwertige Ernährung und geistige Schulung, sprich Meditation. Er betrachtete sich selbst als einen Mann von außerordentlicher Gesundheit, der MS hatte. Wie sehen Sie sich? Ist innerer Friede wirklich von unserer körperlichen Verfassung abhängig?

4. *Alles ändert sich. Die Veränderung ist die einzige Konstante im Leben.*
Wenn Sie in bezug auf die Frage nach dem Sinn des Lebens nur ein klein wenig neugierig sind, werden Sie eintretenden Veränderun-

gen in ihrem Leben mit eben dieser Neugierde und einer relativen Offenheit begegnen können, anstatt vor Angst und Sorge wie gelähmt und völlig verwirrt dazustehen. Wenn mögliche Veränderungen Sie mit Widerwillen erfüllen, atmen Sie ein paarmal tief durch, versuchen Sie, den Widerwillen einmal für kurze Zeit beiseite zu schieben, und richten Sie Ihren Blick nach innen. Erinnern Sie sich an Judy? Der Schlüssel zur Veränderung hieß «Ich weiß nicht». Wenn Sie fähig sind zu fragen, erlauben Sie Ihrem Geist, offen zu sein für neue Möglichkeiten. Wer jedoch krampfhaft darauf besteht, daß er die Weisheit gewissermaßen mit Löffeln gefressen hat und alles schon weiß, ist auf dem besten Wege, sich selbst die Grundlage für viele leidvolle Erfahrungen zu zimmern, und beraubt sich zudem der Gelegenheit, seinen Horizont durch neue Erfahrungen zu erweitern, die sein Leben bereichern könnten.

5. *Ihr Glaube ist stärker, als Sie denken.*
Eine Gruppe von Frauen, die allmorgendlich an Übelkeit litten, wurde gebeten, Magenschläuche zu schlucken, um die Kontraktionen genauer untersuchen zu können und so mögliche Ursachen für die Übelkeit festzustellen. Dann teilte man ihnen mit, daß sie ein Mittel gegen Übelkeit erhalten würden. In Wirklichkeit handelte es sich um Brechwurz, eine starke Droge, die man einsetzt, um bei schweren Vergiftungen Erbrechen hervorzurufen. Die meisten Frauen berichteten, daß sich ihr Zustand gebessert hätte und daß sie weniger unter Magenkrämpfen litten als zuvor. Die Macht ihres Glaubens erwies sich als stärker als die Droge! Achten Sie darauf, was Ihr Geist Ihnen untertags und während der Meditation so alles sagt und aus seinen Tiefen aufsteigen läßt. Stellen Sie fest, wie es Ihre Weltsicht, Ihr Lebensgefühl, Ihre Gesundheit beeinflußt. Bleiben Sie in stetem Kontakt mit Ihrem Selbst.

6. *Die einzig vernünftige Möglichkeit, mit Streß, Ängsten und Zweifeln umzugehen, ist, sich ihnen direkt zu stellen und sie als das zu erkennen, was sie wirklich sind.*
Jeder Versuch, Streß aus dem Weg zu gehen, wird, wenn überhaupt, nur von kurzem Erfolg gekrönt sein. In Wirklichkeit trägt ein solches Verhalten dazu bei, die den Streß verursachenden Ängste zu verstärken, ebenso natürlich das Gefühl der eigenen Hilflosigkeit und Unzulänglichkeit. Drogen, Tabletten, Alkohol und Verdrängung sind keine wirksamen Gegenmittel, vielmehr wirken sie sich negativ auf die Gesundheit aus und schwächen die ohnehin schon anfällige Selbstachtung. Die Methode der Verdrängung führt unweigerlich zu einer Art Geist/Körper-Minenfeld, das mit jedem verdrängten Symptom um einen gefährlichen Blindgänger reicher wird. Ab und zu treten Sie in blinder Wut oder selbstgewählter Ignoranz auf eine der Minen, die Sie selbst gelegt haben, und lösen eine scheinbar unerklärliche Explosion in Ihrem Geist/Körper-System aus. Es hilft nichts, sich die Hände vor die Augen zu halten und nichts sehen zu wollen. Ängste, die man anschaut, auch wenn es einem schwerfällt, werden zu machtvollen Helfern, die unsere festgefahrenen Lebensanschauungen verändern und uns ein neues Selbstwertgefühl und zugleich neues Selbstvertrauen zu geben imstande sind. Manchmal fällt es uns leichter, diesen «Gespenstern» zusammen mit einer anderen Person ins Auge zu schauen. Bitten Sie um Hilfe. Sie haben in keinem Fall etwas zu verlieren.

7. *Es gibt zwei übergeordnete Kategorien von Emotionen: Furcht und Liebe.*
Vielleicht erinnern Sie sich an die Übung, bei der Furcht, Wut und Abneigung nachempfunden wurden, im Gegensatz zu einer positiven Emotion, bei der Lieben oder Geliebtwerden und Humor erlebt wurden. Charakteristisch für die Gefühle in der Furchtkategorie war eine defensive Haltung, bei der der Körper unter großer Anspannung steht, die Muskeln verkrampft sind, das Herz rast, der ganze Mensch sozusagen unter Strom steht. Die Emotionen in

der Kategorie Liebe wurden mit einem Gefühl der Offenheit assoziiert, mit Loslassen und Entspannung. Achten Sie immer auf den Zustand, in dem Ihr Körper sich befindet, und dann prüfen Sie Ihren Geisteszustand. Die Übung des Loslassens ist eine der grundlegenden Übungen auf dem Weg des Streßabbaus hin zur Entspannung und darüber hinausgehend zu innerem Frieden.

8. *Möchten Sie lieber recht behalten oder inneren Frieden erfahren?*
Während Sie Ihren täglichen Verpflichtungen nachgehen, nehmen Sie sich ab und zu die Zeit, darüber nachzudenken, wieviel Energie Sie aufwenden, um Positionen zu verteidigen, die Ihnen das Gefühl vermitteln, «in Ordnung» oder «gut» zu sein. Wenn Sie Ihren eigenen, einzigartigen Selbst-Wert, ihren Wesenskern, erkennen, verschwindet das Bedürfnis, sich verteidigen zu müssen, und der Körper beginnt ganz von selbst, sich zu entspannen.

9. *Akzeptieren Sie sich so, wie Sie sind.*
Dazu gehören auch große Nasen, krumme Beine oder andere äußerliche «Fehler», Rückenschmerzen und andere physische Beschwerden. Akzeptieren bedeutet jedoch mehr als ein achselzukkendes oder zähneknirschendes «Ich werde eben nie so klug wie X sein», oder «Ich werde eben nie wieder so schlank wie früher sein». Akzeptieren bedeutet, daß Sie erkennen, daß Ihr wahres Wesen nicht mit Ihrem Körper identisch ist. In dem Maß, in dem Sie sich mit Ihrem inneren Selbst identifizieren, befreien Sie sich auch von unzulänglichen Vorstellungen. Sie brauchen sich nicht länger negativ zu bewerten und entziehen damit Schuldgefühlen, Schamgefühlen und Ängsten den Nährboden. Es kommt gar nicht erst zu einer Eskalation.

10. *Lassen Sie los (seien Sie nicht nachtragend).*
Was für Sie gilt, gilt auch für Ihre Mitmenschen. Sie sind so, wie sie sind, nicht wie Sie sie haben wollen. Akzeptieren Sie sie, anstatt sie zu verurteilen. Je mehr Sie sich selbst annehmen, um so besser können Sie auch andere gelten lassen. Der Wesenskern ist in

jedem Menschen derselbe – ein unkonditioniertes Bewußtseinskontinuum, das Selbst. Sehen Sie dieses Selbst auch im anderen. Erinnern Sie sich an den indischen Gruß *Namaste*? Er bedeutet, das Selbst in mir grüßt und respektiert das Selbst in dir.

11. *Verschließen Sie sich nicht.*
Nach einem alten Weisheitsspruch erscheint der Lehrer dann, wenn der Schüler bereit ist, zu lernen. Der Lehrer erscheint nun aber nicht immer in leicht erkennbarer Berufskleidung. Manchmal sind die schwierigsten Zeitgenossen die besten Lehrmeister in Sachen Geduld, Vergebung und Selbstrespekt. Erinnern Sie sich an Castanedas Geschichte vom bösen Herrn?

12. *Üben Sie sich in Achtsamkeit.*
Dies ist eine Übung der Geduld. Für gewöhnlich stellt man sich unter Geduld jedoch etwas anderes vor, nämlich mühsam beherrschte Ungeduld, bis der «Geduldsfaden» eben reißt. Wirkliche Geduld hat damit nichts zu tun. Dabei geht es um die wachsame, achtsame Beobachtung des Lebens, des Augenblicks, in dem man nutzloses Hängen an der Vergangenheit, aber auch angstvolles Bangen um die Zukunft losläßt. Kein Bewerten ist nötig, keine Schuldzuweisungen. Wenn Sie merken, daß Sie ungeduldig werden, atmen Sie, und lassen Sie los. Kehren Sie zum Ausgangspunkt zurück, zur Konzentrationshilfe, auf den Beobachtungsposten. Werden Sie zum Beobachter, der von den Konditionierungsmechanismen der Vergangenheit nicht irritiert wird. *Schulen Sie Ihre Achtsamkeit.* Ermuntern Sie sich jeden Tag dazu, eine Sache ganz bewußt auszuführen. Dadurch trainieren Sie Ihre Fähigkeit zur Achtsamkeit, bis sie Ihnen zur zweiten Natur geworden ist und Ihnen in jeder Situation zur Verfügung steht.

Ob die hier aufgeführten Punkte Ihnen nun praktikabel oder aber eher unrealistisch vorkommen, Tatsache ist, daß jeder entsprechend handeln kann, der wirklich motiviert ist, das heißt, der seine Konditionierungsmechanismen durchbrechen will. Dieses Ziel wird kaum durch das Lesen eines oder vieler Bücher erreicht oder indem man versucht, die Festung durch einen Überraschungsangriff zu erstürmen. Vielmehr geht es um ein allmähliches Erwachen, eine schrittweise Veränderung, die am besten in einem Klima des Selbstrespekts und der Aufmerksamkeit gedeiht. Es ist durchaus menschlich, daß der Geist hierhin wandert und dorthin und dazu neigt, Gelerntes wieder zu vergessen. Dennoch ist alles einmal Gelernte in den Gedächtniszellen gespeichert und kann reaktiviert werden. Nach und nach nehmen Sie Veränderungen wahr, die Sie überraschen werden, weil Sie das bei sich nie für möglich gehalten hätten. Keine Ihrer Anstrengungen, die Sie vielleicht bis jetzt schon unternommen haben, ist vergeblich. Verlieren Sie also das Ziel nicht aus den Augen, aber lassen Sie sich auch die Zeit, die Sie brauchen, um voranzukommen. Das Ziel ist manchmal näher, als man denkt.

> Hallo, Ich, hör mir zu. Der Lehrer ist da,
> ein großer, wissender Geist.
> Wach auf, wach auf!
> Setz dich ihm zu Füßen –
> er steht schon ganz nah bei dir.
> Du hast lange genug geschlafen, Jahrmillionen schon.
> Es ist höchste Zeit, aufzuwachen.

Kabir

Selbstbewertung

Patienten, die an einer Geist/Körper-Gruppe teilnehmen möchten, werden gebeten, sich zuvor eine Überweisung ihres Hausarztes zu besorgen, damit sichergestellt ist, daß ihr Krankheitsbild richtig erfaßt und soweit wie möglich auch behandelt wurde. Wenn ein Patient keinen Hausarzt hat, schicken wir ihn zu einer gründlichen Untersuchung zu einem unserer Krankenhausärzte. Dasselbe gilt natürlich auch für Sie. Wenn Sie unter körperlichen Beschwerden leiden, lassen Sie sich gründlich untersuchen und behandeln, ehe Sie zu Selbstheilungsmaßnahmen greifen. Dann können Sie sicher sein, daß keine mögliche medizinische Maßnahme übersehen worden ist.

Vor dem ersten Gespräch wird jedem Patienten ein umfassender Fragebogen zugesandt, um genaueres über seinen Lebensstil zu erfahren (sportliche Betätigungen, Freizeitaktivitäten, Freundeskreis, Konsum von Zigaretten, Alkohol und Aufputschmitteln, Gewicht, Streßfaktoren etc.), seine Krankheiten und Beschwerden sowie seine psychologische Selbsteinschätzung. Beim Ausfüllen des Fragebogens lernt jeder bereits eine ganze Menge über sich selbst. Die Antworten bilden das Gerüst für das erste Gespräch und ermöglichen es uns gleichzeitig, neben den Aktivitäten der Geist/Körper-Therapie eventuell noch andere hilfreiche Maßnahmen vorzuschlagen. So werden beispielsweise manche Patienten gleichzeitig mit dem Beginn der Geist/Körper-Therapie zu einem Psychotherapeuten geschickt oder an einen Psychiater verwiesen, der ihnen vorübergehend Medikamente verschreiben kann, die akute Symptome so weit eindämmen, daß der Patient auch wirklich etwas von der Geist/Körper-Therapie hat. Wieder anderen ist ein intensives Yoga-Training sehr von Nutzen oder einfach nur die Empfehlung, ein bestimmtes Buch zu lesen.

Wenn Sie sich daranmachen, diese Fragebögen auszufüllen, so unterscheidet sich die Zielsetzung in einem Punkt von der unserer Patienten, da Sie wahrscheinlich nicht die Möglichkeit haben werden, einen Psychotherapeuten für die Auswertung zu konsultieren. Sollten Sie nach dem Ausfüllen der Fragebögen allerdings aufgrund Ihres Selbstverständnisses zu der Auffassung gelangen, daß Sie professionelle Hilfe brauchen könnten, zögern Sie nicht, diese in Anspruch zu nehmen. Weder Bücher noch Fragebögen können Ihnen die für Sie geeignetste Therapie aufzeigen oder Symptome beurteilen. Sie müssen als das verstanden werden, was sie wirklich sind – grobe Richtlinien.

Die Selbstbewertung dient einem zweifachen Zweck:

1. Sie soll Ihnen ein klares Bild Ihrer körperlichen Verfassung geben und Sie auf Gedanken, Emotionen und Verhaltensweisen aufmerksam machen, die mit Ihrer Gesundheit (oder Krankheit) in Wechselbeziehung stehen.

2. Sie bietet Ihnen die Möglichkeit, ihr Selbst-Bild *vor* Ihrem Einstieg in unser Übungsprogramm mit dem *danach* zu vergleichen.

Der erste Teil des Fragebogens beschäftigt sich mit physischen Symptomen, die Sie an sich selbst beobachten oder feststellen können, die Häufigkeit ihres Auftretens, ihre Intensität und bis zu welchem Grad sie Ihr Leben beeinträchtigen. Es kann geschehen, daß ein Symptom daraufhin weniger häufig auftritt oder als weniger störend empfunden wird, auch wenn es nicht ganz verschwindet.

Der zweite Teil des Fragebogens beschäftigt sich mit Gedanken, Gefühlen und Verhaltensweisen, die Menschen schwer in Mitleidenschaft ziehen können. Ihre Punktzahl wird Ihre augenblickliche Verfassung widerspiegeln, aber nur Sie können beurteilen, ob Ihre Emotionen typisch sind für Sie oder nur momentane Reaktionen auf eine schwierige Situation, die sich schon bald wieder ändern kann. Es ist daher ratsam, für das Ausfüllen dieser Fragen einen Zeitpunkt zu wählen, in dem Sie in einer für Sie eher «typischen» Verfassung sind beziehungsweise das Leben in einer für Sie «typischen» Art und Weise verläuft. Wenn Sie sich in einer besonders schwierigen Lage befinden, warten Sie am besten, bis die Wogen sich wieder geglättet haben.

Checkliste krankhafter Symptome

Bitte lesen Sie die nachstehende Liste krankhafter Symptome gründlich durch.
A. Entscheiden Sie, wie häufig einzelne oder mehrere Symptome bei Ihnen auftreten – falls überhaupt –, und markieren Sie die Ziffer, die auf Sie am ehesten zutrifft. Abstufungen von 0–7 sind möglich.
B. Entscheiden Sie, wie viele Schmerzen die betreffenden Symptome Ihnen bereiten. Abstufungen von 0–10 sind möglich.
C. Geben Sie an, bis zu welchem Grad diese Beschwerden Ihre täglichen Aktivitäten beeinträchtigen. Abstufungen von 0–10 sind möglich.
Für jedes Symptom, das Sie aufweisen, sind also drei Meßwerte anzugeben.

Symptome	A Häufigkeit								B Schmerzen	C Beeinträchtigung
	nie, fast nie	weniger als 1 × pro Monat	1–2 × pro Monat	etwa 1 × wöchentlich	2–3 × wöchentlich	4–6 × wöchentlich	1 × täglich	öfter als 1 × täglich	0 = nie bis 10 = extrem	0 = nie bis 10 = extrem
1. Kopfschmerzen	0	1	2	3	4	5	6	7		
2. Sehstörungen (z. B. unscharf, schielen)	0	1	2	3	4	5	6	7		
3. Schwindel- oder Schwächegefühl	0	1	2	3	4	5	6	7		
4. Taubheit	0	1	2	3	4	5	6	7		
5. Ohrensausen	0	1	2	3	4	5	6	7		
6. Übelkeit	0	1	2	3	4	5	6	7		

Symptome	A Häufigkeit								B Schmerzen	C Beeinträchtigung
	nie, fast nie	weniger als 1× pro Monat	1–2× pro Monat	etwa 1× wöchentlich	2–3× wöchentlich	4–6× wöchentlich	1× täglich	öfter als 1× täglich	0 = nie bis 10 = extrem	0 = nie bis 10 = extrem
7. Erbrechen	0	1	2	3	4	5	6	7		
8. Verstopfung	0	1	2	3	4	5	6	7		
9. Durchfall	0	1	2	3	4	5	6	7		
10. Schwierigkeiten beim Wasserlassen, (z. B. Druck, Brennen)	0	1	2	3	4	5	6	7		
11. Unterleibs- oder Magenschmerzen (z. B. Sodbrennen, Druck, Krämpfe), die nichts mit der Mensis zu tun haben	0	1	2	3	4	5	6	7		
12. Muskelschmerzen	0	1	2	3	4	5	6	7		
13. Gliederschmerzen	0	1	2	3	4	5	6	7		
14. Rückenschmerzen	0	1	2	3	4	5	6	7		

Symptome	A Häufigkeit								B Schmerzen	C Beeinträchtigung
	nie, fast nie	weniger als 1× pro Monat	1–2× pro Monat	etwa 1× wöchentlich	2–3× wöchentlich	4–6× wöchentlich	1× täglich	öfter als 1× täglich	0 = nie bis 10 = extrem	0 = nie bis 10 = extrem
15. Gelenkschmerzen	0	1	2	3	4	5	6	7		
16. Schmerzen in der Brust (Druck, Brennen)	0	1	2	3	4	5	6	7		
17. Herzklopfen	0	1	2	3	4	5	6	7		
18. Schweißausbrüche	0	1	2	3	4	5	6	7		
19. Atemnot	0	1	2	3	4	5	6	7		
20. Husten	0	1	2	3	4	5	6	7		
21. Keuchen	0	1	2	3	4	5	6	7		
22. Hautprobleme (z. B. Ausschlag, Jucken)	0	1	2	3	4	5	6	7		
23. Zähneknirschen	0	1	2	3	4	5	6	7		
24. Müdigkeit	0	1	2	3	4	5	6	7		
25. Schlafstörungen	0	1	2	3	4	5	6	7		
26. Andere Probleme:	0	1	2	3	4	5	6	7		

Nur von Frauen auszufüllen:

Symptome	A Häufigkeit								B Schmerzen	C Beeinträchtigung
	nie, fast nie	weniger als 1× pro Monat	1–2× pro Monat	etwa 1× wöchentlich	2–3× wöchentlich	4–6× wöchentlich	1× täglich	öfter als 1× täglich	0 = nie bis 10 = extrem	0 = nie bis 10 = extrem
1. Erkrankungen, Infektionen der Vagina	0	1	2	3	4	5	6	7		
2. unregelmäßige Mensis	0	1	2	3	4	5	6	7		
3. Menstruationsbeschwerden	0	1	2	3	4	5	6	7		
4. prämenstruelle Stimmungsschwankungen	0	1	2	3	4	5	6	7		
5. prämenstruelle Beschwerden	0	1	2	3	4	5	6	7		

Copyright © Jane Leserman, Ph. D., und Claudia Dorrington, 1986.

Checkliste psychologischer Symptome

Welche der nachstehend aufgeführten Gedanken, Gefühle und Verhaltensweisen haben Sie im vergangenen Monat als lästig empfunden? Markieren Sie die Ziffer (0 = nie; 4 = sehr oft), die am ehesten auf Sie zutrifft.

Gedanken:	Lästig				
	nie	selten	manchmal	oft	sehr oft
1. Negatives Illusionieren (immer mit dem Schlimmsten rechnen, in allem immer das Negative sehen)	0	1	2	3	4
2. Eigene Schuldzuweisung	0	1	2	3	4
3. Anderen die Schuld an etwas geben	0	1	2	3	4
4. Konzentrationsschwäche	0	1	2	3	4
5. Nachtragend sein	0	1	2	3	4
6. Immer wieder über dieselbe Situation nachdenken	0	1	2	3	4
7. Nicht abschalten können	0	1	2	3	4
8. Andere kritisieren, schlecht über andere reden	0	1	2	3	4
9. Sich dauernd Sorgen machen	0	1	2	3	4
10. «Ich bin ganz durcheinander»	0	1	2	3	4
11. Rechthaberei	0	1	2	3	4
12. Hilflosigkeit	0	1	2	3	4

	Lästig				
Gefühle	nie	selten	manchmal	oft	sehr oft
1. Angst vor bestimmten Situationen/Umständen	0	1	2	3	4
2. Sich als Opfer fühlen	0	1	2	3	4
3. Erregung	0	1	2	3	4
4. Deprimiertheit	0	1	2	3	4
5. Einsamkeit	0	1	2	3	4
6. Gereiztheit	0	1	2	3	4
7. Aggressivität (Gegenstände werfen, jemanden schlagen wollen)	0	1	2	3	4
8. Schuldgefühle	0	1	2	3	4
9. Schlechte Laune	0	1	2	3	4
10. Angespanntheit	0	1	2	3	4
11. Zukunftsängste	0	1	2	3	4
12. Feigheit/sich verkriechen wollen	0	1	2	3	4
13. «Niemand liebt mich!»	0	1	2	3	4
14. Unfähigkeit, selbst Kritik einzustecken	0	1	2	3	4

Verhaltensweisen	Lästig				
	nie	selten	manchmal	oft	sehr oft
1. Nägelkauen	0	1	2	3	4
2. Konsum von Tabak (Rauchen, Kauen, Schnupfen)	0	1	2	3	4
3. Einnahme von Beruhigungs- oder Aufputschmitteln	0	1	2	3	4
4. Trinken	0	1	2	3	4
5. Kaugummi kauen/Süßigkeiten naschen	0	1	2	3	4
6. Viel reden	0	1	2	3	4
7. Oft weinen	0	1	2	3	4
8. Schlafstörungen (zu viel, zu wenig)	0	1	2	3	4
9. Essensprobleme (zu viel, zu wenig)	0	1	2	3	4
10. Kommunikationsschwierigkeiten	0	1	2	3	4
11. Sich vor Verantwortung drücken	0	1	2	3	4
12. Zuviel Koffein	0	1	2	3	4

Auswertung der Ergebnisse

Checkliste der Krankheitssymptome

Es ist ein großer Unterschied, ob man an einem Symptom krankt, das einem das Leben unerträglich macht, oder an einem, mit dem man leben kann. Wenn Sie Ihre Symptome noch einmal überprüfen, fragen Sie sich nach dem Grad der Behinderung, die sie verursachen. Wenn Sie den Test später wiederholen, vergleichen Sie jedes Symptom in allen Dimensionen – Häufigkeit des Auftretens, Schwere und Grad der Störung, die es in Ihrem Leben verursacht. *Sollten Ihnen irgend etwas unklar sein, konsultieren Sie einen Arzt.*

Checkliste der psychologischen Symptome

Zu bestimmten Zeiten und bis zu einem gewissen Grad erfährt jeder dergleichen Symptome. Wenn Sie jedoch feststellen, daß viele Ihrer Bewertungen in der *Oft* – oder *Sehr oft* – Spalte landen, dann stehen Sie unter signifikantem Streß und sollten ernsthaft in Erwägung ziehen, über Ihre Gefühle mit einem Psychotherapeuten zu sprechen oder mit einem Psychiater, einem Psychologen oder einem speziell in psychologischer Beratung ausgebildeten Sozialarbeiter. Selbsthilfemaßnahmen sind kein Ersatz für angebrachte medizinische Versorgung oder Einzeltherapie, sondern nur eine hilfreiche Ergänzung.

Vergleichen Sie die Intensität der Symptome beim ersten Ausfüllen mit der beim Ausfüllen einige Wochen später. Wenn Sie feststellen, daß keine nennenswerte Verbesserung eingetreten ist, sollten Sie sich noch einmal überlegen, ob Sie nicht doch professionelle Hilfe in Anspruch nehmen wollen.

Ich habe oft festgestellt, daß viele der Psychotherapie mit Vorbehalten begegnen. Das am häufigsten auftauchende Vorurteil gegen eine solche Behandlung ist, daß nur Verrückte oder total kaputte Typen sie brauchen. Ich möchte deshalb klarstellen, daß die Psychotherapie einer der Wege ist, eine der Möglichkeiten, um etwas über sich selbst zu erfahren, sich von den Konditionierungen zu befreien, die das Leben wie eine sich ständig wiederholende Serie von unerwünschten Ereignissen erscheinen lassen. Viele von denen, die sich dazu entschließen, sind in der Regel weniger «verrückt» als die anderen, die nicht gehen, weil sie Angst haben, sie könnten etwas Unerfreuliches über sich erfahren. Therapeuten unterziehen sich selbst einer Psychotherapie, um zu verhindern, daß sie unbewußt ihre eigenen Vorurteile auf den Patienten übertragen. Ich kann den Nutzen einer solchen Therapie aus eigener Erfahrung nur bestätigen und hoffe, daß auch Sie ihr gegenüber vielleicht ein wenig offener werden.

Dank

Während der Arbeit an diesem Buch wurde ich immer wieder an meine eigene Entwicklung vom Hasenherz zum Kämpfer erinnert, wie es mein Freund und Mitarbeiter Dr. Ilan Kutz, M. D., einmal genannt hat, der 1981 zusammen mit Dr. Herbert Benson und mir die Geist/Körper-Klinik gründete. Der Prozeß des Erwachens zu einem neuen, umfassenderen Verständnis ist noch immer in vollem Gange, und daher spielen meine persönlichen Erfahrungen und Veränderungen in meiner Arbeit natürlich eine große Rolle. Mein besonderer Dank gilt meinen Patienten, die sowohl ihre Sorgen als auch ihre schrittweisen Siege über Krankheit und Unverständnis mit mir teilen und mir zu einer steten Quelle der Inspiration, aber auch der Herausforderung geworden sind.

Doch auch viele andere haben ihren Beitrag zum Zustandekommen dieses Buches geleistet, entweder durch persönlichen oder durch fachlichen Einsatz. Mein Vater, Edward Zakon, war mir bis zu seinem Tod in punkto Liebe und Beherztheit ein wahrer Lehrmeister. Sein tapferer Kampf gegen den Krebs und seine eigenen Ängste beeinflußten mich ebenso nachhaltig wie der unverwüstliche Humor meiner Mutter Lillian, durch den sie glücklicherweise verhinderte, daß wir uns alle zu wichtig nahmen. Alan schließlich, mein zehn Jahre älterer Bruder, der mir aufgrund des Altersunterschieds immer wie ein dritter Elternteil vorkam, war und ist mir stets ein unschätzbarer Verbündeter.

Besonderer Dank gilt auch meinen Mentoren Dr. phil. William Morse und Dr. phil. Jean Paul Revel, die mich in die wissenschaftliche Arbeitsweise einführten, sowie Dr. rer. nat. Morris Karnovsky, dessen scharfer Geist uns Studenten immer wieder dazu herausforderte, unseren Horizont zu erweitern.

Dr. Herbert Benson hat mir unschätzbare Dienste erwiesen, indem er mir den physiologischen und klinischen Wert der Entspannungsreaktion klarmachte. Er ist außerdem einer der Mitbegründer der Verhaltensmedizin. Ich schulde ihm Dank für die außerordentlich produktive Zusammenarbeit auf dem Gebiet der Geist/Körper-Wechselwirkungen und für sein Vertrauen in mich und unsere Arbeit.

Dr. phil. David McClelland möchte ich dafür danken, daß er mir die Augen für eine objektive Betrachtungsweise öffnete, die darin besteht, wissenschaftliche Theorien sowohl mit der Kunst akkurater Beobachtung wie auch mit einem gesunden Respekt vor der Intuition zu verbinden, um auf diese Weise neue Verständnishorizonte zu erschließen.

Mein Dank gilt auch einer ganzen Reihe von Kollegen.

Dr. Karen Hitchcock und Dr. Murry Blair hatten entscheidenden Anteil an meinem Entschluß, mich von der reinen Forschungsarbeit im Labor ab- und mehr der klinischen Praxis zuzuwenden.

Stephen Maurer, M. A., stieß 1983 zu unserer Geist/Körper-Klinik. Sein Verständnis der Meditation und der Natur des Geistes hat unser Programm ebenso vertieft und bereichert wie sein Witz und sein Charme. Das Kapitel über die Fallen des Geistes ist dem System nachempfunden, das Steve mir vorstellte. Viele der Geschichten und Gleichnisse stammen ebenfalls von ihm.

Besonderer Dank gebührt Dr. Jon Kabat-Zinn vom Medizinischen Institut der University of Massachusetts und seinem Streßreduktions- und Entspannungsprogramm sowie Dr. Jane Leserman, die sich der mühevollen Aufgabe unterzog, dieses Programm auszuwerten und Selbstbewertungskriterien zu entwickeln, unter anderem die Checkliste krankhafter Symptome am Ende des Buches.

Meinem Kollegen Dr. Steven Locke verdanke ich unzählige

anregende Gespräche über Psychoneuroimmunologie und Psychiatrie.

Weitere Kollegen, deren Arbeit direkt oder indirekt zu meinem Verständnis vieler Zusammenhänge beigetragen haben, sind Catherine Morrison, L.I.C.S.W.; Olivia Hoblitzelle, M.A.; Eileen Stuart, R.N.M.S.; Dr. med., Dr. phil. Margret Caudill; Dr. phil. George Everly; Dr. med. Basil Barr; Dr. med. Naomi Remen; Dr. phil. Michael Lerner; Dr. med. Dean Ornish; Dr. med. Leo Stolbach; der vor kurzem verstorbene Dr. phil. John Hoffman; Dr. med. Tom Stewart; Dr. med. Matthew Budd; Dr. med. David Eisenberg; Dr. med. Rick Ingrasci; Robin Casarjian, M.A.; Norman Cousins, Dr. med. Bernie Siegel; Dr. phil. Kenneth Pelletier; Brenda O'Regan vom Institute for Noetic Sciences und Eileen Rockefeller Growald, deren gemeinsame Vision zur Gründung des Instituts for Advancement of Health führte, das bemüht ist, in der Öffentlichkeit ein neues Verständnis für die Wechselwirkungen zwischen Körper und Geist zu wecken und zu fördern.

Mein Dank gilt auch Nancy MacKinnon; Gail Cammarata; Roxanne Daleo, M.A.; Janet Romano; Claudia Dorrington; Amy Saltz; Debbie Lee und Sheila Cusack für ihre Verdienste um unser Programm.

Besonderen Dank möchte ich Margret Ennis aussprechen, die sich um die administrative Seite der Klinik kümmert und dabei immer noch Zeit für unsere Patienten findet.

Mein Dank geht auch an die Verwaltung des Boston Beth Israel Hospital, das die Geist/Körper-Klinik in ihrer Anfangszeit beherbergte, und an das New England Deaconess Hospital – unsere neue Heimat –, das sich die ganzheitliche Betreuung der Patienten zur Aufgabe gemacht hat, was zur Gründung einer Abteilung für Verhaltensmedizin führte.

Ebenfalls danken möchte ich meinen geistigen und psychologischen Ratgebern. Harriett Mann, Ed. D., verhalf Myrin und mir zu einem tieferen Verständnis für uns selbst, ebenso wie Reverend Chris Williamson. Auch die Lehren von Swami Muktananda und seinem Nachfolger Swami Chidvilasananda, die mich in der Tradition des Siddha-Yoga unterwiesen, haben mir sehr geholfen.

Für die Entstehung des Buches selbst möchte ich zunächst Larry Rothstein danken, der mich eines Morgens anrief und fragte, ob ich nicht Lust hätte, etwas über die Managerkrankheit zu schreiben. Ich sagte zu. Seinem geduldigen Zuhören und seiner Erfahrung entging nicht, daß mir eigentlich eher ein Buch über das Geist/Körper-Programm vorschwebte. Von diesem Augenblick an bis zum Abschluß der Arbeit betreuten er und Ken Rivard dieses Projekt. Auch Helen Rees, meine Agentin, und William Patrick, mein Lektor bei Addison-Wesley, waren mehr als Geschäftspartner. Dank ihrer Begeisterung und professionellen Betreuung war es mir möglich, die Erfahrung des Schreibens zu genießen, anstatt selbst unter Druck zu geraten. Lori Snell, Copenhaver Cumpston, Carolyn Savarese, Diane Hovenesian und George Gibson von Addison-Wesley haben dafür gesorgt, daß die Entstehung des Buches in allen Phasen – von der Produktion bis zur Public Relation – ein wahres Vergnügen war.

Peter Rosenblatt, ein Medizinstudent im zweiten Jahr, photographierte mich in den einzelnen Übungspositionen und fertigte nach diesen Aufnahmen die Skizzen in Kapitel 3 an.

Mittlerweile habe ich auch begriffen, warum Autoren immer ein Loblied auf die Geduld ihrer Lieben singen. Meine zusätzliche Arbeit an dem Buch führte dazu, daß meine Söhne Justin und Andrei zu passablen Köchen wurden. Ihre Ehefrauen werden mir eines Tages danken. Natalia, meine Stieftochter, und meine Mutter Lillian brachten mir viel Nachsicht entgegen. Myrin schließlich war mir Kollege, Berater, Advocatus Diaboli, Korrektor, Therapeut, Küchenchef und Spülhilfe. Seine Zuneigung und tatkräftige Unterstützung machten dieses Projekt erst möglich.

Literaturhinweise

Meditation

Benson, Herbert/Miriam Z. Klipper, *Gesund im Streß. Eine Anleitung zur autosuggestiven Entspannung*, Berlin 1978.
Benson, Herbert/William Proctor, *Beyond the Relaxation Response: The Faith Factor*, New York 1985.
Dhiravamsa, *The Dynamic Way of Meditation*, North Hollywood, CA, 1983.
Golas, Thaddeus, *Der Erleuchtung ist egal, wie du sie erlangst*, [6]1988.
Goldstein, Joseph, *Vipassanā-Meditation. Die Entfaltung der Bewußtseinsklarheit*, Berlin [2]1987.
Hanh, Thich N., *The Miracle of Mindfulness: A Manual on Meditation*, Boston 1976.
Kaplan, Aryeh, *Jewish Meditation: A Practical Guide*, New York 1985.
LeShan, Lawrence, *Meditation als Lebenshilfe*, Rüschlikon 1977.
Levine, Stephen, *A Gradual Awakening*, New York 1979.
Muktananda, Swami Paramahansa, *Das Mantra So 'Ham. Eine Meditationstechnik für jedermann*, Freiburg i. Br. [3]1986.
Pennington, M. Masil, *Centering Prayer: Renewing an Ancient Christian Prayer Form*, New York 1982.
Ram Dass, *Journey of Awakening: A Meditator's Guidebook*, New York 1978.
Suzuki, Shunryu, *Zen-Geist. Anfänger-Geist. Unterweisungen in Zen-Meditation*, Küsnacht [4]1983.

Entspannungsübungen und Yoga

Carr, Rachel, *Bewegungsspiele mit Kindern*, München 1982.
–, *Yoga for All Ages*, New York 1972.
Christensen, Alice/David Ranklin, *Easy Does It Yoga: Yoga for Older People*, New York 1979.

Dechanet, Jean M., *Mein Yoga in 10 Lektionen*, Luzern ⁴1975.
Hittleman, Richard, *Yoga – das 28-Tage-Programm*, München 1977.
Iyengar, B. K. S., *Licht auf Yoga*, Bern und München ⁴1983.
Lidell, Lucy/Narayani und Giris Rabinovitch, *The Sivananda Companion of Yoga*, New York 1983.
Mandrell, Prema/Sarala Troy, *Hatha Yoga for Meditators*, South Fallsburg, NY, 1985.
Satchitananda, Yogiraj Sri Swami, *Integral Hatha Yoga*, New York 1975.
Vishnudevanda, Swami, *Das große Illustrierte Yoga-Buch*, Freiburg i. Br. ³1986.

Medizin

Benson, Herbert, *The Mind/Body Effect*, New York 1979.
Bohm, David, *Die implizite Ordnung*, München 1987.
Capra, Fritjof, *Das Tao der Physik*, Bern und München ¹⁰1988.
Cousins, Norman, *Der Arzt in uns selbst. Die Geschichte einer erstaunlichen Heilung – gegen alle düsteren Prognosen*, Reinbek 1984.
Dossey, Larry, *Die Medizin von Raum und Zeit. Ein Gesundheitsmodell*, Reinbek 1987.
Eisenberg, David/Thomas Lee Wright, *Encounters with Qi: Exploring Chinese Medicine*, New York 1986.
Gillespie, Peggy Roggenbuck/Lynn Bechtel, *Less Stress in 30 Days*, New York 1986.
Locke, Steven/Douglas Colligan, *The Healer Within: The New Medicine of Mind and Body*, New York 1986.
Pelletier, Kenneth, *Gesund leben – gesund sein. Grundlagen einer ganzheitlichen Medizin*, Reinbek 1987.
–, *Unser Wissen vom Bewußtsein. Von Psyche und Soma*, Reinbek 1988.
–/Joachim A. Frank, *Die neue Medizin. Gesundheit durch Vermeiden von Streß. Vorbeugen statt heilen*, Frankfurt a. M. 1988.
Seligman, Martin E. P., *Erlernte Hilflosigkeit*, Weinheim, 3. veränd. Aufl. 1986.
Siegel, Bernie S., *Love, Medicine and Miracles*, New York 1986.
Weil, Andrew, *Heilung und Selbstheilung. Über konventionelle und alternative Medizin*, Weinheim 1988.
Yogananda, Raramahansa, *Autobiographie eines Yogi*, Bern und München ¹¹1979.
Zukov, Gary, *Die tanzenden Wu Li Meister. Der östliche Pfad zum Verständnis der modernen Physik: Vom Quantensprung zum Schwarzen Loch*, Reinbek 1985.

Psychologie und Philosophie

Blanchard, Kenneth/Spencer Johnson, *Die Minuten-Manager*, Reinbek 1983.

Fields, Rick/Peggy Taylor, Rex Wyler und Rick Ingrasci, *Chop Wood, Carry Water: A Guide to Finding Spiritual Fulfillment in Everyday Life*, Los Angeles 1984.

Foundation for Inner Peace, *A Course in Miracles*, Text, workbook, and workbook for teachers, Farmingdale, NY, 1975.

Frankl, Viktor, *Der Mensch vor der Frage nach dem Sinn*, München ³1988.

Jampolsky, Gerald, *Lieben heißt, die Angst verlieren*, München, Neuaufl. 1988.

–, *Wenn deine Botschaft Liebe ist. Wie wir einander helfen können, Heilung und inneren Frieden zu finden*, München ³1987.

Kapleau, Philip, *Die drei Pfeiler des Zen. Lehre – Übung – Erleuchtung*, Bern und München ⁷1987.

Kushner, Harold S., *Wenn guten Menschen Böses widerfährt*, Gütersloh ²1988.

Levine, Stephen, *Meetings at the Edge: Conversations with the Grieving and the Dying, the Healing and the Healed*, New York 1984.

–, *Who Dies: An Investigation of Conscious Living and Dying*, New York 1982.

Patanjali, *Die Wurzeln des Yoga. Die klassischen Lehrsprüche des P. – die Grundlage aller Yoga-Systeme*, Bern und München ⁴1982.

Peck, M. Scott, *Der wunderbare Weg. Eine neue Psychologie der Liebe und des spirituellen Wachstums*, München 1989.

Prather, Hugh, *Spiele spielen, die verwandeln. Ein Übungsweg der Fantasie*, Wessobrunn 1988.

Ring, Kenneth, *Den Tod erfahren – das Leben gewinnen. Erkenntnisse und Erfahrungen von Menschen, die an der Schwelle des Todes gestanden und überlebt haben*, Bern und München 1985.

Wilber, Ken, *Das Spektrum des Bewußtseins. Vom Gegeneinander zum Miteinander der Wissenschaften – ein übergreifendes Erklärungsmodell des Bewußtseins und der Disziplinen, die es erforschen*, Bern und München 1987.

Reframing und kreative Imagination

Achterberg, Jeanne, *Die heilende Kraft der Imagination. Gedanken, Vorstellungen und innere Bilder als heilende Kraft in der modernen Medizin – Grundlagen und Methoden einer neuen Heilkunst*, Bern und München 1987.

Bry, Adelaide/Marjorie Blair, *Directing the Movies of the Mind: Visualization for Health and Insight*, New York 1978.

Edwards, Betty, *Garantiert Zeichnen lernen. Das Geheimnis der rechten Hirn-Hemisphäre und die Befreiung unserer schöpferischen Gestaltungskräfte*, Reinbek 1982.

Gawain, Shakti, *Stell dir vor, Kreativ visualisieren*, Basel [4]1988.

Matthews-Simonton, Stephanie/O. Carl Simonton und James L. Creighton, *Wieder gesund werden. Eine Anleitung zur Aktivierung der Selbstheilungskräfte für Krebspatienten und ihre Angehörigen*, Reinbek 1982.

Oech, Roger von, *Aus der Routine ausbrechen*, München 1985.

Peseschkian, Nossrat, *Oriental Stories as Tools in Psychotherapy*, New York 1979.

Rosen, Sidney, *Die Lehrgeschichten von Milton H. Erickson*, Hamburg 1985.

Erzählende Literatur und Poesie

Bly, Robert, *The Kabir Book: Forty-four of the Ecstatic Poems of Kabir*, Boston 1971.

Caldwell, Taylor, *Geliebter und berühmter Arzt. Der Lebensroman des Arztes und Evangelisten Lukas*, Zürich [9]1983.

Castaneda, Carlos, *Reise nach Ixtlan. Die Lehren des Don Juan*, Frankfurt a. M. [14]1987.

–, *Die Kraft der Stille. Neue Lehren des Don Juan*, Frankfurt a. M. 1988.

–, *Die Lehren des Don Juan. Ein Yagui-Weg des Wissens*, Frankfurt a. M. [20]1988.

–, *Eine andere Wirklichkeit. Neue Gespräche mit Don Juan*, Frankfurt a. M. [14]1987.

–, *Das Feuer von innen*, Frankfurt a. M. [2]1988.

–, *Der Ring der Kraft. Don Juan in den Städten*, Frankfurt a. M. [11]1987.

–, *Der zweite Ring der Kraft*, Frankfurt a.M. [8]1987.

Heinlein, Robert A., *Ein Mann in einer fremden Welt*, München 1980.

Hesse, Hermann, *Siddharta*, Frankfurt a. M., Neuaufl. 1987.

Personen- und Sachregister

A

Achtlosigkeit 103
Achtsamkeit (Achtsamkeits-, Körperachtsamkeitsübungen) 17, 37, 45, 47, 50, 53f., 56, 62–65, 98, 103f., 106, 111, 122, 124, 131, 137, 151, 166, 173, 227
Ader, Robert 30
Affirmationen 163f.
Aggressionen 188
AIDS 13, 17, 202f., 211–215
Aikido 190f.
Akupunktur 157
Alkohol 145, 225
Allen, Woody 33
Allergien 13
Alpert, Richard 123
Angst 15f., 23, 25, 41–44, 58, 60, 62, 66ff., 79, 95f., 98, 107–115, 117, 122ff., 131f., 134f., 157, 159, 164, 167, 171, 180, 184ff., 203, 206, 211, 216ff., 221, 224ff.
–, chronische 32
–/ Erregungsmechanismus 69
-neurose 134
-reaktion, konditionierte 109
-streß → Streß
Anonyme Alkoholiker 193
Anspannung 43f., 77, 79, 81, 96, 124, 178, 225

Atmung (Atemkontrolle, -übungen/ Bauch-, Brustatmung) 17, 24, 37, 51, 55ff., 72f., 75–78, 80–83, 88, 93ff., 98, 100, 103, 106, 116, 122, 124, 137, 159, 166, 172, 187, 221, 223
–, vollständige 95, 100f.
Ausgeglichenheit → Gleichgewicht, inneres
Ausschläge 13

B

Bandler, Richard 154, 157
Bauchatmung → Atmung
Benson, Herbert 9, 24, 26, 51f., 61, 165
Biofeedback-Konditionierungstechniken 7
Blindheit 120
Blockade 194
Bluthochdruck 7, 11, 27, 66f.
Bond, James 33
Borysenko, Justin 128ff., 133, 142f., 161f.
Borysenko, Myrin 19, 25f., 78, 203, 213
Bronchitis 11
Brustatmung → Atmung
Buddha 187

Buddhismus 41, 51, 136
Bulimie 140

C

Casarjian, Robin 190
Castaneda, Carlos 192, 227
Cohen, Nicholas 30
Crary, Bruce 26

D

Dauerstreß → Streß
Dehnübungen 17, 87, 92, 222
Depressionen 15, 98, 223
Diabetes 19, 27, 119, 201
Drogen 145, 225

E

Ego (Ich-Bewußtsein) 113 ff., 117 f.,
 120, 123 f., 130 ff., 134 f., 137 f.,
 148, 150, 163 f., 171, 179, 183, 186
Eierstockkrebs 118
Eigenverantwortlichkeit 45
Einstein, Albert 118, 123, 206
Entspannung 58, 82, 100, 166, 169,
 171, 223, 226
Entspannungsreaktion 7 f., 17, 24,
 27, 44 f., 50, 52, 55, 57, 72, 75, 79,
 109, 165 f., 204
Erbrechen 52, 96
Erickson, Milton 169 f.
Erkältung 11
Erkenntnisfähigkeit 127
Ermüdung 15
Erregbarkeit → Reizbarkeit
Erregung 68 f., 98
Erregungsmechanismus 79

F

Flexibilität 40
Franz von Assisi 57, 62

G

Gallup, George, jr. 196
Gebärmutterblutung 20
Gefäßerkrankungen 67
Geisteshaltung, regressive 42, 44
Geist/Körper-Arbeit (-Bewußtsein,
 -Programm, -System, -Therapie,
 -Training, -Zusammenhang)
 15 ff., 38, 72, 98 f., 104 f., 124, 225,
 229 f.
Geschwüre 13
Gesundheitsbewußtsein 140
Glaser, Ronald 27
Gleichgewicht, inneres (Ausgeglichenheit) 37 f., 58, 75, 95, 118,
 121 ff., 179, 192, 202
Greer, Steven 21
Grinder, John 154, 157

H

Hatha-Yoga → Yoga
Heilung 14 f., 22, 38
Herpesinfektion 213
Herzinfarkt 37, 67
Herzkranzgefäßerkrankungen 37
Hesse, Walter 23
Hilflosigkeit 34 f., 38, 69, 119, 135 f.,
 157, 180 f., 189, 211, 221, 225
Hinduismus 51, 136
Huega, Jimmy 223
Hypertonie 27
Hypnose 19, 164 f., 172
–, medizinische 170

I

Ich-Bewußtsein → Ego
Imagination(s) 171
–, kreative 171 f., 175
-technik 170
-übung 173
Immunsystem 25 ff., 30, 36, 203 f.

Insomnie → Schlaflosigkeit
Intellekt 112

J
Jampolsky, Gerald 130, 151, 191
Jemmott, John 26

K
Kabir 228
Kampf-Flucht-Reaktion 24f., 27, 33, 44, 61, 67ff., 72, 109
Kampfgeist 35
Kennedy, B. J. 22
Kiecolt-Glaser, Janice 27
Klopfer, Bruno 20
Kobasa, Suzanne 35
Körperachtsamkeitsübungen → Achtsamkeit
Konditionierung 28, 31, 38, 41, 45, 64, 107f., 115, 161
–, bewußte 113
–, geistige 48, 159
–, negative 37f.
–, unbewußte 113, 123
Konditionierungsmechanismus 29f., 132, 227
Kontemplation 164
Kopfschmerzen 43, 97, 100, 132
Krämpfe 159
Kreativität 168f.
Krebs 13, 20ff., 119, 180, 201, 222
Kübler-Ross, Elisabeth 216
Kutz, Ilan 8

L
Leistungsstreß → Streß
Leonardo da Vinci 217
Leukämie 194
Lindbergh-Baby 134
Locke, Steven 170
Löwenstein, Alice 103
Loren, Sophia 140
Loslassen 53, 73, 99, 122, 127, 169, 193, 199, 226
Lungenentzündung 203, 205, 213

M
Magen
-beschwerden, nervöse 11
-geschwür 132
-krämpfe 224
Magersucht 140
Magritte, René 160
Mantra 51, 53, 56, 58, 137, 221
Maurer, Steve 116, 140, 162, 213f., 216
McClelland, David 26
McDaniel, Sandra 30
Meditation 8, 12, 17, 37, 45–48, 50f., 53–60, 62–65, 78f., 103, 105, 111, 117, 121, 137, 146f., 158f., 164f., 169, 172, 175, 184, 202, 204ff., 217, 219, 223f.
–, transzendentale 7
Migräne 11ff., 27, 95, 97f., 157f., 176, 178
Mozart, Wolfgang Amadeus 196
Multiple Sklerose 13, 27, 223
Muskelzerrung 87

N
Nah-Todes-Erfahrung/-Erlebnis 196f., 206, 208
Nervensystem 23, 28, 36
–, autonomes 17, 69, 75, 78, 80, 106
–, sympathisches 44, 67, 72
Neurose 115

P
Panik 69, 124

Pawlow, Iwan Petrowitsch 29f., 107
Präkonditionierung 31
Price, Leontyne 219
Prigogine, Ilya 212
Primärbewußtsein 112
Profit, indirekter 98, 101, 157, 160
Programmieren, Neurolinguistisches 154

R

Reframing 153, 155f., 161f., 170, 199, 221
Reizbarkeit (Erregbarkeit) 15, 132
Reizkolon 11
REM (*rapid eye movement*)-Schlaf 60
Ring, Kenneth 196, 206
Roberts, Jane 168
Rückenschmerzen 89, 178

S

Schlaflosigkeit (Insomnie) 13, 108, 132
Schlafstörungen 34, 43, 59f.
Schmerzen 95–99, 124, 158f.
–, chronische 13
Schmerzkontrolle 97
Selbst
 – Aktualisierung 118
 -annahme 196
 -bewußtsein 35
 -bezichtigung 187
 -einschätzung, negative 140f., 145, 177
 -erkenntnis 40
 -heilung 18, 229
 -mitleid 145, 157, 169, 175
 -mord 145
 -verteidigungmechanismus 167
 -vertrauen 45, 167
 – Verwirklichung 118

Selbstwertgefühl 160, 225
Seligman, Martin 33f., 135f., 139
Shakespeare, William 40
Skutch, Judith 169
Smith, Richard G. 30
Spontanheilung 22
Störungen, psychosomatische 11
Streß (Angst-, Dauer-, Leistungsstreß) 7, 14, 24–27, 31, 33, 35f., 38, 40, 45, 49, 52, 54, 61f., 77, 80, 97, 203f., 225
–, akuter 25
–, chronischer 25, 31, 36
-faktoren, -auslöser 8, 17
-resistenz 35
– Rückkopplungsschleife 80
-situationen, akute 32, 36, 40, 100
Suggestion 165, 172
Suzuki, Roshi 147
Swami Chidvilasananda 188
Syndrom, prämenstruelles 96, 177
System, kardiovaskuläres 23, 36

T

Träume 165f., 168, 197

U

Übelkeit 43, 52, 96, 224
Überlebenswille 22
Unterbewußtsein 60, 112, 115, 164ff., 172, 175
Unzufriedenheit 133

V

Vaillant, George 36
Verhalten, zwanghaftes 43
Verkrampfung 44

Verspannungen 55, 59, 61, 82, 171, 173
Verteidigungsbereitschaft 25
Verzweiflung 145f.

W
Wachtraum 167
Wallace, R. Keith 24
Weiss, Jay 32
Weltsicht, pessimistische 136

Y
Yoga (Hatha-Yoga) 8, 101, 137, 222, 230
Yujiro, Arzt 21

Z
Zakon, Alan 155
Zen-Buddhismus 146
Zufriedenheit 102f., 116, 121
Zukov, Gary 210

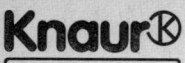

Alternativ Heilen

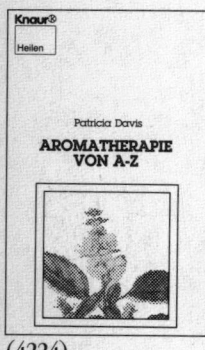

(4224)

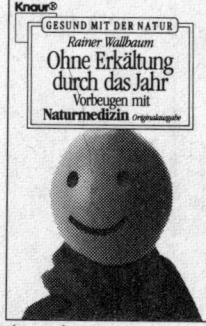

(7798)

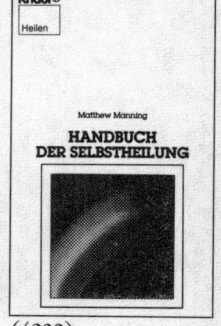

(4232)

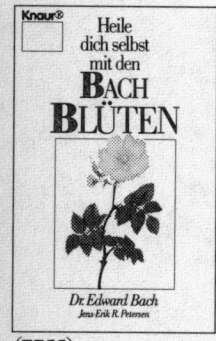

(7755)

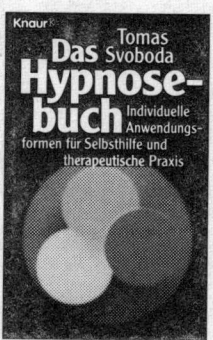

(7752)

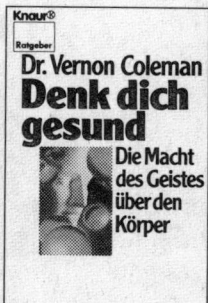

(7844)

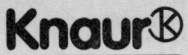

Rüdiger Dahlke
Heilung für Körper und Seele

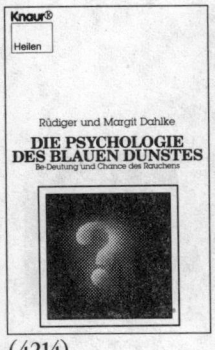

(4214)

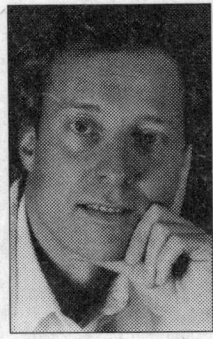

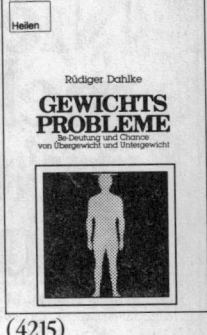

(4215)

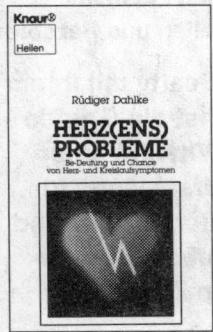

(4228)

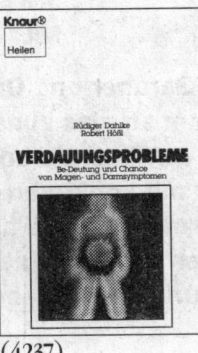

(4237)

Chronische Müdigkeit und Abgeschlagenheit sind Alarmzeichen. Mit einfachen Mitteln und Methoden kann jeder selbst etwas gegen solche Erschöpfungszustände tun.

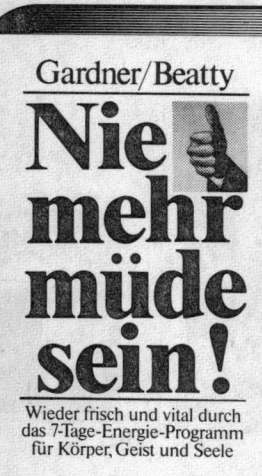

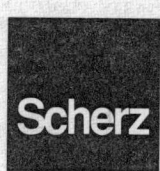

**368 Seiten / Leinen
Mit Tabellen und Rezepten**

Hier setzen Dr. Gardner und Dr. Beatty mit ihrem 7-Tage-Programm an, das zunächst die Gründe für den Verlust von Energie und Vitalität untersucht und dann mit konkreten Vorschlägen für eine gesunde Ernährung und für körperliche und geistige Übungen zum Energieaufbau diesem unerfreulichen und bedrückenden Zustand zu Leibe rückt.